국선도의 길

국선도의 길

초판1쇄 인쇄 2025년 9월 10일
초판1쇄 발행 2025년 9월 18일

저 자 최동춘
펴낸곳 공감네트웍
주 소 광주광역시 남구 회재로 1186번길 45
이메일 4308585@naver.com
출판신고 제2025-000012호 (2025. 6. 17)

ISBN 979-11-994618-0-2

값 20,000원

- 저자와의 협의에 따라 인지를 붙이지 않습니다. 파본은 교환해드립니다.

일러두기

한자(漢字)와 영문표기는 보통의 경우 소괄호 속에, 강조하는 경우에는 대괄호 속에 넣었습니다.
또 한글이라도 저자가 강조하고 싶은 문구는 대괄호 속에 별도로 썼습니다.
인용문은 본문보다 작은 활자로 썼습니다.

국선도의 길

최동춘 저

공감네트웍

국선도는 우리 민족 고유의 수련법으로 우리가 태어나면서 자연으로부터 부여받은 본성의 밝음에 돌아가고자 하는 '밝돌법'입니다. 국선도는 자연법칙을 우리 몸과 마음에 적용하여 자연과 하나가 되도록 가꾸는 체계적인 길[道]입니다.

　　자연에 흔하게 있어 소중함을 잊고 사는 공기를 귀하게 여기고, 보이는 것의 뿌리인 보이지 않는 기(氣)와 마음을 매우 귀하게 여깁니다. 자연에서 가장 흔한 것은 공기이며, 보이지 않는 것은 우리 몸의 에너지원인 기와 마음입니다. 국선도는 깊은 집중을 통한 단전호흡으로 대자연의 공기를 귀하게 받아들여서 우리 몸의 기운이 잘 운행되고 마음의 바탕이 고요해지며 궁극적으로 환하게 밝아지게 하는 심신일여(心身一如)의 체계를 갖춘 정통적인 심신 수련입니다. 자연의 법칙에 맞는 수백 개의 몸놀림으로 몸을 고르고[調身], 몸과 마음을 잘 이어주도록 단계적으로 숨을 고르고[調息], 하늘 뜻과 우리 마음이 하나로 조화되도록 마음을 고르는[調心] 양생법입니다.

1973년 청산 선사님을 스승으로 국선도에 입문하여 1975년 국선도 지도자가 되어 첫 1년은 당시 서울 홍릉에 있던 한국과학원에서 국선도 지도를 시작하여 1976년부터는 지금까지 국선도 충장로수련원에서 국선도 회원들과 함께 수련하며 후배들에게 국선도를 안내하고 있습니다.

그동안 국선도를 안내하면서 회원들이 궁금해하는 것들에 관해 나누던 생각들을 회원들의 요청으로 책으로 엮게 되었습니다. 제가 국선도를 수련하고 안내하며 이해하고 체험한 내용을 설명하였는데 이는 매우 기초적인 내용입니다. 국선도의 더 깊고 오묘한 경지는 이 책이 감당할 수 없습니다. 이 글들이 국선도를 수련하시는 분들의 수련에 조금이나마 참고가 되면 좋겠습니다.

2025년 9월

광주광역시 충장로수련원에서 선광(先光) 최동춘

차 례

머리말 · 4

제1장 국선도 수련 개요

1. 국선도 수련 개요 · 14
    (1) 국선도의 내력 · 15
    (2) 국선도의 풀이 · 15
    (3) 국선도의 베풂과 속뜻 · 16
2. 흔한 것이 귀한 것 · 23
3. 국선도 수련 시의 마음가짐 · 25
4. 국선도 훈 · 28
5. 도송(道頌) · 31
6. 도복과 띠 · 34
7. 정각도 행공 원리 해설 · 37
    (1) 전문(全文) · 37
    (2) 중기(中氣) · 39
    (3) 오십토토단법(五十土土丹法) · 40
    (4) 윤집궐중(允執厥中) · 41
    (5) 인심(人心)과 도심(道心) · 42
    (6) 두 마음 · 45
    (7) 중심(中心) · 46
    (8) 동기상응(同氣相應) · 47
    (9) 포일수중(抱一守中) 1 · 48
    (10) 포일수중(抱一守中) 2 · 50
    (11) 포일수중(抱一守中) 3 · 52
    (12) 포일수중(抱一守中) 4 · 54
    (13) 포일수중(抱一守中) 5 · 57
    (14) 중도(中道) · 58
    (15) 중기단합력(中氣團合力) · 62

(16) 중기단법(中氣丹法) 1 · 64
　　　(17) 중기단법(中氣丹法) 2 · 65
　　　(18) 중기단법(中氣丹法) 3 · 68
　　　(19) 건곤단법(乾坤丹法) · 73
　　　(20) 원기단법(元氣丹法) · 74
　8. 수승화강 · 75
　　　(1) 물기운과 불기운 · 75
　　　(2) 물처럼 사는 삶 · 77
　9. 수련 장소 · 78
10. 수련에 좋은 시간 · 81
11. 개전일여관(個全一如觀) · 82
12. 심전선화(心田善化) · 86
13. 도인적인 삶 · 88
14. 줄탁동시(啐啄同時) · 89
15. 은밀하게 바뀜[密移] · 90
16. 올바름에 대하여 · 91
17. 기(氣)치료에 대하여 · 93
18. 인체주의 · 95
19. 단법의 원리 · 96
20. 의식주 · 97
21. 수도(修道)는 나무 오르기 · 99
22. 수련과 밥 짓기 · 100
23. 무심즉도합(無心卽道合) · 102
24. 모든 것이 마음에서 먼저 이루어진다 · 103
25. 자연스러움을 취하라 · 104
26. 국선도는 행복 도덕이다 · 105
27. 믿음을 가져라 · 106

28. 심부름 · 107
29. 정기신 · 109
   (1) 3·1 사상 · 109
   (2) 천지인(天地人) · 112
   (3) 인간의 기본 욕구(慾求) · 114
30. 청산 선사님을 회고하며 · 116

제2장 숨 고르기

1. 숨 고르기[調息] · 122
2. 호흡이란 · 124
3. 단전이란 · 125
4. 기초적인 단전호흡 · 128
5. 정각도 단계의 호흡 · 128
6. 단전호흡은 숨통 키우기 · 130
7. 숨통을 키우는 이유 · 131
8. 호흡이 잘 안 될 때 · 132
9. 잠과 호흡 · 133
10. 호흡을 아랫배에서 돌리는 방법 · 134
11. 날숨도 충분히 깊고 길게 · 135
12. 축기(蓄氣)는 마중기(氣) · 137
13. 임독맥 유통 · 139
14. 호흡도 안 되고 힘만 들어간다 · 142
15. 숨 멈추기[止息]에 대하여 · 144
16. 세세흡입 세세호출(細細吸入 細細呼出) · 149
17. 코로 호흡하는 이유 · 151

제3장 몸 고르기

1. 수련이란 몸이 하고 싶은 대로 하지 않는 것 · 156
2. 몸은 모음 · 157
3. 동작과 호흡 · 159
4. 국선도 동작과 호흡의 효과 · 160
5. 항문 오므리기 · 163
    (1) 항문조임근 조이기 · 163
    (2) 단법별 항문 오므리기 · 165
    (3) 항문 오므리기와 대퇴근(大腿筋)·168
6. 식생활 · 169
7. 잠 · 171
8. 잠자는 방향 · 173
9. 독수리의 변신 · 175
10. 기지개 켜기 · 176
11. 유연성 기르기 · 178
12. 음양 조화 · 179
13. 음양 조화[빨래 짜기]의 수련 · 180
14. 척추 펴기 · 182
15. 11자 서기 · 183
16. 21일의 법칙 · 184
17. 100일 수련 · 186
18. 요통 · 188
19. 기(氣) 샤워 · 190
20. 천천히 그러나 꾸준히 · 191

제4장 마음 고르기

1. 잡념 · 196
2. 바른 마음[정념(正念)] · 197
3. 집중[수련도 놀이처럼] · 199
4. 눈을 감는 이유 · 200
5. 바라보는 힘[內觀] · 202
6. 몸과 마음이 하나 됨[心身一如] · 204
7. 내관(內觀) · 205
8. 세 마디 말씀 · 207
9. 도반은 거울 · 209
10. 단전은 움직이지 않습니다 · 212
11. 태풍의 눈과 단전 · 214
12. 감정 조절 · 216
13. 감정과 오장 기능 · 218
14. 감정 느끼기 · 222
15. 마음의 크기 · 224
16. 잠재의식 · 226
    (1) 현재 의식과 잠재의식 · 226
    (2) 잠재의식과 이미지 · 228
    (3) 잠재의식과 감정 · 230
    (4) 잠재의식과 반복 · 233
    (5) 잠재의식과 플라시보 효과 · 236
    (6) 잠재의식과 부정형 · 240
    (7) 잠재의식과 이완 · 243
    (8) 잠재의식과 주어 · 245

(9) 잠재의식과 주변의 영향 · 247
　　　(10) 잠재의식 종합 · 250
17. 지극한 경지 · 254
18. 믿음과 수행 · 258
　　　(1) 믿음과 실천 · 258
　　　(2) 믿음과 발원(發願) · 262
19. 비법(祕法): 스승의 주먹[師拳] · 265
20. 한 생각 차이 · 267
21. 그저 바라만 보기 · 269
22. 자신을 지켜보는 누군가 · 272
23. 비교 · 273
24. 참회와 공양 · 275
25. 무심이 참 어렵습니다 · 277
26. 기심(機心) 내려놓기 · 279
27. 기운의 색 · 282
28. 머리에 시원한 기운만 가득 차 · 284
29. 하늘 기운 나누기 · 288
30. 성품과 마음 · 290
31. 도심은 옥을 품은 산처럼 고요하고 · 291
32. 마음을 내 준다 · 295
33. 보아도 보이지 않고 들어도 들리지 않는다 · 297
34. 말의 힘 · 299
35. 말에 대하여 · 303
36. 설날 덕담 · 306
37. 자강불식(自彊不息) · 309

제**1**장

국선도 수련 개요

1. 국선도 수련 개요

국선도는 우리 민족 고유의 심신 수련법으로서 청산 선사께서 1967년 세상에 공개하시어 국내외의 많은 분이 체험하여 몸과 마음의 건강을 되찾는 데 도움을 받았습니다. 그러나 스스로 그 체험을 간직하고, 누군가 "국선도가 무엇입니까?"라고 물으면 다만 "한번 해 보십시오."라고 대답하는 것은 그 경험을 말로 설명하기 어렵고, 수련 방법은 하나이지만 체험은 사람마다 다를 수 있어서 자신의 주관적 체험을 일반적으로 풀어서 설명하는 데 어려움이 있기 때문입니다.

옛말에 '마음을 말로 전하기 어렵고, 말을 글로 표현하기 어렵다.'라고 했습니다. 더욱이 보이지 않는 것은 말로 전하기 어렵습니다. 국선도는 인간의 생명을 그 수련 대상으로 삼습니다. 그래서 말로 하기 어렵습니다. 말로 하면 억지가 되기 쉽습니다. 말을 빌려 방법을 제시하되, 스스로 행하여 지혜와 능력을 얻기를 권합니다.

청산 선사께서 "나는 더하지도 덜하지도 않고 스승님들로부터 배운 대로 전할 따름이다."라고 말씀하셨습니다. 국선도연맹의 지도자들 역시 그 가르침을 따르고 있습니다.

(1) 국선도의 내력

국선도는 9,700여 년 전 천기 도인으로부터 무운, 청운, 청산 도인에 이르기까지 대대로 스승과 제자 간에, 산중에서 전수되어 온 우리 민족 고유의 정통 도법입니다. 이를 1967년부터 청산 선사께서 세상에 넓게 펼치신 것입니다. 옛 선인(仙人)들은 하늘을 우러르고 두려워하며 하늘의 아들로서 하늘과 통하려고 하늘과 가까운 산으로 들어가 산 사람[山人=仙人]이 되었고, 하늘의 기운을 받아들이는 비밀의 문인 호흡과 몸짓으로 하늘과 하나 되려는 비법으로 발전되어 내려온 것입니다.

(2) 국선도의 풀이

국선도(國仚道)의 국(國)은 혹일(或一)로 나눌 수 있으니 혹(或)은 정성스럽게 지킴이요, 일(一)은 하나이니 이는 진리, 진실이며, 선(仚)은 '하늘 사람 선, 천인묘합(天人妙合)의 선, 깨달을 불'이니 사람과 하늘이 하나 되는 경지이며, 국선도에서만 사용하는 글자입니다. 도(道)는 길이니, 이는 누구나 자유롭게 다닐 수 있는 큰길입니다. 또한 길을 가는 자는 목적지가 있으니, 목표를 향해 꾸준히 나아감을 뜻합니다. 이를 정리하면 '참됨을 정성스럽게 지키어 사람과 하늘이 하나 되고자 꾸준히 나아가는 길'입니다.

국선도의 다른 이름이 '밝돌법'인데 이를 살펴보면 '밝'은 밝음, 광명을 뜻하니 우리 본성의 밝음이요, '돌'은 근본에 돌아가 참여함이니, 우리 본성의 밝음에 돌아가 참여하는 방법입니다.

무릇 새로워진다는 것은 본래로 돌아갈 때 새로워집니다. 새 날은 지구가 자전하여 본래 자리에 되돌아올 때요, 새해는 지구가 공전하여 제자리에 되돌아올 때입니다. 사람은 본래의 밝음에 되돌아가면 새로워집니다. 인간 본성의 밝음은 태양보다 밝아서 태양 빛은 엎어놓은 항아리 속은 비출 수 없으나 본성의 밝음은 땅 속이나 하늘 끝, 사람의 마음속까지 어디에나 걸림 없이 비춰볼 수 있습니다.

(3) 국선도의 베풂과 속뜻

그것이 어떠한 것이든 우리 삶에 이로움이 있어야 현실적 존재 가치가 있을 것입니다. 국선도의 특징과 수련 시 얻을 수 있는 이로움을 간추려 봅니다.

① 누구나 쉽게 수련할 수 있고 한 만큼 얻습니다

국선도는 자연의 원리, 인간의 생리에 맞도록 아주 쉽고 단계적으로 구성되어 있으므로 남녀노소, 병이 있고 없음에 구분 없이 누구나 수련할 수 있으며, 수련이 어느 경지에 이르러야 효과가 있는 것이 아니라 한 달 하면 한 달 한 만큼, 10년 하면 10년 한 만큼의 효과를 얻을 수 있습니다. 초등학교를 졸업하면 초졸 수준의 실력을, 고등학교를 졸업하면 고졸 수준의 실력을 쌓을 수 있듯이 수련 단계에 따라 그 정도만큼의 효과가 있습니다.

② 막힌 곳을 뚫어주고 몸과 마음의 때를 씻어줍니다

몸의 때는 목욕으로 씻을 수 있으나 마음의 때는 씻을 수 없습니다. 몸의 때라 할지라도 오장 육부의 때는 수련이 아니면 씻을 수 없습니다. 수련으로 길러진 기운은 소나기와 같이 막힌 곳을 뚫어주어 몸과 마음의 쓰레기를 깨끗이 청소합니다. 그래서 수련하고 나면 몸은 목욕한 뒤처럼 개운하고, 마음은 비 온 뒤의 신록처럼 맑고 투명해집니다.

③ 자체 정화 기능을 강화합니다

과학의 발달로 인간의 생활은 편해졌으나 인간의 생활 터전인 자연은 오염되었습니다. 자연은 인간 살림의 터전인 동시에 생명 그 자체이죠. 자연의 오염은 인간의 오염입니다.

이러한 오염의 시대를 살아가기 위해서는 자체 정화 기능을 강화해야 합니다. 공해의 세상에서 혼자만 맑음을 유지하기 어렵습니다. 그런데 모든 생명은 스스로 깨끗이 하는 능력과 본래의 자리로 돌아가는 힘이 있습니다. 국선도는 그 힘들을 북돋아 오염으로부터 자신의 생명을 보호합니다.

④ 기(氣)의 공장을 건설합니다

어떤 이들은 건강 회복을 위해 기를 주고받는다고 합니다. 기를 받으면 일시적으로 건강이 호전될 수는 있으나 근본적인 치유는 어렵습니다. 완제품을 사다 쓰면 언젠가 수명이 다하여 다시 사야 하지요. 그러나 제조법을 배워두면 필요할 때 언제나 만들어 쓸 수 있습니다.

국선도 수련은 기운을 길러 전신에 고르게 저장하여 필요할 때 필요한 곳에 저절로 공급되게 하고 다른 사람을 돕기도 합니다.

⑤ 몸이 조율됩니다

우리의 몸은 하늘이 연주하는 악기입니다. 조율이 잘 된 악기는 아름다운 소리를 내지요. 국선도는 모든 것을 그것답게 되도록 도와서 제맛과 멋을 되찾아 줍니다.

⑥ 강인한 체력을 기릅니다

국선도는 '내 몸이 건강해야지 모든 문제의 근본을 꿰뚫어 문제를 스스로 해결할 수 있다.'라는 입장에서 몸을 고르는 수련을 하며, '몸은 마음을 담는 그릇으로써 바른 틀을 세운 몸이 갖추어져야 올곧은 마음이 깃든다.'라고 봅니다. 그래서 내 몸이 어떤 경우에 처하더라도 이겨낼 수 있는 강인한 체력, 바른 마음자리를 닦습니다.

⑦ 자기 몸의 주인이 됩니다

흔히 마음을 몸의 주인이라고 하지만, 자기 몸을 자기 마음대로 못 하는 경우가 많습니다. 특히 자율신경계는 마음대로 할 수 없지요. 그러나 그중에서도 호흡기관은 자율신경계이면서도 마음대로 조절할 수 있습니다. 호흡이야말로 자율신경계마저도 조절할 수 있는 비밀의 문입니다. 국선도는 호흡법 수련을 강조합니다.

⑧ 감정을 조절할 수 있습니다

동양의학에서는 감정과 오장의 기능 활동이 밀접한 관계가 있다고 설명합니다. 즉 간은 성냄을, 심장은 기쁨을, 비장은 생각을, 폐는 슬픔을, 신장은 두려움과 놀람을 관장합니다. 그리하여 이들 감정의 심한 변동은, 성냄은 간을 상하게 하고, 지나친 기쁨은 심장을, 지나친 생각이나 걱정은 비장을, 지나친 슬픔은 폐를, 놀라거나 두려움은 신장을 상하게 하는데, 이처럼 오장이 상하여 병이 발생합니다. 결국 오장의 부조화가 감정의 부조화를 초래하고 감정의 부조화가 오장을 병들게 하는 악순환이 이어집니다.

그런데 감정과 호흡은 밀접한 관계가 있지요. 흥분했을 때나, 화가 났을 때는 호흡이 거칠어지고 상기가 되며, 감정이 평온해지면 호흡도 깊고 고요하게 되며 기운도 가라앉습니다. 그래서 화가 났을 때 호흡을 조절하면 화가 가라앉습니다. 여타의 감정이 일어났을 때도 마찬가지로 호흡을 조절해서 기운을 가라앉혀 감정을 조절할 수 있습니다.

대체로 감정이 일어나서 그것에 사로잡혀 있을 때는 상황을 객관적으로 판단하지 못하여 적절히 대처하기가 어렵습니다. 마치 권투선수가 권투 시합 중에 화가 나면 제 실력을 발휘하지 못하고 시합을 그르치는 것과 같지요. 감정을 조절하여 그것으로부터 휘둘림을 당하지 않으면 보다 자유로울 수 있습니다.

⑨ 고귀한 정신력을 기릅니다

현대를 물질 만능의 시대라고 하지요. 눈에 보이는 물질은 숭상하면서 보이지 않는 정신은 소홀히 하는 경향이 있습니다. 그러나 보이는 것의 뿌리는 보이지 않는 것이지요. 보이는 것은 보이지 않는 것의 드러남입니다. 나무는 보이지 않는 뿌리가 튼튼해야 보이는 잎이 무성해지죠. 사람도 보이지 않는 오장 육부가 건강하고 씩씩해야 보이는 얼굴에 건강한 아름다움이 드러납니다. 또한 보이지 않는 정신이 고귀해져야 보이는 육체가 진실해집니다.

정신은 고난을 통해서 성장합니다. 국선도는 고행을 통해 정신력을 강화합니다. 일부에서는 국선도가 너무 어렵다고 합니다. 기초를 3년 이상 수련하니 너무 길다고 하지요. 그러나 기초가 튼튼해야 큰 집을 지을 수 있고 우물도 넓게 파기 시작해야 깊이 팔 수 있습니다. 배의 방향타는 압력을 많이 받을수록 방향을 크게 바꿀 수 있습니다. 수행이 어렵고 힘든 만큼 정신력이 강해집니다.

⑩ 의지력[실천력]을 기릅니다

'인격은 지성이 아니라 의지이다.'라는 말이 있지요. 옳고 그름을 아는 것도 중요하고 어렵지만, 그것을 실천하는 것은 더욱 중요하고 어렵습니다. 알면서도 실천하지 못하는 것이 얼마나 많습니까? 이것은 의지력의 문제이며 국선도 수련은 아는 것을 실천할 수 있는 의지력을 길러줍니다.

⑪ 숭고한 도덕력을 기릅니다

몸과 마음이 하나 되어 강해지면 도력(道力)과 덕력(德力)이 높아집니다. 수도(修道)를 하면 사사로운 욕심이 공공을 위한 욕심으로, 나쁜 습관이 좋은 습관으로 자리바꿈합니다. 훌륭한 인격이란 좋은 습관들이 모여서 이룩됩니다.

⑫ 스스로 돕는 방법을 깨우칩니다

'하늘은 스스로 돕는 자를 돕는다.'라고 하지요. 병아리가 알에서 깨어날 때, 어미의 따뜻한 사랑과 체온으로 스스로 성장하면 부리로 껍질을 안에서 쪼아 신호합니다. 그 소리를 어미 닭이 밖에서 듣고 껍질을 쪼아 깨뜨려 주어야 알에서 나오게 됩니다. 이를 줄탁동시(啐啄同時)라고 하지요. 갓 태어난 병아리는 힘이 부족하여 스스로 껍질을 깨뜨리고 나올 수 없을 뿐 아니라, 껍데기를 깨고 나온 뒤에도 어미 닭의 보살핌이 필요합니다. 국선도는 스스로 돕는 방법을 제시하며, 성장할 수 있도록 스승님들께서 보살펴 주십니다.

⑬ 무심(無心)에 이릅니다

도서(道書)에 '생각이 많으면 도에서 멀어지고, 생각이 없어지면 도가 드러난다.'라고 했습니다. 우리의 생명이, 우리의 몸과 마음이 자연의 원리로 되어 있어서 무심하면 도가 스스로 드러납니다. 뭇 생명 중에서 사람만은 자유의지가 있어서 하늘 뜻을 따를 수도 있고 거스를 수도 있는데, 수련을 거듭하여 무심에 이르면 하늘 뜻과 하나 되어 하늘의 도, 자연의 도가 그대로 드러납니다. 그러면 자신의 본성을 알게 되고 자신이 해야 할 일을 알아서 오고 갈 곳을 알게 됩니다.

⑭ 행복 도덕입니다

청산 선사님께서 "국선도는 행복 도덕이다."라고 말씀하셨습니다. 국선도에는 '이것을 하면 안 되고, 저것을 하면 벌을 받는다.'라는 등의 공포감을 불러일으켜 못 하게 하는 것은 없습니다. "하고 싶으면 해봐라. 다만 알고 나서는 버려라."라고 가르칩니다. 좋은 것 나쁜 것 분별하지 말고, 집착하지 말라는 가르침일 것입니다. 또한 "어떤 것에 의문이 생기면 그것을 자연에 비추어 보아 자연스러운 것이면 취하고 자연스럽지 않은 것이면 버려라."라고 하셨습니다. 이것이 국선도 수련인의 수련 지침이요, 삶의 지침이 될 수 있을 것입니다.

어떤 일이 벽에 부딪히면, '스승님들이라면 이런 경우에 어떻게 하셨을까?' 하고 명상하면 길이 보입니다.

국선도의 수련은 정·기·신 삼단전(精·氣·神 三丹田) 수련입니다. 정을 채우면, 기운이 씩씩해지며, 정신이 맑고 밝아지는 수련입니다. 또한 정이 충실해지면 색을 좋아하는 마음이 없어지고, 기운이 왕성해지면 먹는 것을 탐하는 마음이 없어지며, 정신이 맑고 밝아지면 잠이 없어집니다. '없어진다'는 의미는 불능을 의미하는 것이 아니라, '넘어섬'을 의미합니다. 본능적인 욕구에서 저절로 초월 된다는 뜻입니다.

본능적인 욕구를 금욕으로 극복하려 하지 않고, 제시하는 방법대로 꾸준히 수련하면 자연스러운 몸으로 바뀌어 바른 삶에 불필요한 것들은 스스로 떨어져 나갑니다. 색욕 충족으로 얻어지는 일시적 기쁨이 아닌 고요하고 잔잔한 기쁨으로, 먹지 않아도 배부르며, 잠을 자지 않아도 피로하지 않아 늘 맑고 밝은 욕심 없는 삶을 누릴 수 있습니다.

1994. 6. 30. 『선』지 기고문

2. 흔한 것이 귀한 것

국선도는 자연의 원리를 본받아 인간에게 적용한 방법입니다.

자연에는 인간의 생명에 소중한 것일수록 많이 있습니다. 인간은 몇 분 동안 숨을 못 쉬면 죽습니다. 그래서 숨 쉴 수 있는 공기가 가장 소중합니다. 그러니 공기가 가장 많습니다. 그러므로 숨을 바로 쉬는 것이 중요합니다.

우리 생명에 필요한 모든 원소는 대기 중에 있다고 합니다. 오늘날 지구 곳곳에 음식이나 물을 전혀 안 먹고 오로지 호흡만으로 살아가는 사람들이 있는데, 이들을 호흡을 먹고 사는 사람이라는 의미의 '호흡식가'라고 합니다. 호흡식가 중 한 사람인 '빅토르 투르비아노'는 2015년 5월 처음으로 우리나라를 방문하여 '영혼의 수업(Session of Soul)'을 진행하였고 그 후 몇 차례 더 방문했습니다. 그는 20대 후반에 다른 호흡식가와의 만남을 계기로 호흡식가가 되었는데, 주스만 먹는 유동식을 하다가, 그다음 물만 마시는 수식(水食)의 단계를 거친 후, 십수 년 전부터는 물도 마시지 않고 오직 호흡으로만 에너지를 섭취하는 호흡식가가 되었다고 합니다. 물론 배설도 하지 않는다고 합니다. 그는 아르헨티나 출신으로 나이가 2020년에 44세인 건강한 마른 몸매의 소유자인데 최근의 검진 결과 신체나이는 20대라고 합니다. 인터넷에 '호흡식가'를 검색하면 그에 대한 정보가 나옵니다.

다음으로 우리 생명에 소중한 것이 물입니다. 그래서인지 공기 다음으로 지구상에 많은 것이 물입니다. 우리나라에는 2020년에 71세인 '양애란'이란 분이 35년 동안 물만 먹고 살고 있습니다. 이분 또한 인터넷으로 검색하면 그 내용을 찾아볼 수 있습니다.

이렇듯 이 세상에 흔한 것이 우리 생명에는 귀한 것입니다. 이 지구상에 흔한 것의 순서로 인간의 생명 유지에 필요한 것들을 나열하면, 공기, 물, 식물, 동물의 순서입니다. 동물도 많은 것 순으로 살펴보면 바닷고기, 민물고기, 두 발 달린 새, 네 발 달린 짐승의 순입니다. 이 모두가 우리의 먹거리입니다. 그런데 자연법칙에는 자석처럼 같은 극은 밀어내고 다른 극은 끌어당기는 법칙이 있습니다. + 극은 + 극을 밀어내고 - 극을 끌어당깁니다. 식물은 음(陰)이고 동물은 양(陽)입니다. 그래서 먹거리도 우리와 가까운 동물보다는 우리와 다른 공기, 물, 식물이 더 중요합니다.

모든 생명체는 하늘 기운과 땅 기운을 받아 살고 있습니다. 사람도 코로 호흡하여 하늘 기운을 받아들이고, 입으로 음식물을 섭취하여 땅 기운을 받아 생명을 이어갑니다. 그래서 하늘을 내 몸에 모시는 마음으로 바른 숨쉬기를, 조심스럽고 깊고 고요한 단전호흡을 합니다. 또한 고마운 마음으로 땅 기운인 음식을 정갈하게 필요한 만큼만 섭취하여 하늘 기운과 땅 기운을 합하여 몸을 기르고, 자연법칙에 맞는 움직임인 행공 동작을 하여 전신에 골고루 퍼지게 하여 몸과 마음을 건강하고 건전하게 유지합니다.

3. 국선도 수련 시의 마음가짐

국선도 수련은 체지체능(體智體能)이요, 행입(行入)임을 강조합니다. 수련 방법만 제시하여 스스로 체득하도록 하고 미리 얘기해

주지 않습니다. 그러다 보니 궁금한 문제들도 많아집니다.

노자는 "아는 자는 말하지 않고, 말하는 자는 알지 못한다."라고 하여 함부로 말하는 것을 경계했습니다. 그러나 스승으로부터 도법(道法)을 전해 받았으니 전해 받은 그대로 후배들에게 심부름꾼으로서 전합니다.

📋 문 행공에 임하는 마음가짐이 어떠해야 바람직할는지요?

📋 답 무심(無心)해야 합니다. "생각이 많으면 도에서 멀어지고, 무심하면 도가 저절로 드러난다."라고 했고, 행공(行功)이란 "행동으로 공덕을 쌓는 것"이라 했으니, 국선도의 수행법으로 무심에 이르고 무심의 공덕으로 도가 드러난다는 것입니다.

잡다한 세상일은 수련원 문밖에 신발과 함께 벗어두시고, 수련원 안에서는 수련에 관한 것들만 생각하고 행동하는 것이 좋습니다. 수련원에 들어갈 때는 국기와 스승들께 경건한 예를 올리고 다른 회원들의 수련에 방해가 되지 않도록 몸가짐을 삼가도록 합니다.

청운 사조께서는 청산 사부께 첫 1년간을 머리 비우는 공부만 시키셨다고 합니다. "그릇을 비워야 새로운 것을 담을 수 있다."라고요. 우리는 최소한 수련원에서만이라도 머리를 비워 봅시다. 머리[생각. 잡념]를 비워야 내면의 흐름을 느낄 수 있습니다. 생각에 사로잡혀 있는 동안은 충분히 느낄 수 없습니다. 수련하는 동안 일어나는 모든 현상에 대해 시비하여 판단하려 하지 말고 느껴

보기만 합시다. 모든 잡념을 버리고 고요한 경지에서 내면의 흐름을 느껴 봅시다.

문 시비하여 판단하지 말라는 것은 어떤 의미인지요?

답 우리는 대체로 어떤 현상에 대해 시비를 가리려고 합니다. 그런 습성이 수련 시에도 나타납니다. 자신의 지식으로 판단해서 어떤 현상은 좋은 것으로 생각하여 조장하려 하고, 어떤 현상은 나쁜 것으로 생각하여 거부하려 합니다. 그러나 조장하면 오히려 좋다고 판단한 현상은 사라지고, 거부하면 오히려 좋지 않다고 판단한 현상은 더 일어납니다. 그저 '이런 현상이 있구나.'하고 느껴 보고 나아가면 저절로 변화해갑니다. 자연은 좋은 것, 나쁜 것, 구분하지 않고 모든 것을 감싸 안아 변화해갑니다.

문 수련 방법이 잘못되어 나타나는 현상도 있을 것 아닙니까?

답 물론입니다. 그러나 자신의 잘못을 수련자가 스스로 잘 모르는 경우가 많습니다. 그래서 수련 시의 체험을 지도자에게 점검받아야 합니다.

1995. 1. 31. 『밝』지 기고문 중에서

4. 국선도 훈

정심(正心)

'정(正)'은 한 일(一)과 머물지(止)가 합한 글자이니[一+止→正], 정(正)은 '하나[一]를 지켜서 머무른다[止].'라는 뜻으로, 곧 정도(正道)를 지키어 정도에 머무른다는 뜻이며, 그래서 '바르다'란 뜻을 나타냅니다. 하늘의 도와 땅의 도와 사람의 도에서 가장 올바른 것을 정(正)이라 합니다.

마음 '심(心)'은 한자 부수의 하나로, 사람의 심장을 형상화한 상형문자입니다. 심(心)은 '가운데'라는 의미로 쓰이기도 하고, '성품이나 성질 및 심리적 상태'를 나타내기도 합니다. 우리 문화에서 마음은 육신에 상대되는 지각 능력이기도 하고, 우주와 마음을 일치시키는 유심론적 세계관의 마음 개념이기도 합니다.
마음은 사람의 심장 기능뿐 아니라 뇌 기능까지도 포괄합니다. 뇌 기능은 전신에 미치지 않는 곳이 없으니 마음 또한 온몸에 영향을 미치지 않는 곳이 없습니다. 그러니 정심은 올바른 마음가짐뿐만 아니라 올바른 몸가짐까지 포괄하는 개념입니다.

특히 국선도의 정심은 '하늘 사람의 마음'이니 하늘마음을 본받는 것이며, 하늘마음은 무사(無思)·무위(無爲)이니 이를 본받는 것입니다. 무사란 자기의 공과 이름을 내세우지 아니하며, 무위란 자기의 꾀를 더하지 않고 자연 그대로 이루는 것입니다.

정시(正視)

우리의 생각은 오감으로 받아들이는 정보를 조합하여 체계화한 것이라고 할 수 있습니다. 그런데 오감으로 받아들이는 정보의 비율은 스코틀랜드의 의사이자 병리학자인 로버트 뮈르(Robert Muir)에 의하면 시각 83%, 청각 10%, 후각 4%, 촉각 2%, 미각 1% 순으로 시각 정보가 가장 많다고 합니다. 교육에서 시청각 교육을 강조하는 것은 시청각이 정보의 93%를 차지하기 때문일 것입니다.

'보다'는 뜻을 지닌 한자 중 '시(示)'는 제사상 모양인데 '신(神)이 나타나다.'라는 뜻입니다. 그래서 '보이다, 가르치다, 알리다'라는 뜻과 '지신(地神)'이라는 뜻이 함께 있습니다. 보이지 않는 것을 보이게 하거나 남이 보도록 하는 것을 이릅니다. 이에서 파생되어 '나타내다'라는 뜻으로 쓰입니다.

'견(見)'은 사람의[儿] 얼굴 부위의 눈을[目] 강조하여 보는 행위, 눈앞에 나타난 것을 수동적으로 보는 행위를 말합니다. 그냥 보이는 것입니다. 견(見)은 눈앞의 물건을 보면 욕심이 생긴다는 견물생심(見物生心)이 말해주듯이 보고 싶어서 보는 것이 아니라 그냥 눈앞에 있어서 보이는 것입니다. 그러니 '시(示)'와 '견(見)', 둘 다 '보려 하지 않아도 눈앞에 나타나 보임'을 뜻하는 글자입니다.

'시(視)'는 시(示)와 견(見)이 결합해 '신탁(神託)을[示] 보고[見] 있는 상황'을 본떴습니다. 어떤 대상을 있는 그대로, 영적(靈的)으로 보는 행위를 말하고, '보다, 돌보다, 본받는다'라는 뜻이 있습니다.

국선도 훈(訓)의 '정시(正視)'는 '자기의 선입관이나 가치관이 섞이지 않는, 보이는 그대로의 본질을 바로 보는 것'입니다. 정시(正視)란 '올바로 본다.'라는 뜻인데 올바로 보려면 올바른 마음[正心]이라야 할 것입니다. 또 시(視)는 사람의 눈과 지신(地神)이 합쳐졌으며, 지신은 땅의 신으로서 땅은 시비 분별하지 않고 모든 것을 그답게 길러주는 것이니, 지신처럼 '평가하지 않고 모든 것을 살리는 마음으로 보는 것'이 올바로 보는 것입니다.

정각(正覺)

'각(覺)'은 '깨닫는다, 깨우친다, 깨닫게 하다'라는 뜻이니 정각(正覺)이란 올바른 깨달음으로서 '올바른 우주관, 올바른 인생관, 올바른 가치관을 깨닫는 것'입니다.

정도(正道)

'도(道)'는 '길, 이치, 도리, 근원, 방법'이라는 뜻이니 올바로 깨달으면 올바른 방법을 알게 됩니다. 국선도의 수련 방법은 올바로 몸과 마음을 통일하여 올바른 건강을 되찾아 자연과 하나가 되는 방법, 곧 '천인합일(天人合一)의 길'이 정도입니다.

정행(正行)

'행(行)'은 '가다, 나아가다, 쓰다'라는 뜻이니 정행(正行)은 '올바른 행동', '올바른 실천'을 뜻합니다. 즉 '올바른 도[正道]를 실천하는 것'이 정행입니다. 올바른 도를 실천하면 우리 몸은 건강하고 마음에는 큰 덕이 길러집니다.

이 가르침[訓]은 '올바른 마음으로, 올바로 보아, 올바로 깨우쳐, 올바른 길로, 올바로 나아간다.'라는 뜻이니 자신을 올바로 깨달아 심신을 통일하여 하늘과 사람이 하나가 되는 길로 나아가 하늘의 덕성으로 모든 것이 그답게 살도록 돕겠다는 국선도인의 염원(念願)입니다.

5. 도송(道頌)

"정각도원 체지체능 선도일화 구활창생(正覺道源 體智體能 仚道一和 救活蒼生)"

우리가 수련할 때 늘 묵송(默誦) 하는 도송(道頌), 즉 "정각도원 체지체능 선도일화 구활창생"이 국선도 수련인의 염원이자 수련의 목적이라고 할 수 있습니다. 이를 풀어쓰면 "도의 근원을 바로 깨달아, 몸소 지혜와 능력을 갖추어, 사람과 하늘이 하나 되는 길에 한데 어울려, 세상의 모든 생명을 돕고 살리리라."라는 다짐입니다.

정각도원(正覺道源) : '도의 근원'이란 도가 생겨난 곳, 즉 '도의 뿌리'를 뜻합니다. '도의 뿌리'라면 도(道)란 무엇인가부터 알아야 할 터인데, '도'란 노자(老子)에 의하면 '도는 자연을 본받는다[道法自然].'라고 하였으니 '자연'이 곧 도이고, 도의 근원이며, 도의 뿌리라고 할 수 있습니다. '자연'은 각자가 생각하고 경험하는 모든 것이 자연이겠지요. 이를 바로 아는 것이 '정각도원'입니다.

체지체능(體智體能) : 우리가 보고 들어서 아는 것은 지(知)인 데, 이 아는 것을 거듭 실천하여 익히면 아하! 하며 마음에 햇살이 비친 것처럼 밝은[日] 깨달음이 생기고, 앎[知]이 슬기[智]가 됩니다. 이 슬기가 몸소 지혜를 갖추는 체지(體智)이고, 지혜가 갖추어지면 어떤 일을 감당할 능력이 몸에 갖추어집니다[體能].

선도일화(伩道一和) : '선(伩)'은 사람[亻]과 하늘[天]이 합쳐져서 '사람과 하늘이 하나 된 경지'입니다. 그러니 선도(伩道)는 '사람과 하늘이 하나 되는 길'입니다.

일화(一和)의 '화(和)'는 '한데 어울리는 것'입니다. 일화(一化)의 화(化)는 둘 이상의 다른 성질을 가진 것이 화학적으로 변화하여 한 가지 성질의 새로운 것이 되는 것이라면, 화(和)는 둘 이상의 다른 성질의 것이 그 성질은 변하지 않고 서로 어울리는 것입니다. 예컨대 음악에서 '도', '미', '솔' 세 음을 중간의 '미' 음 하나로 합치는 것이 화(化)라면, '도', '미', '솔' 세 음을 각각 내게 해서 이 세 음이 어울려 화음(和音)이 되는 것이 화(和)입니다. 화(化)는 다른 것을 바꾸어 하나로 획일화하는 것이고, 화(和)는 각각의 개성을 바꾸려 하지 않고 존중하며 한데 어울려 아름다워지는 것입니다. 그러니 일화(一和)는 화음처럼 다른 것을 바꾸지 않고, 다른 것을 존중하며 서로 어울려 하나 되는 것입니다.

구활창생(救活蒼生) : 구(救)는 '도움'이요, 활(活)은 '삶'이요, 창생(蒼生)은 '모든 생명'이니 구활창생은 '모든 생명을 돕고 살린다.'라는 뜻입니다.

국선도 수련을 할 때 도송에 맞춰 호흡하며 수련하는 것은 도송의 마음가짐이 몸에 배어, 실생활에서도 도송에 걸맞은 삶을 살도록 돕는 것입니다. 수련원에서 수련하는 한 시간 남짓의 수련만으로는 충분하다고 하기 어렵습니다. 수련원에서 하는 수련 시간은 평소 자기 삶이 도송에 합치하는 삶이었는지 점검하는 시간입니다. 평소 생활이 도에 어긋나지 않는 자연스러운 삶, 도송에 걸맞은 삶을 살았다면 수련원에서의 수련은 절로 잘되어 평상시 도에 어긋나지 않는 삶을 살 힘이 길러질 것입니다. 그 힘이 도력(道力)입니다.

6. 도복과 띠

📋 수련 시 도복은 꼭 입어야 하나요? 그냥 편한 옷이면 될 것 아닙니까?

📋 도복을 입는 것은 마음가짐을 바로 하기 위함입니다. "형식보다 내용이 중요하지 않으냐?"라고 할 수 있지만, 형식과 내용이 둘이 아닙니다. 형식이 바르면 내용이 바르게 됩니다. 법관이 법복을 입고, 성직자가 성의를 입으며, 군경이 제복을 입는 것 등은 그 제복 속에, 그에 걸맞은 정신이 깃들어 있기 때문일 것입니다.

우리는 정장했을 때와 격식 없는 차림일 때 마음가짐이 달라지는 것을 경험할 수 있습니다. 평상복에 묻어 있을지도 모르는 번뇌와 욕심을 벗어버리고 무심(無心)의 도복으로 갈아입어 자연의 품속에서 자기를 만나봅시다. 그러나 항상 도심(道心)에서 떠나지 않는 생활을 한다면 무슨 옷을 입든 입고 있는 그 옷이 바로 도복이 아니겠습니까?

📋 도복에는 어떤 특별한 뜻이 들어 있습니까?

📋 도복에는 자연의 원리가 들어 있습니다. 도복의 푸른색은 음(陰)이고 붉은색은 양(陽)이니, 태극(太極)의 음양(陰陽)을 의미하고, 세 매듭은 하늘·땅·사람[天地人]의 삼합(三合: 셋이 합해져 하나 됨)을 의미하며, 띠의 흰색[金], 노란색[土], 붉은색[火], 푸른색[木],

검은색[水]은 오행(五行)을 의미합니다. 그래서 도복은 곧 자연의 상징입니다. 자연은 만물의 어머니이니 도복을 입는 것은 어머니의 품속에 안기는 것입니다. 어머니의 품속에 안긴 아기가 무슨 걱정이 있겠습니까? 편안히 현재를 즐길 뿐입니다. 그러니 도복을 입으면 편안해지고 무심해집니다.

문 띠는 꼭 매야 하나요? 호흡에 방해가 될 때도 있던데요.

답 띠는 숨을 내쉴 때 흘러내리지 않을 정도로 윗배에 자연스럽게 맵니다. 이 띠는 하단전 호흡으로 인해 생기는 강한 복압(腹壓)으로부터 내장 기관을 보호해 주며, 호흡의 깊이를 점검해 주는 역할도 합니다. 역도선수가 배에 두꺼운 띠[12cm 이하의 역도 벨트를 두르는 것도 힘을 쓸 때 내장 기관을 보호하고 아랫배에 힘을 모으기 위함이라 합니다.

하단전 호흡을 할 때 띠가 전혀 부담스럽지 않으면 호흡이 아랫배로 잘 되는 것이며, 띠가 부담스러우면 윗배가 함께 움직이기 때문이니 노력하여 아랫배만 움직이도록 해야 합니다. 특히 초보자들은 아직 단전에 자리가 잡히지 않아서 호흡할 때 윗배가 함께 움직이기가 쉽습니다. 윗배가 같이 움직이는 것은 복식호흡이지 단전호흡이 아닙니다. 처음에 윗배까지 함께 움직여서 습관이 되면 나중에 고치기 어렵습니다. 그런데 띠를 매면 자신이 아랫배만 움직이는 단전호흡을 하는지 윗배까지 움직이는 복식호흡을 하는지 알 수 있습니다.

청산 선사께서는 "초보자가 단전호흡을 연습할 때, 아랫배가 잘 부풀어 오르지 않는 사람에게는 사전 같은 두꺼운 책을 아랫배에 올려놓고 뱃심으로 밀어올리는 연습을 하면 단전호흡을 하는데 도움이 된다."라고 하셨습니다.

문 띠가 바뀌는 순서에도 어떤 뜻이 있는지요?

답 단전호흡 수련법을 거슬러 가는 역수반원(逆修返源: 거꾸로 수련하여 근원으로 돌아감)이라고도 합니다. 인간이 도(道)로부터 창생(創生: 비롯되어 생김)하였으므로, 수련을 통해 다시 도로 돌아가는 것이 목표입니다. 만물의 변화는 무형(無形)에서 유형(有形)으로 진행되는데, 연단법(煉丹法: 단전호흡 수련법)은 반대로 유형에서 무형인 선천일기(先天一炁: 만물을 변화시키고 길러주는 근본 기운)에 도달하는 역방향(逆方向)의 수련법입니다. 순리(順理)가 생장노사(生長老死: 낳고 자라고 늙고 죽는 것)라면 연단법은 반노환동(返老還童: 늙은이가 어린아이로 변했다는 뜻으로, 수련으로 젊어지는 것을 비유한 말)의 역리(逆理: 거슬러 가는 이치)라는 것입니다. 순리(順理)가 오행(五行) 상생(相生)의 순서인 수(水: 검은색), 목(木: 푸른색), 화(火: 붉은색), 토(土: 노란색), 금(金: 흰색)으로 진행되는 것이라면, 흰색[金], 노란색[土], 붉은색[火], 푸른색[木], 검은색[水]으로 진행되는 띠의 변화는 본원(本源)으로 거슬러 가는 역리를 의미합니다. 또한 띠의 색깔이 맑고 밝은 우리의 본성을 상징하는 깨끗한 흰색에서 노란색 → 붉은색 → 푸른색 → 검은색으로 오염되었다가 다시 본래의 흰색으로〈삼합단법(三合丹法)은 흰옷에 흰 띠[白衣白帶]를 착용〉바뀌어 밝음을 되찾는 과정을 상징합니다.

1995. 1. 31. 『밝』지 기고문 중에서

7. 정각도 행공 원리 해설

📖 우리가 국선도 준비운동이 끝나고 본 행공을 시작하기 전에 도송(道頌)을 들으면 약 3분 정도 되는 '정각도 행공 원리'가 먼저 나오는데 그에 대해 설명해 주십시오.

📖 좋은 질문입니다. 많은 부분이 한자어로 되어 있고, 전문 용어가 많아서 이해하기가 쉽지 않지요. 그 짧은 글 속에 많은 뜻이 담겨 있습니다. 우선 청산 선사께서 낭송하시는 '정각도 행공 원리'의 전체적인 글[全文]부터 알아봅니다.

(1) 전문(全文)

"우주만유(宇宙萬有)가 현실을 유지하는 것은 중기(中氣)의 운용(運用)이니 중기는 음양(陰陽)이 합실(合實)한 중심(中心) 원리(原理)이니 유도(儒道)의 윤집궐중(允執厥中)과 선도의 포일수중(包一守中)과 불도(佛道)의 중도(中道)가 모두 중(中)을 집수(執守)한다.

음양이 변화하며 수화(水火)가 승강(昇降)하며, 기혈(氣血)이 순환(循環)하는 것이 모두 중앙오십토(中央五十土)의 중기단합력(中氣團合力)에 의한 것이니 인체의 중(中)은 비장(脾臟)과 위(胃)가 토(土)니 중기(中氣)는 실로 중대한 생리(生理)이며 일신(一身)의 음양은 단합(團合)하면 생존(生存)하고 분리(分離)하면 사망(死亡)하는 것이니 중기는 유음유양(有陰有陽)의 진실성(眞實性)이요, 리음조양(理陰調陽)의 조절성(調節性)이요, 유무변화(有無變化)의 대사성(代謝性)이니, 하단전(下丹田)에서 생동(生動)의 힘이 간(肝)으로 나와 생신(生新)한 기혈이 되어 내 몸을 보양(保養)하는 것이므로 중기단법(中氣丹法)의 오십토(五十土) 동작의 단법을 수도초공(修道初功)을 삼고,

천(天)의 신공(神功)과 지(地)의 덕기(德機)와 오기(五氣)의 기운이 합성(合成)하여 만물(萬物)이 화생(化生)하는 것이니 건곤기(乾坤氣)는 만물 화생의 조종적(祖宗的) 근원(根源)이 되는 것이며, 오인(吾人) 생명체는 정(精), 기(氣), 신(神)인즉 이를 삼원(三元)이라 하고 건(乾)은 천원(天元), 곤(坤)은 지원(地元)이며, 오인(吾人)은 인원(人元)이니 건곤지중(乾坤之中)에 소장(所藏)되어 있는 것이 인원(人元)인 고로 수도(修道)에는 건곤단법(乾坤丹法)을 제2의 행공(行功)을 삼고,

천(天)의 오운(五運)과 지(地)의 육기(六氣)의 작용(作用)으로 일어나는 육기는 수화합실력(水火合實力)인즉 이 수화합실력은 인신(人身)의 원기(元氣)요 체원(體元: 몸의 근본)이 되는 고로 천도(天道)의 365도(度)와 오인(吾人)의 365골절(骨節)이 유(有)하므로 원기단법(元氣丹法)을 우주적(宇宙的) 입장(立場)에서 오인이 행공하여야 하는 고행(苦行)인 것이니 지금으로부터 고요한 적경(寂境)에서 일신일심법(一身一心法)의 정법(正法), 건(乾)의 갑법(甲法).

정각도원 체지체능 선도일화 구활창생."

(2) 중기(中氣)

"우주만유(宇宙萬有)가 현실을 유지하는 것은 중기(中氣)의 운용(運用)이니 중기는 음양이 합실(合實)한 중심 원리이니"

우주의 모든 것들은 중기를 적절히 활용하여 존재를 유지합니다. 그런데 중기란 음양이 함께 섞여서 중심을 잡아주는 기운입니다. 이 우주는 음양이 늘 함께 돌아가는 음양의 세계입니다. 오로지 음으로만 존재한다거나 오로지 양으로만 존재할 수는 없습니다.

한자어의 음양(陰陽)의 뜻을 보면, 음(陰)은 '그늘' 음이고, 양(陽)은 '볕' 양이지요. 음은 그늘을 뜻하고 양은 볕을 뜻합니다. 그런데 빛이 있으면 그늘이 함께 있기 마련이지요. 그래서 빛과 그늘은 늘 함께 있는 것인데 빛만 존재한다거나 그늘만 존재할 수는 없습니다.

우리 인간도 마찬가지입니다. 우리가 지금 사는 세계가 음양 세계이기 때문에 빛과 그늘이 늘 함께하는 세계입니다. 그런데 우리는 그늘만 원하기도 하고, 빛만 원하기도 하지요. 그런데 빛이 있으면 그늘이 절로 따라옵니다. 그러니 빛과 그늘을 함께 수용해야 우리가 이 세상을 살아갈 수가 있습니다. 그래서 자기 자신에게나 다른 분들에게나 빛과 그늘이 함께 있다는 것을 인정해야 합니다. 그늘을 없애려면 빛이 없어져야 그늘이 없어지지요.

다만 해가 중천에 뜨면 그늘이 작아지지요. 그림자가 작아집니다. 해가 기울면 그림자가 길어지고, 해가 넘어가면 완전히 그림자뿐입니다. '밤'이란 '지구의 그림자'이지요. 그러니까 우리가 자신의 빛을 늘 꺼내 쓰고, 빛을 가까이하여 빛을 늘리면 그 그림자는 절로 작아집니다. 해가 중천에 있으면 그림자는 거의 없지요.

국선도를 '붉돌법', '밝음에 돌아가는 법'이라고 하는데 사람들 속에는 밝은 것과 그늘이 늘 함께 존재하는데 내가 그 밝은 것을 자주 꺼내 쓰면, 그늘은 내가 밝아지는 만큼 저절로 작아지게 됩니다. 그러니 자신의 그늘을 없애려 애쓸 게 아니라, 자신의 빛을 밝히려 노력해야지요. 그런데 우리는 없앨 수 없는 그늘을 없애려고 헛된 노고를 할 때가 상당히 많습니다.

(3) 오십토토단법(五十土土丹法)

모든 존재는 불순물이 조금이라도 함께 섞여 있어야만 존재로 드러난다고 합니다. 금(金)도 99%의 금을 순금이라 하지요. 1%의 불순물이 함께 있는 것이죠. 100%의 금은 존재로 드러날 수가 없다는 것입니다. 인간도 100% 선(善)한 이는 천국에나 있을 것이고, 100% 악(惡)한 이는 이미 지옥에 가 있겠지요.

중기는 음양을 적절히 써서 여러 존재를 존재하게 합니다. 그래서 동양에서는 이 중기를 땅의 기운[土氣]이라고 합니다. 땅은 모든 존재가 그것답게 살 수 있도록 하는 바탕이 됩니다. 즉 중기는 땅처럼 모든 존재를 그것답게 존재하게 하는 기운이지요.

그래서 국선도 수련의 첫 단계가 '중기단법'입니다. 땅처럼 기초가 되고, 토대가 되는 수련이 '중기단법'이지요. 그래서 중기단법의 다른 이름을 '오십토토단법(五十土土丹法)'이라고 합니다. '오십토(五十土)'란 오행에서 오행의 생성 수[1·6水, 2·7火, 3·8木, 4·9金, 5·10土] 중 중앙 방위인 5·10토를 의미합니다. 수는 북방(北方), 화는 남방(南方), 목은 동방(東方), 금은 서방(西方)입니다.

(4) 윤집궐중(允執厥中)

"유도(儒道)의 윤집궐중(允執厥中)과"

국선도는 유불선(儒佛仙)을 포함합니다. 유도(儒道), 불도(佛道), 선도(仙道)의 원리가 우리 민족의 마음 바탕과 국선도에는 함께 들어있습니다. 그중 유도의 '윤집궐중(允執厥中)'은 『서경(書經)』에 나오는 '십육자심결(十六字心訣)'이라고 불리는 아주 중요한 가르침으로 '진실로 그 중을 잡는다.'라는 뜻입니다.

옛 중국의 요(堯)임금 시대에 요임금이 순(舜)임금에게, 다만 "윤집궐중 하라!" 즉 "진실로 그 가운데를 잡아라!"라고 한마디만 하시고 임금 자리를 순임금에게 물려주었다고 합니다.

후에 순임금은 다시 우(禹)임금에게 선양(禪讓: 임금 자리를 물려 줌)하면서 "사람의 마음[욕심과 감정에 흔들리는 마음]은 위태롭고, 사사로워지기 쉬우며 도를 깨닫는 마음[본래의 바르고 순수한 마음]은 미묘하여 알아차리기 어려우니, 오직 정밀하고 순수하게 본래의 마음을 밝히고 다른 것에 흔들리지 않고 하나로 집중해야 진실로 치우치지 않고 공정한 중용의 도를 잡아 지킨다[人心惟危 道心惟微 惟精惟一 允執厥中]."라고 했습니다.

(5) 인심(人心)과 도심(道心)

마음은 하늘의 성품[天性]이 우리 몸을 통해서 나오는 것으로 인심(人心)과 도심(道心)으로 구분할 수 있는데, 인심은 대표적으로 식욕(食慾), 색욕(色慾), 수면욕(睡眠欲)으로 나타납니다.

인심이 나쁜 것은 아니지만, 자칫하면 지나치게 되니 위태롭다고 한 것이고, 도심(道心)은 도법자연(道法自然)이라 하였으니 하늘의 마음, 자연의 마음, 즉 '스스로 그러한 마음'이니 자신만을 위하는 마음인 사심(私心)과 달리 모두가 더불어 상생(相生)하는 자연의 원리 그대로인 공심(公心: 공평하여 사사로움이 없는 마음)이지요. 이러한 도심이 마음을 떠나서 따로 있는 것이 아니라 인심과 함께 있으나 희미하여 알아차리기 어려우니, 그 희미한 도심을 오직 정밀하게 밝혀서 한결같이 길러야 도심에서 어긋나지 않는 진실로 치우치지 않고 공정한 중용의 도를 잡는다는 것입니다.

사람은 태어나면서 천성을 받고 태어나는데 그것은 누구에게나 있는 천연의 성품[天然之性]이고, 이 천성이 도심(道心)입니다. 그 천성을 받는 그릇이 바로 몸이죠. 그릇인 몸은 부모님께 받는데, 그 그릇에는 또 부모님께 물려받은 기질(氣質)이 있습니다. 그래서 그 기질에 따른 성품[器質之性 또는 氣質之性]을 함께 받는데 그것이 기질성(氣質性)입니다. 그리고 살아가면서 만든 습관에 따른 습관성(習慣性)이 만들어지고, 이런 천연성(天然性)과 기질성, 습관성이 우리의 성품(性品)이 됩니다. 그 성품 중 기질성과 습관성이 인심(人心)이라고 할 수 있습니다.

이 세 가지 성품이 섞여서 살아가는데 수련인들은 이 셋을 구분할 필요가 있습니다. 지금 나의 말이나 행동이 천연성에서 나오는 것인지, 기질성에서 나오는 것인지, 습관성인지를 구분해야 합니다. 즉 도심인지 인심인지를 구분해야 그 마음을 다룰 수 있지요.

예컨대 자신의 언행을 관찰해서 자신의 모습에서 부모님 모습을 발견한다면 기질성에서 나오는 것이고, 자신이 살아오면서 만든 자신만의 습관이라면 습관성인 것이지요. 그런데 이 기질성이나 습관성이 자신에게도 이롭고 타인에게도 이롭다면 이 또한 공심(公心)이요 도심(道心)입니다.

동양에서는 인간을 소우주(小宇宙)라고 합니다. 인간은 대우주(大宇宙)인 자연의 원리로 태어났고, 자연의 원리대로 살아가는 것입니다. 그런데 사람은 자연과 달리 자유의지가 있어서 자연법칙을 따를 수도 있고 거스를 수도 있다는 점입니다. 자연을 따르는 생활을 하면 자연으로부터 보호를 받을 텐데 자연을 거슬러서 여러 문제가 생깁니다.

크게는 천재지변(天災地變)에서부터 사람들의 병에 이르기까지 사람들이 자연법칙을 거슬러서 옵니다. 천재지변은 자연의 불균형상태가 균형을 되찾으려는 과정에서 기상이변이나 지진, 해일 등으로 일어납니다. 자연의 균형을 무너뜨리는데 인간들이 많은 악영향을 미쳤습니다. 자연의 입장에서, 특히 지구의 입장에서는 인간들이 암(癌)일 수 있습니다. 자기들 욕심대로 자기 세력만 넓히려다 주인과 함께 죽어가는 어리석은 암 덩어리 말입니다.

국선도는 자연법칙을 인간에게 적용한 수련으로 자연과 하나가 되려고 나 자신을 자연법칙에 맞추는 수련입니다. 그러니까 국선도 수련법은 바로 자연을 본받는 것으로 자연의 원리에 맞추어 구성해 놓은 것이어서 국선도 수련법을 도법(道法)이라고 합니다. 그래서 국선도 수련을 하면 내 몸이 자연을 닮게 되고, 결국 자연과 하나 되는 것이 신선의 경지입니다.

국선도 수련의 효과는 수련한 만큼 우리 몸이 자연에 가까워지고, 자연과 가까워지는 만큼 우리 몸속에 있는 자연치유력(自然治癒力)이 되살아나서 우리 몸의 불균형을 바로잡아 좋아지는 것이지요. 즉 병이란 불균형상태이고 치유란 불균형상태를 바로잡는 과정입니다.

선(仙)의 경지 즉 신선의 경지란 자연[山, 또는 天]과 사람[亻]이 하나 되는 경지[仙 또는 仸]를 말합니다. 그러하니 신선의 경지란 곧 인심(人心)과 도심(道心)이 하나가 되는 경지를 뜻하는 것이라고 할 수 있습니다. 신선의 경지에서 사는 사람은 곧 자신의 마음[人心]이 도심(道心)과 다르지 않아서 자기를 위하는 행위가 다른 존재들을 위하는 행위가 되는 '자리이타(自利利他)의 삶', 요즘 말로 '서로 윈윈(Win-win)하는 삶', '너 좋고 나 좋은 삶'을 사는 사람입니다. 그런 신선의 경지는 자연과 같이 모든 존재를 그답게 살리는 덕을 갖추어, 해와 달처럼 밝은 마음으로 자연과 더불어 그 수명을 함께 할 수 있을 것입니다.

(6) 두 마음

체로키족의 옛날이야기: 두 마리 늑대(An old Cherokee tale of two wolves)

체로키 인디언 할아버지가 손자에게 이렇게 말했다.

"얘야, 다툼은 우리 모두의 내면에 있는 '두 마리 늑대' 사이에서 벌어진단다. 한 마리는 악한 늑대지, 악한 늑대는 분노, 시기, 질투, 슬픔, 유감, 탐욕, 오만, 죄의식, 열등감, 거짓, 거만함, 우월감, 그릇된 자존심이란다."

할아버지는 다른 한 마리의 늑대에 대해서도 함께 알려준다.

"다른 한 마리는 착한 늑대다. 착한 늑대는 환희, 평화, 사랑, 희망, 평온, 겸손, 친절, 자비심, 공감, 관대함, 진실, 연민, 믿음이란다."

할아버지의 이야기를 들은 손자의 질문이 당돌하다.

"어느 늑대가 이기나요?"

할아버지의 대답이 절묘하다.

"네가 먹이를 주는 놈이 이기지."

(크리스토퍼 거머 지음 『오늘부터 나에게 친절하기로 했다』 중에서)

우리는 매 순간 자신이 어느 늑대에게 먹이를 주고 있는지를 바라보아야 합니다. 그리고 우리는 그들을, 그 에너지를 바르게 활용하면 됩니다. 거기에 붙들리지 않으면 됩니다. 일어나는 에너지를 바라보고 전환하면 됩니다. 우리는 그것들을 없앨 수 없습니다. 동전의 양면처럼, 음양처럼 한 에너지의 두 가지 나타남이기 때문에 하나를 없애면 다른 하나도 없어집니다. 그러니

분노, 열등감은 분발심으로,

시기, 질투, 탐욕은 자기 계발의 동기로,

오만, 거만함, 우월감, 그릇된 자존심은 자부심으로,

거짓은 진실로 전환하여 활용하면 됩니다.

이러한 긍정적인 마음과 부정적인 마음, 이 두 마음은 사랑과 미움, 기쁨과 슬픔처럼 한마음의 두 나타남입니다. 한쪽 마음을 없애면 다른 쪽 마음도 없어집니다. 그러니 그런 마음이 일어나는 것을 바라보고 그 원인을 이해하고 공감하면 전환됩니다.

그것을 없애려고 하는 것은 그림자와 싸우는 것입니다. '존재하는 모든 것은 옳다.'라고 합니다. 우리 마음도 마찬가지입니다.

(7) 중심(中心)

'중(中)'이란 도심(道心), 바탕 마음, 근본 마음(本心)이라고 할 수 있습니다. 『중용』에는 "희로애락(喜怒哀樂)의 감정이 아직 나타나기 전의 마음이 '중(中)'이다."라고 했습니다. 그러니 중이란 이쪽과

저쪽의 가운데를 의미하는 것이 아니라, 이쪽과 저쪽, 상하좌우를 다 아우르는 공[球]이나 동그라미[圓]라고 할 수 있습니다. 음양이 나뉘기 이전의 태극(太極), 또는 무극(無極)이라고 할 수 있습니다. 그러므로 중은 어디에도 치우치지 않는 전체성입니다.

마음 '심(心)'자는 마치 물 위에 떠 있는 조각배처럼 생겼습니다. 그래서인지 마음은 물결 따라서 조각배처럼 흔들립니다. 그러나 물결이 일기 이전의 마음, 즉 어떤 자극이 없는 상태의 마음은 움직이지 않겠지요. 그 움직이지 않는 마음이 적연부동(寂然不動)이고, 중(中)이고, 부동심(不動心)입니다. 그러니 늘 중(中)을 유지하면 어떤 경계에서든 움직이지 않는 부동심이 될 수 있겠지요.

(8) 동기상응(同氣相應)

『주역』에는 "같은 소리끼리는 서로 반응하며, 같은 기운끼리는 서로 찾아 모인다[同聲相應 同氣相求]."라는 말이 있는데 '공명(共鳴)'과 같은 뜻이지요. 이를 달리 말하면 '같은 기운은 서로 반응한다[同氣相應].'라는 말입니다. 과학 실험에서 진동수가 같은 2개의 소리굽쇠를 준비하여 한쪽을 두드려 소리가 나면 두드리지 않은 소리굽쇠에서도 소리가 납니다. 물체에는 제각기 그 물체가 가지고 있는 일정한 진동수가 있는데 진동수가 같은 물체가 가까이에서 진동하면 다른 쪽의 물체도 진동하게 되는데 이런 현상을 '공명(共鳴)'이라고 하지요.

'블랙홀'이란 용어를 만들어 이 말을 대중화한 프린스턴 대학의 노벨상 수상자인 물리학자 존 휠러는, "일상적인 상황에서 우리와 독립된 '저 밖의' 세계가 존재한다고 말하는 것은 실용적이기는 하지만 더는 통용되지 않는 관점이다. 우리는 단순히 우주라는 무대의 구경꾼이 아니라 그 속에 참여하면서 우주를 다듬는 창조자들이다."라고 했습니다. 즉 우리 마음이 우주를 창조한다는 것입니다. 그래서 어떤 마음으로 수련하느냐에 따라 우주의 기운이 그 마음과 공명하여 수련의 효과가 결정된다고 할 수 있습니다.

물은 본시 선(善)하지도 악(惡)하지도 않습니다. 그 물을 소가 마시면 우유가 되고, 뱀이 마시면 독이 되기도 하지요. 자연의 기운도 마찬가지로 선하지도 악하지도 않지만, 자신이 좋은 마음을 가지면 좋은 기운이 되고, 좋지 않은 마음을 가지면 좋지 않은 기운이 됩니다.

(9) 포일수중(抱一守中) 1

"선도의 포일수중(抱一守中)과"

'포일수중(抱一守中)'은 직역하면 '하나를 품고 중을 지킨다.'라는 말로 『도덕경(道德經)』 10장. "마음을 주재하는 얼[魂]과 몸을 주재하는 넋[魄]을 몸에 실어 하나로 품어 돌아가게 하되 헤어지지 않게 할 수 있느냐[載營魄抱一 能無離乎]?"에서 포일(抱一)이 나오고, 『도덕경』 5장 "천지는 사사로운 정을 품지 않는다. 그래서 만물을 공평하게 대한다. 성인도 사사로이 치우치지 않아서 백성을 공평하게 대한다. 우주는 속이 비어 있는 풀무와 같다. 비어 있으나 물러남이 없고 움직일수록 더욱 나온다. 말이 많으면 자주 어려움을 겪게 되니 중을 지키느니만 못하다[天地不仁 以萬物 爲芻狗 聖人不仁 以百姓 爲芻狗 天地之間 其猶槖籥乎 虛而不屈 動而愈出 多言數窮 不如守中]."에서 수중(守中)이 나옵니다. 포일수중(抱一守中)은 선도(仙道)의 중심 사상입니다. 포일(抱一)의 '하나'는 가깝게는 몸과 마음이요, 멀게는 우주요, 하늘이요, 참이요, 도(道)입니다. 일(一)은 혼입니다. 혼은 낱(하나, 個)이면서 동시에 전체(우주, 온전함, 全)입니다. 혼은 '개전일여관(個全一如觀: 낱과 전체를 하나로 보는 국선도의 가치관)'입니다.

몸과 마음은 하나입니다. 몸은 마음을 담는 그릇이고, 마음은 몸을 주재하는 주인입니다. 몸이 없는 마음은 날아가[魂飛] 버리고, 마음이 없는 몸은 흩어져[魄散] 버립니다.

"우주 안에 내가 있는 것이 기적이 아니라, 내 안에 우주가 있는 것이 기적이다."라는 말이 있습니다. 내 마음속에 우주가 있지, 내 마음 밖에 우주가 있지 않습니다. 신외무물(身外無物)입니다. "몸 밖에 아무것도 없습니다." 물론 신외무물(身外無物)의 '몸'은 몸과 마음을 아우르는 몸입니다. 그러니 하나를 품으면 우주를 품습니다. 하나를 품으면 하늘이 됩니다.

수중(守中)은 포일(抱一)하면 절로 이루어집니다. 하나를 품으면 어느 쪽으로든 기울지 않고 중심을 지킵니다. 도(道)는 중(中)이니 수중의 중(中)은 도(道)입니다. 또한 포일의 일(一)도 도(道)이니 포일수중은 '도를 품어 안고 도를 지킨다.'입니다.

(10) 포일수중(抱一守中) 2

 포일수중(抱一守中) 하는 모습을 현실에서는 젖먹이[嬰兒]의 모습에서 찾을 수 있지 않을까 합니다. 젖먹이는 하나를 품고 가운데를 지킵니다[抱一守中]. 꽉 쥔 주먹은 하나를 쥐고[抱一] 있는 듯하지요. 어른들이 주먹을 벌리려 해도 벌리기 어렵습니다. 그것은 근육의 힘이 아니라 단전의 기운으로 쥐고 있기 때문입니다.
 젖먹이는 모든 것을 어머니에게 맡기고 무심합니다. 자연은 어머니입니다. 모든 것을 자연에 맡길 때 무심할 수 있습니다. 젖먹이는 배를 들쑥날쑥하며 무심히 단전호흡합니다. 젖먹이가 깨어 있을 때는 종일 손발을 하늘 향해 들고 있는데 어른들이 그 흉내를 내보면 10분도 견디기 힘듭니다. 손발을 하늘을 향해 들고 있으려면 단전호흡을 해야 버틸 수 있습니다.

 『도덕경』 제10장에 "오로지 호흡에 집중하여 부드러워지기를 젖먹이처럼 될 수 있느냐[專氣致柔 能如嬰兒乎]?"라고 했습니다. 오로지[專]는 전일(全一: 온전한 하나)입니다. 몸과 마음이 하나로 통일된 상태입니다. 우리는 머리를 땅에 대고 거꾸로 서는 건곤단법의 축법(丑法)에서 몸의 균형을 잡으려고, 넘어지지 않으려고 오로지 집중합니다. 거꾸로 설 때 집중하듯 호흡에 집중하는 것이 전기(專氣)입니다. 그러면 부드러워집니다. 물리적 힘으로 늘려서 부드러워지는 것이 아니라 호흡의 기운으로 탄력이 생겨 부드러워집니다. 고무는 탄력이 있어야 부드럽습니다. 고무가 탄력을 잃으면 딱딱해져서 끊어집니다.

　모든 생명체는 생명력이 왕성할 때 탄력이 있고 부드럽습니다. 생명력이 없어지면 탄력을 잃어 딱딱해집니다. 식물도 살아 있을 때는 부드럽지만, 생명을 잃으면 딱딱해집니다. 사람도 마찬가지입니다. 어린아이는 부드럽지만 나이 들수록 탄력을 잃어 딱딱해집니다.

　기운은 근육의 힘이 아니라 부드러운 데서 나옵니다. 어린아이들은 어른보다 근육의 힘은 부족하지만, 어른보다 기운은 왕성하여 온종일 뛰어놀아도 지치지 않습니다. 어린아이는 중을 지키며[守中] "비어 있는 풀무와 같아서 비어 있으나 물러남이 없고, 움직일수록 더욱 나옵니다."(『도덕경』 제5장) 마음도 마찬가지입니다. 어린아이는 자연 그대로의 참됨을 간직한 천진(天眞)함으로써 무엇이든 받아들이지만, 나이 들수록 굳고 단단해져서 완고(頑固)해집니다.

　『도덕경』 제55장에는 "덕을 두터이 품은 이는 갓난아이에 견줄 수 있다. 벌이나 전갈 같은 독벌레도 쏘지 않고, 독뱀도 물지 않고, 사나운 짐승도 움키지 않고, 낚아채는 새도 갓난아이를 채가지 않는다. 뼈는 여리고 힘살은 부드럽지만, 주먹을 굳게 쥔다. 아직 암수의 하나 됨을 알지 못하면서도 온전히 일어서니[발기(勃起)], 타고난 정기가 충만한 것이다[含德之厚 比於赤子 蜂蠆虺蛇不螫 猛獸不據 攫鳥不搏 骨弱筋柔 而握固 未知牝牡之合而全(朘)作 精

之至也]".

"온종일 울어도 목이 쉬지 않으니 소리의 높낮이와 강약의 어울림이 지극한 것이다. 조화로움을 아는 것을 떳떳한 것[늘 그러한 것]이라 하고, 떳떳함을 아는 것을 밝음[큰 지혜]이라 한다. 생명을 이롭게 하는 것을 상서롭다 하고, 마음이 기(氣)를 부리는 것을 굳셈이라 한다. 만물은 강해지면 곧 노쇠하니, 이를 일러 도(道)에 어긋난 것이라고 한다. 부드러움과 조화로움을 버리고 자연의 도가 아닌 것은 금방 그치고 만다[終日號而不嗄 和之至也 知和曰常 知常曰明 益生曰祥 心使氣曰强 物壯則老 是謂不道 不道早已]."라고 했습니다.

포일수중(抱一守中)하면 덕을 품은 갓난아이처럼 천진해질 수 있습니다.

(11) 포일수중(抱一守中) 3

당 말 북송 초의 내단 수련가인 여동빈(呂洞賓: 또는 呂純陽)은 포일수중(抱一守中)에 대해 이르기를 "중심을 지키고 배움을 끊으면 바야흐로 오묘한 것을 알 수 있고, 하나를 품고 할 말이 없어지면 비로서 아름다움을 볼 수 있다. 배움을 끊고 무위의 삶을 사는 한가한 도인은, 망상을 제거하지 않고 진리를 구하지도 않는다[守中絶學方知奧 抱一無言始見佳 絶學無爲閒道人 不除妄想不求眞]."라고 했습니다.

여기서 "중심을 지켜서 배움이 끊어진다[守中絶學]."라는 말은 『도덕경』 제48장에 "배움이란 나날이 더하는 것이고, 도란 날마다 더는 것이다. 덜어내고 또 덜어내면 무위에 이르게 된다. 하는 것이 없지만 하지 못하는 것이 없다[爲學日益 爲道日損 損之又損 以至於無爲 無爲而無不爲]."라 했으니 '배움이 끊어진다.'라는 말은 무위(無爲)에 이르러 무불위(無不爲) 한다는 의미일 것입니다.

"하나를 품으면 할 말이 없어진다[抱一無言]."라는 말은 '하나, 즉 우주를, 하늘을 안고 있으면 할 말이 없어진다.'라는 의미입니다. 『장자』「지북유(知北游)」에는 "천지는 큰 아름다움이 있어도 말이 없고, 사시(四時)는 분명한 법을 가지고 있어도 옳다 그르다 따지지 않으며, 만물은 이루는 이치가 있어도 말하지 않는다[天地有大美而不說 四時有明法而不義 萬物有成理而不說]."라고 했습니다. 자연은 말이 없습니다. 하늘은 말이 없습니다.

여동빈(呂洞賓)에게는 이런 일화가 있습니다.

'어느 날 시장에 대나무를 팔러 갔는데, 사람들이 터무니없는 값으로 가격을 깎아버려도 다투려는 마음이 들지 않았고, 홀연히 문전에 기대어 구걸하는 거지에게 돈과 물건을 주었더니 거지가 적선이 적다고 트집을 잡았다. 그래서 다시 더 주었는데도 적다고 하면서 만만히 보고 도리어 여동빈을 꾸짖었다. 그러나 여동빈이 예의로 대하자 웃으며 가버렸다.'
'산속에서 양을 기르는데 호랑이가 다가와 양들과 같이 있는 여동빈을 노려보았다. 여동빈이 태연하여 마음에 동요가 없자, 호랑이는 어디론가 가버렸다.
 깊은 산속 초가집에서 책을 보는데 웬 젊은 여자가 다가왔다. 자태가 예쁘고 고왔으며 화려하게 단장하고 말하기를, "길을 잃었으니 잠깐 밤에 쉬어가게 해달라."라고 하면서 동침하려 하였으나, 여동빈은 이런 가운데에도 흔들림이 없었다.'
 '집으로 돌아와 보니 집안의 식량이며 의복 등을 모두 도둑 맞아 당장 먹을 것이 없어 자급자족해야 했다. 그리하여 밭을 가는데 호미 밑으로 황금 수십 덩이가 보였다. 여동빈은 황금을 흙으로 덮어버리고 취하지 않았다.
 시장 점포에서 골동품 구리 벼루를 샀는데, 집에 와서 만져보니 황금이었으므로 즉시 주인에게 돌려주었다.'

여동빈이야말로 포일수중을 실천한 신선(神仙)이라 할 수 있겠지요.

(12) 포일수중(抱一守中) 4

'중을 지켜 알게 되는 오묘함', '하나를 품어서 비로소 보는 아름다움'이란 깨달은 자들이 우주의 본체인 도(道)의 실상을 비추어 보는 관조(觀照)입니다.
 『도덕경』 제14장에는 도의 모습에 대해 "보려고 해도 볼 수가 없고, 들으려 해도 들을 수 없으며, 잡으려 해도 잡을 수 없으니, 이 세 가지는 하나다. 그 위는 밝지 않고 그 아래는 어둡지 않으면서 끊임없이 교차하고 있어 이름 붙일 수 없다. 다시 물질이 없는 데로 돌아가니, 이것을 형상 없는 형상이라 하고, 물질이 없는 형상이라고 하며, 이를 일컬어 '황홀'하다고 한다[視之不見名曰夷 聽之不聞名曰希 搏之不得名曰微 此三者不可致詰 故混而爲一 其上不曒其下不昧 繩繩不可名 復歸於無物 是謂無狀之狀 無物之象 是謂惚恍]."라고 하였습니다.

우리는 '눈이 부실 만큼 찬란하고 화려하거나 미묘하여 헤아리기 어려움'을 황홀하다고 합니다. 도(道)는 말로 표현하기 어려워서 '오묘하다.', '아름답다.'라고 밖에 할 수 없는, 말문이 막히는, 소위 '기막히게 오묘하고 아름다운' 언어도단(言語道斷)의 경지일 것입니다.

도의 실상을 엿보는 것을 '도통했다', 또는 '깨달았다'라고 하는데 이런 지극한 체험을 한 후에는 풀 한 포기 벌레 한 마리도 소중하고 아름다우며, 걸을 때는 자신도 모르게 풀 한 포기도 밟지 않는 것을 문득 발견하기도 한다고 합니다.

이런 지극한 체험을 하는 순간을 어떤 스승은 "그 사람의 에너지가 바뀌는 대전환을 경험한다."라고 합니다. 마치 생체전기가 110V에서 220V로 옮겨가는 듯한 대전환이라는 것이지요. 이때 그 전환된 에너지를 수용하지 못하면 정신이상이 되거나, 생을 달리하는 일도 있다고 합니다. 마치 110V의 전자 제품에 220V의 전기를 보내면 타버리듯 말입니다.

그래서 그런 에너지를 수용하려면 준비가 필요하고 그 준비가 꾸준한 수련입니다. 수련으로 자신의 그릇을 키워야 합니다. 청산 선사께서는 "수련인들은 100원을 벌면 50원만 쓰고 50원은 저축해야 발전이 있을 텐데, 100원을 벌면 오히려 150원을 쓰려고 하니 발전이 없다."라고 하셨습니다.

수련생 중 간혹 자신의 수련 경지보다 더 큰 효과를 기대하기도 하는데, 의상조사는 「법성게(法性偈)」에서 "보배로운 비가 생명을 이롭게 하며 허공에서 가득 내리지만, 사람들은 자신의 그릇만큼 받아 간다[雨寶益生滿虛空 衆生隨器得利益]."라고 합니다. 만약 그 사람의 그릇보다 더 큰 기운이 그에게 들어가면 견디기 어려울 겁니다.

물을 가열하면 천천히 온도가 올라가 100도에 이르러야 끓어서 액체에서 기체로 전환합니다. 누에는 몸집을 키우려면 단식하면서 잠을 자고, 잠잔 후에는 허물을 벗고 변신하여 성장합니다. 이런 과정을 네 번 거친 후에 다시 단식하며 4~5일 정도 고치를 짓고 그 안에서 10~15일 무념무상(?)의 삼매를 겪은 후 고치를 뚫고 나와 대변신을 하여 나방이 되어 자유롭게 훨훨 날아갑니다. 이렇듯 꾸준히 자신의 그릇을 키워야 더 큰 변신을 할 수 있습니다.

중(中)은 어느 한쪽에 치우치지 아니하는 근본 원리이니 중심을 지키면 어떤 것에도 흔들리지 않고 더는 배울 것도 없어져서 바야흐로 깊이를 알 수 있고, 우주를, 하늘을 품으면 이를 형언(形言)할 말이 없어지고 그제야 비로소 이 우주 자연의 참다운 아름다움을 볼 수 있습니다. 이렇게 배움을 끊고 무위의 삶을 사는 한가

한 도인은 말이나 행동이 자연법칙에서 어긋나지 않으니 제거할 망상도 없고 더는 추구할 진리도 없을 것입니다.

(13) 포일수중(抱一守中) 5

'포일수중'을 다음과 같이 요약해 봅니다.

포일수중(抱一守中)은 '하나를 껴안고 중을 지킨다.'라는 뜻인데, 일(一)은 본체(本體)요, 중(中)은 작용(作用)으로 본다면, 일(一)은 도(道), 진리(眞理) 등을, 중(中)은 덕(德), 사랑, 자비(慈悲), 인(仁), 홍익인간(弘益人間) 등으로 생각해 볼 수 있습니다. 덕(德)이란 도(道)를 실천[行]하여 마음에 얻어지는 것이요, 진리(眞理)는 사랑, 자비, 인, 홍익인간 등으로 드러나기 때문입니다.

중(中)이란 이쪽저쪽의 중간이라는 산술적인 중간이 아니라, 이쪽저쪽을 포괄(包括)한 전체를 말함이니, 나(自)와 남(他)을 구분하지 않는 무아지경(無我之境)이요, 희노애락(喜怒哀樂)이 나타나기 이전의 마음 상태요, 선악(善惡)으로 나뉘기 이전의 무극(無極)이요 태극(太極)입니다. 즉 자타(自他), 선악(善惡), 시비(是非)를 분별(分別)하지 않는 마음입니다. 이러한 마음가짐을 한결같이 간직하는 것이 수중(守中)일 것입니다.

수중(守中)이 곧 포일(抱一)이요, 포일(抱一) 하면 수중(守中)이 됩니다.

이 포일수중에 대해 '카르마'라는 아이디의 한 국선도 수련인은 "일(一)은 하늘이고, 우주정신이 내 몸속에서 발현한 것이 사랑, 자비, 덕이니/ 大光明心[사랑, 자비, 덕]을 통하여 우주 존재와 合一하는, 하나의 '一'과 中을 관통하는 일 'ㅣ'을 합하면 '十'이 되는 이치[包一守中 = 十]이어서 '十을 지킨다'로 해석하면 어떨까요?"라고 했는데, 멋진 해석이라고 생각합니다. '一'은 시간의 상징으로 'ㅣ'은 공간의 상징으로 본다면 '十'은 시간과 공간을 아우르는 온전함이 되지요.

또 '머더리'라는 아이디의 국선도인은 "포일수중(抱一守中)의 일(一)은 도(道)요 중(中)은 법(法)이려니 하고 생각해봅니다."라고 했는데, '도(道)를 본받는 것이 법(法)'이니 이런 해석도 가능하리라고 생각합니다.

(14) 중도(中道)

"불도의 중도가 모두 중을 집수한다."

'중도(中道)'는 불교의 핵심 가르침으로 붓다가 깨달은 뒤 가장 먼저 가르친 것이라고 합니다. 중도란 두 가지 극단을 피하는 것인데, 이 두 가지 극단은 첫째, 감각적 쾌락에 대한 탐닉과 집착이며, 둘째, 자기 학대의 고행입니다. 붓다는 이 두 가지 극단을 버리고 중도를 통해 깨달음을 얻었다고 말합니다. '극단'이라는 말은 '지나치게 한쪽으로 치우쳤다.'라는 말입니다. 무언가를 극단으로 하면 결국 벽에 부딪히거나 낭떠러지로 떨어지는 파국을 맞게 됩니다.

붓다는 '중도'를 현악기의 줄에 비유합니다. 현악기의 줄이 너무 느슨하면 제대로 소리가 나지 않습니다. 반대로 너무 조여도 제대로 소리가 나지 않습니다. 현악기의 줄을 적절하게 조여야 소리가 제대로 납니다. 수행 또한 그처럼 극단을 피하고 올바르고 적당해야 깨달음을 성취할 수 있다고 말합니다.

붓다는 중도의 가르침 다음으로 팔정도(八正道)와 사성제(四聖諦)를 가르칩니다. 붓다는 "중도가 곧 팔정도이다."라면서 '중도'라는 애매하고 추상적인 의미를 팔정도의 여덟 가지로 설명합니다. 즉 중도는 여덟 가지 바른길[八正道]을 실천하는 것이라는 것입니다. 이 여덟 가지는 '바른 견해[正見]', '바른 생각[正思惟]', '바른 말[正語]', '바른 행위[正業]', '바른 생계[正命]', '바른 정진[正精進]', '바른 마음 챙김[正念]', '바른 집중[正定]'입니다. 중도를 깨달으면 팔정도가 절로 실천되고, 팔정도를 실천하면 중도를 깨닫습니다. 중도가 곧 팔정도이기 때문입니다.

중도가 수행의 원칙이라면 팔정도는 구체적 방법입니다. 중도는 불교 최고의 가치이자 삶의 목적입니다. 불교의 팔만사천법문이 중도를 실천하는 방법론이며 이 중도의 원리를 여러 가지로 가르치는 법문입니다. 붓다는 팔정도를 가르친 이후에 사성제(四聖諦), 무아(無我), 연기(緣起), 공(空), 응무소주이생기심(應無所住而生其心), 즉비(卽非) 등 여러 가르침을 펼치는데, 이들은 모두 중도의 가르침이고 이를 깨달으면 중도를 실천하게 됩니다.

'법륜 사전'에 의하면 "불교의 핵심 가르침 중 하나인 중도란 이것과 저것의 중간을 의미하는 것이 아닙니다. 어떤 편견이나 극단에 치우치지 않고 오로지 진실은 무엇인가? 하고 탐구하며 주어진 상황에서 가장 바른 길로 가는 것입니다.

이처럼 중도란 시간과 공간이라는 조건 속에서의 최선의 길을 의미합니다. 일상생활에서도 마찬가지입니다. 너무 많이 먹으면 과식이 되고, 너무 적게 먹으면 영양실조가 됩니다. 일할 때도 일에 너무 집착하면 과로가 되기 쉽고, 몸에 집착하면 게으름이 되기 쉽습니다. 지나치지도 않고 부족하지도 않은 걸 중도라고 합니다.

우리가 지혜롭게 세상을 살아가려면 사물의 이치를 잘 알아서 상황에 맞게 적절하게 대응해 나가는 것이 필요합니다. 그때그때 맞는 중도를 찾는 것이 중요합니다. 이것을 '시중(時中)'이라고 합니다. 시중이란 흐려진 카메라 초점을 정확히 맞추는 작업과 같습니다. 중도는 정해져 있는 것이 아니라 상황에 따라 변하는 것입니다. 중도라고 고집하게 되면 이미 중도가 아니라 극단이 됩니다.

중도를 실천하기 위해서는 우선 어떤 문제도 한 가지 측면에만 너무 치우쳐서 보지 않아야 합니다. 총체적이고 종합적인 관점에서 사물을 보는 것이 필요합니다. 또 원칙에 대한 이해가 필요하고, 그 원칙을 현실에서 여러 시행착오를 거듭하면서 조율해 나가야 합니다. 이것이 중도를 실천하는 사람입니다."라고 말합니다.

『금강경』의 핵심은 '응무소주이생기심(應無所住而生其心)'이라 할 수 있습니다. '마땅히 머무는 바[집착(執着)] 없이 그 마음을 내라.'

라는 것이지요. 서암 스님은 이에 대해 "허공의 구름이 아무 머무는 바 없이 일어났다가 사라지듯이 우리의 마음도 그와 같은 것입니다. 생각이 일어났을 때 그 일어난 근본을 돌이켜 보면 머무른 바 없고, 뿌리박힌 곳이 없습니다. 그런데도 탐욕과 성냄과 어리석음이다 해서 뜬구름같이 일어난 한 생각을 집착하기 때문에 많은 고통을 겪는 것입니다. 어리석은 생각으로 욕심내고 다투어서 크고 작은 재앙이 닥친 후에 그 일을 후회해 봐야 소용이 없는 것이지요. 그로 말미암아 일어나는 생각일 뿐 거기에는 진실한 그 무엇이 없는 것입니다. 이것을 공(空)이라고도 합니다. 이러한 진리를 알고 주체적으로 선(善)한 세상을 열어가는 것이 불교입니다."라고 했습니다.

크게는 우주 자연에 필요 없는 것은 아무것도 없습니다. 입장에 따라 필요가 달라질 뿐이지요. '존재하는 것은 모두 옳다.'라는 말이 그런 뜻일 것입니다. 작게는 우리 몸과 마음에도 필요 없는 것이 없지요. 우리의 마음에 일어나는 한 생각도 마찬가지입니다. 그것은 없애야 할 것이 아니라 내려놓아야 할 것입니다.

불교에서는 집착하지 않는 방법으로 "모든 것을 내려놓아라[都放下]."라고 합니다. "없애라"라고 하지 않습니다. 중도는 집착하는 것을 내려놓은 고요한 마음으로 생각하거나 말하거나 행동하는 것입니다. 모든 것을 내려놓고 멈추면 비로소 보이는 것들이 있습니다. 내려놓음은 '멈춤'이요, 비로소 보이는 것들은 '중도'일 것입니다.

원효 대사는 "옳다 그르다, 길다 짧다, 깨끗하다 더럽다, 많다

적다를 분별하면 차별이 생기고, 차별하면 집착이 생기게 되니, 옳은 것도 놓아버리고 그른 것도 놓아버려라. 긴 것도 놓아버리고 짧은 것도 놓아버려라. 하얀 것도 놓아버리고 검은 것도 놓아버려라. 바다는 천 개의 강, 만 개의 하천을 다 받아들이고도 푸른빛 그대로요, 짠맛 또한 그대로이다."라고 했습니다.

집착은 욕심[貪]에서 오고, 욕심대로 이루어지지 않으면 화[嗔: 성냄]가 납니다. 이는 어리석음[痴]에서 옵니다. 이 셋을 불교에서는 세 가지 독[三毒]이라고 합니다. 또한 만족을 아는 것이 최고의 부자[知足最富]라고 합니다. 만족을 알면 이 세 가지 독에서 벗어날 수 있을 것입니다.

"위를 보지 말고 아래를 보자."라는 말이 있습니다. 욕심은 대체로 위를 보면서 생깁니다. 아래를 보면 현재의 자신에 만족할 수 있습니다. 요즘 유행어인 소소하지만 확실한 행복을 뜻하는 '소확행(小確幸)'도 지족(知足)의 일종일 것입니다.

(15) 중기단합력(中氣團合力)

"음양이 변화하며 수화(水火)가 승강(昇降)하며, 기혈(氣血)이 순환(循環)하는 것이 모두 중앙오십토(中央五十土)의 중기단합력(中氣團合力)에 의한 것이니 인체의 중(中)은 비장(脾臟)과 위(胃)가 토(土)니 중기(中氣)는 실로 중대한 생리(生理)이며 일신(一身)의 음양(陰陽)은 단합(團合)하면 생존(生存)하고 분리(分離)하면 사망(死亡)하는 것이니"

『주역』「계사전」에 "한번은 음으로 한번은 양으로 변화하는 것을 이르되 도라 한다(一陰一陽之謂道)."라고 했습니다. 우주 변화의 원리는 음양의 변화입니다. 한번은 낮[陽]으로 한번은 밤[陰]으로, 봄·여름[陽], 가을·겨울[陰]로 변화합니다. 이런 음양의 변화로 만물이 살아갑니다.

이 음양의 대표가 물과 불[水, 火]입니다. 물[水]은 내려가는 성질이 있고, 불[火]은 올라가는 성질이 있습니다. 그러니 물을 끌어올리려면 불이 물 아래로 내려와[火降], 물을 덥혀야 물이 끌어올려 집니다[水昇]. 이러한 수승화강(水昇火降)이 잘 이루어져야 생명이 건전합니다. 이렇게 수승화강을 잘하도록 돕는 것이 단전호흡입니다.

마음[火]을 아랫배의 하단전에 모으는 것이 화강(火降)이요, 화강이 되면 수승(水昇)이 일어납니다. 식물도 뿌리에서 흡수한 수분과 영양을 불기운이 가지와 잎까지 끌어 올려 전달합니다. 기(氣)는 양(陽)이고 혈(血)은 음입니다. 피[血]가 전신을 순환하는 것은 기(氣)의 작용입니다. 그래서 기혈이 순환합니다. 국선도의 단전호흡과 동작은 기혈순환유통법(氣血循環流通法)입니다.

그런데 이렇게 물과 불의 오르내림, 기운과 피가 순환하는 것이 모두 중앙오십토의 중기단합력으로 가능하다는 것입니다. 오행(五行)으로 1·6 수(水)는 북방(北方)이요, 2·7 화(火)는 남방(南方)이며, 3·8 목(木)은 동방(東方)이고, 4·9 금(金)은 서방(西方)이요, 5·10 토(土)는 중앙(中央)에 해당합니다. 수·화·목·금[물·불·나무·쇠]이 땅

[土]의 바탕 위에서 작용할 수 있습니다. 토는 이 모두를 한 데 뭉쳐주는 힘이 있으니 중기단합력(中氣團合力)입니다.

우리 몸의 중심은 소화 기능을 주관하는 비장(脾臟)과 위(胃)입니다. 비위는 단순한 음식의 소화와 영양흡수뿐 아니라, 그 영양을 바탕으로 기(氣), 혈(血), 진액(津液: 생물체 내에서 생겨나는 액체. 체액 등)을 만들고 몸의 근육을 살찌우는 중요한 작용을 합니다. 그러니 중기는 중대한 생리이지요.

우리 몸의 음양은 한데 뭉쳐 있으면 삶이요, 나누어지면 죽음입니다. 음은 우리 몸, 즉 백(魄)이요, 양은 우리의 혼(魂)이지요. 혼과 백이 한데 뭉쳐 있으면 삶이고, 혼과 백이 서로 나누어지면 죽음입니다. 죽으면 혼은 날아가고 백은 흩어집니다[魂飛魄散]. 혼, 즉 정신은 우주에서 왔으니 우주로 날아가고, 백, 즉 몸은 땅에서 왔으니 땅으로 흩어집니다.

(16) 중기단법(中氣丹法) 1

"중기(中氣)는 유음유양(有陰有陽)의 진실성(眞實性)이요, 리음조양(理陰調陽)의 조절성(調節性)이요, 유무변화(有無變化)의 대사성(代謝性)이니, 하단전(下丹田)에서 생동(生動)의 힘이 간(肝)으로 나와 생신(生新)한 기혈(氣血)이 되어 내 몸을 보양(保養)하는 것이므로 중기단법(中氣丹法)의 오십토(五十土) 동작의 단법을 수도초공(修道初功)을 삼고"

중기는 음과 양이 고르게 있는 참되고 바른 성질이요, 음을 다스리고[理陰] 양을 고르어[調陽] 균형을 잡아 알맞게 맞추어 나가는 성질입니다. 있던 것이 없어지는 것을 변(變)이라 하고, 없던 것이 새로 생기는 것을 화(化)라고 합니다. 있고 없음이 서로 엇갈려 나타나는 것은 생명을 지탱하기 위해 묵은 것을 새로운 것으로 바꾸고, 필요한 것은 받아들이고 필요 없는 것은 내보내는 총체적인 성질이 대사성(代謝性)입니다. 이 대사 작용인 신진대사(新陳代謝)나, 물질대사(物質代謝)를 주관하는 것이 중기입니다.

하단전에서는 하늘 기운[靑]과 땅 기운[米]이 서로 만나 하나가 되어 정(精)이 되는데, 이 정이 살아 움직이는 힘이 되어 간으로 들어가 피와 기운을 새롭게 합니다. 이 새로운 피와 기운이 내 몸을 잘 보호하고 기릅니다. 그래서 중기단법의 50 동작을 제일 먼저 수련하여 기초적인 공력을 쌓습니다.

(17) 중기단법(中氣丹法) 2

『주역』「계사 상전」제9장에 보면 "천일 지이 천삼 지사 천오 지육 천칠 지팔 천구 지십(天一 地二 天三 地四 天五 地六 天七 地八 天九 地十)."이라는 글이 있습니다. 1~10중 홀수는 하늘의 수[天數]이며 양(陽)이요, 짝수는 땅의 수[地數]이며 음(陰)입니다. 또한 1, 2, 3, 4, 5는 태어나는 수[生數]이고, 6, 7, 8, 9, 10은 이루어지는 수[成數]입니다.

소강절(邵康節)의 『경세서(經世書)』에 보면, "천일생수 지육성지 지이생화 천칠성지 천삼생목 지팔성지 지사생금 천구성지 천오

생토 지십성지(天一生水 地六成之 地二生火 天七成之 天三生木 地八成之 地四生金 天九成之 天五生土 地十成之)."라는 어구가 있습니다.

 수화목금토(水火木金土) 오행(五行)은 물, 불, 나무, 쇠, 땅, 그 자체가 아니라 물, 불, 나무, 쇠, 땅의 성질이나 기운을 뜻합니다. 또한 오행은 지구 위에서 즉 땅 위에서 작용합니다. 그러니 수화목금(水火木金)은 토(土)를 얻어야 완성됩니다. 하늘에서 처음 하나의 수(水)가 태어나면 그 하나가 땅의 다섯을 더하여 여섯으로 수(水)를 완성하고, 두 번째로 땅에서 화(火)가 태어나고 땅의 다섯을 더하여 일곱으로 화(火)를 완성하고, 목(木), 금(金), 토(土) 역시 마찬가지입니다.

 모든 생명은 물 한 방울에서 시작[天一生水]하지요. 그런데 그 물은 땅의 불기운을 얻어야[地二生火] 작용할 수 있습니다. 온도[火]와 습도[水]가 적당하면 생물이 태어납니다. 온도와 습도가 적당하면 나무[木]가 생기고, 그 나무가 굳어 화석(化石)이 되면 돌이나 쇠[金]가 됩니다. 돌이나 쇠가 녹으면 다시 물[水]이 되고요. 이렇게 순환하는 것을 오행의 생성(生成)이라 합니다.

 국선도의 중기단법은 오행의 상생 원리로 이루어져 있습니다. 수·화·목·금·토 오행에 다시 수의 수·화·목·금·토, 화의 수·화·목·금·토, 목의 수·화·목·금·토, 금의 수·화·목·금·토, 수의 수·화·목·금·토, 이렇게 25 동작에 양(陽)의 동작인 서서 하는 25 동작과 음(陰)의 동작인 앉아서 또는 누워서 하는 25 동작이 합해져 50 동작입니다.

오행의 상생(相生)은 물은 나무를 살리고[水生木], 나무는 불을 살리고[木生火], 불은 흙을 살리고[火生土], 흙은 쇠를 살리고[土生金], 쇠는 물을 살립니다[金生水]. 다시 말하면 물에서[물이 있어야] 나무가 나오고, 나무끼리 부딪치면 불이 나고, 불타고 남은 재는 흙이 되고, 흙 속에서 쇠나 돌이 나오고, 쇠나 돌이 녹으면 다시 물이 됩니다. '쇠가 물을 낳는다.'라는 것을 흔히 쇠가 차가우면 공기 중의 물방울이 쇠에 맺히는 현상으로도 설명합니다.

이처럼 상생은 수(水) → 목(木) → 화(火) → 토(土) → 금(金) → 수(水)로 차례대로 나아갑니다.

오행의 상극(相剋)은 통제(統制)의 원리로서 상생 순환의 지나침을 막아서 만물의 균형과 조화를 이루게 합니다. 나무는 아무리 단단한 흙이라도 이기고[木剋土], 불은 쇠를 녹이고[火克金], 제방을 만들어 물을 통제하고[土克水], 쇠는 나무를 자를 수 있고[金克木], 물은 불을 끌 수 있습니다[水剋火]. 상극은 목(木) → 토(土) → 수(水) → 화(火) → 금(金) → 목(木)의 차례로 나아갑니다.

그런데 상극이라 할지라도 적당하면 오히려 도울 수 있습니다. 나무가 흙에 뿌리를 뻗어서 영양을 흡수하지만, 흙이 숨 쉴 수 있도록 돕고, 흙이 많으면 물을 가두지만, 흙이 있어서 물이 흐르도록 돕고, 물이 많으면 불을 끄지만, 물이 적당하면 오히려 불이 잘 탑니다. 불이 쇠를 녹이지만, 쇠에 적당히 열을 가하면 쇠를 이리저리 구부려 원하는 것을 만들 수 있고, 쇠가 나무를 베어 나무를 죽이기도 하지만, 쇠로 필요 없는 가지들을 베어주면 나무가 오히려 잘 자랍니다. 이렇듯 상극도 잘 활용하면 도움이 될 수도 있지요. 인간관계 역시 마찬가지 아닐까요?

(18) 중기단법(中氣丹法) 3

* 중기단법(中氣丹法)의 행공(行功) 원리(原理)

"중기단법(中氣丹法)의 동작은 오행(五行)의 원리를 따라 10가지 본법(本法)이 있고 50종류의 별법(別法)이 있는데 동작의 원칙은 정중행공(靜中行功)에 있다. 즉, 내 의지(意志)와 상관없이 아주 천천히 고요하게 동작을 한다는 생각도 없이 기(氣)의 흐름을 따라 몸을 움직인다. 법리도(法理圖)에서 예(例)를 들어 설명하면

수법(水法)에서는 겨울 동안 씨앗이 땅에 묻혀 물기를 머금고 봄이 되어 싹트기를 조용히 기다리듯 해야 하고,

화법(火法)에서는 햇볕을 쫴 싹이 터 자라는 새싹처럼 부드러운 생장력(生長力)을 가져야 하고,

목법(木法)에서는 나무들이 잎으로 자연의 기를 힘차게 빨아들여 자라듯 생장 확산하듯 해야 하고,

금법(金法)에서는 가을에 곡식이 무르익어 결실되는 것처럼 내용을 다지며 응축(凝縮)하는 듯해야 하고,

토법(土法)에서는 결실된 기운을 가지고 토왕용사(土旺用事: 왕성한 토의 기운으로 일을 행함)의 원리에 의해 작용하게 하는 것이다.

일신일심법(一身一心法)의 정법(正法), 정심법(正心法)의 신법(身

法), 신심법(身心法)의 좌법(左法), 인심법(忍心法)의 압법(壓法), 파심법(破心法)의 토법(土法)이 각 본법(本法)의 특성을 가장 잘 나타내는 동작으로 각 동작의 좌표(座標)가 됨을 주시(注視)해 수련해야 한다. 물론 처음 동작을 할 때는 정확히 배우고 따라야 하나 숙달되면 동작을 한다는 생각보다는 기의 흐름에 따라야 한다.

몸을 움직이며 호흡하는 목적은 그 자체로도 유기(流氣: 기운의 흐름)가 되지만 좀 더 자유로운 기혈순환의 유통을 위함이다. 의식집중에 의한 호흡이 축기(蓄氣: 기운을 모음)를 위함이라면, 축기는 운기(運氣: 기운을 돌림)를 위함인데 기의 순환이 순조롭지 못하면 기력증진(氣力增進)이 될 수 없으므로 행공(行功)에 꼭 필요하다."

(청산 선사 저, 『국선도·Ⅰ』에서 최동춘 풀어 씀)

덧붙임 : 중기단법은 음의 수화목금토와 양의 수화목금토의 본법 10가지에 각 본법 마다 다시 수화목금토의 별법이 있어서 50 동작입니다.

일신일심법(一身一心法)과 전심법(轉心法)의 본법은 수(水)이며 수의 특성을 가장 잘 나타내는 법이 정법(正法)이요,

정심법(正心法)과 해심법(解心法)의 본법은 화(火)이고 화의 특성을 가장 잘 나타내는 법이 신법(身法)이며,

신심법(身心法)과 휴심법(休心法)의 본법은 목(木)이고 목의 특성을 가장 잘 나타내는 법이 좌법(左法)이며,

인심법(忍心法)과 동심법(動心法)의 본법은 금(金)이고 금의 특성을 가장 잘 나타내는 법이 압법(壓法)이며,

파심법(破心法)과 사리정별법(事理正別法)의 본법은 토(土)이고 토의 특성을 가장 잘 나타내는 법이 토법(土法)입니다.

이 50동작을 하며 호흡을 하는 목적은 우주의 기운을 잘 받아들일 수 있도록 하단전에 그릇을 만들고, 오행에 맞는 동작을 하여 기운이 전신에 고루 퍼지도록 하기 위함입니다. 기운이 어느 한쪽에 치우쳐 있으면 기운의 순환이 순조롭지 못해 기운의 힘이 점점 커져 나가지 못하기 때문입니다. 동작과 함께 단전호흡하는 것을 행공(行功)이라 합니다.

"**중기단법의 본법(本法)**

水 일신일심법(一身一心法): 사람의 한 몸과 한마음을 합하여 올바른 길로 가야 한다(正法)는 뜻과
火 정심법(正心法): 올바른 우주심에 돌아가고자 하는 마음을
木 신심법(身心法): 내 몸에 받아
金 인심법(忍心法): 모든 것을 인내로 끈기 있게 참아나가는 마음을 가지고
土 파심법(破心法): 동요됨이 없는 마음을 새기며 수도를 하여야 한다.

水 전심법(轉心法): 그러한 것은 고요한 가운데 변화하는 우주심이 되어야 이것을 지킬 수 있으며,
火 해심법(解心法): 모든 잡념을 버리고,

木 휴심법(休心法): 쉬는 듯한 고요한 마음이지만,
金 동심법(動心法): 그 속에 음양의 기는 우주기와 함께 돌아가고 있는 것이니,
土 사리정별법(事理正別法): 이는 세상사의 이치를 올바로 분별하여 그 가운데를 지키려 함인 것이다."

"**중기단법의 별법**(別法)

水 정법(正法): 사람으로서 한 몸[肉體]과 한마음[精神]이 하나 되어[相合] 올바른 자연의 마음[宇宙心]으로 고요한 가운데 포근히 안겨야 하는 것이니
火 좌법(坐法): 마음을 가라앉히고
木 입법(立法): 음과 양이 하나 된 기운[陰陽一氣]을 세워
金 측법(側法): 견고히 하여
土 동법(動法): 한 기운을 일으키며[一氣作用] 지키고

水 합법(合法): 모으며
火 신법(身法): 내 몸에서 만들고
木 낙법(洛法): 늘이고
金 역법(力法): 힘을 모아
土 동법(動法): 고요한 가운데 어울리게[和] 움직여

水 전법(前法): 하늘의 기운과 땅의 기운[律呂] 작용으로 나아가고

火 후법(後法): 물리고 하면서

木 좌법(左法): 왼쪽은 음[左陰], 오른쪽은 양[右陽]이니 중심(中心)을 잡고 커감이

金 우법(右法): 오른쪽[右]로 돌아오고 돌아감이

土 동법(動法): 끝없이 움직이니[動]

水 상법(上法): 또한 오르고

火 하법(下法): 내리는 것이

木 중법(中法): 불이 내려오면 물은 올라가니[水昇火降] 중심(中心)을 잡고 커감이

金 압법(壓法): 모두를 굳게 하고서

土 동법(動法): 중도(中道)를 지키며 움직임이 어울리고자[和合] 하는 것이

수법(水法): 1·6수(一六水)인 양수(陽數)와

화법(火法): 2·7화(二七火)인 음수(陰數)

목법(木法): 음양이 서로 사귀어[相交] 하나 되어 가득 차서[合實] 이루어지니

금법(金法): 견고하게 거두어 모아

토법(土法): 화목하고 평온하게[和平] 하여 모든 세상사를 올바로 깨닫고 몸소 체험하여 알게 된다[體得]."

(청산 선사 지음.『국선도·Ⅱ』41~42쪽 중 최동춘 풀어 씀)

(19) 건곤단법(乾坤丹法)

"천(天)의 신공(神功)과 지(地)의 덕기(德機)와 오기(五氣)의 기운이 합성(合成)하여 만물(萬物)이 화생(化生)하는 것이니 건곤기(乾坤氣)는 만물화생의 조종적(祖宗的) 근원(根源)이 되는 것이며, 오인(吾人) 생명체는 정(精), 기(氣), 신(神)인즉 이를 삼원(三元)이라 하고 건(乾)은 천원(天元), 곤(坤)은 지원(地元)이며, 오인(吾人)은 인원(人元)이니 건곤지중(乾坤之中)에 소장(所藏)되어 있는 것이 인원(人元)인 고로 수도(修道)에는 건곤단법(乾坤丹法)을 제2의 행공(行功)을 삼고"

위 글을 풀이하면 '하늘의 불가사의한 공력과 땅의 어질고 도타운 기틀과 오행의 기운이 서로 합하여 이루어져서 만물이 변화하고 생겨나는 것이니, 하늘과 땅의 기운은 만물이 변화하고 생겨나는 근본 바탕이며, 우리 인간의 생명체는 정·기·신이 세 가지 근본입니다. 건은 하늘의 근본이요, 곤은 땅의 근본이며, 우리는 사람의 근본이고, 우리는 하늘에 머리를 두고 땅에 발을 딛고 삽니다. 그러니 일명 천지단법(天地丹法)이라고 하는 건곤단법을 두 번째로 수련하여 공덕을 쌓습니다.'라고 할 수 있습니다.

하늘에는 오운(五運)이 있는데 오운이란 지구의 자전과 공전 운동에 의한 4계절의 변화인 갑(甲), 을(乙), 병(丙), 정(丁), 무(戊), 기(己), 경(庚), 신(辛), 임(壬), 계(癸)의 10개의 천간(天干)을 오행(五行: 木, 火, 土, 金, 水)의 음양으로 나타낸 것으로 갑을목(甲乙木), 병정화(丙丁火), 무기토(戊己土), 경신금(庚辛金), 임계수(壬癸水)를 말합니다. 땅의 육기

(六氣)는 지축(地軸)의 23.5도 기울기에 의한 기류 변화인 육기(六氣: 風-木, 寒-水, 暑-君火, 濕-土, 燥-金, 火-相火)를 자(子), 축(丑), 인(寅), 묘(卯), 진(辰), 사(巳), 오(午), 미(未), 신(申), 유(酉), 술(戌), 해(亥)의 12개의 지지(地支)에 오행의 음양으로 나타낸 것을 말합니다.

하늘의 오운과 땅의 육기를 인체에 적용한 수련법이 건곤단법입니다. 건[하늘]의 천간 10 동작은 글자의 생김새에서 그 모양을 본떠 동작이 만들어져서 갑법(甲法)은 갑(甲) 자를 닮았고, 을법(乙法)은 을(乙) 자, 병법(丙法)은 병(丙)자를 닮는 등 10 동작이 있고, 곤[땅]의 지지(地支) 12 동작은 12 지지에 배속(配屬)된 동물의 특징에서 본떠 동작이 이루어졌습니다.

(20) 원기단법(元氣丹法)

"천(天)의 오운(五運)과 지(地)의 육기(六氣)의 작용(作用)으로 일어나는 육기는 수화합실력(水火合實力)인즉 이 수화합실력은 인신(人身)의 원기(元氣)요 체원(體元)이 되는 고로 천도(天道)의 365도(度)와 오인(吾人)의 365 골절(骨節)이 유(有)하므로 원기단법(元氣丹法)을 우주적(宇宙的) 입장(立場)에서 오인이 행공하여야 하는 고행(苦行)인 것이니 지금으로부터 고요한 적경(寂境)에서 일신일심법(一身一心法)의 정법(正法), 건(乾)의 갑법(甲法)"

위 글을 풀이하면 '오운과 육기는 물기운과 불기운이 합하여 실질적인 힘이 된 것으로 이 수화합실력이 우리 몸의 본디 타고난 기운이요 성장의 근본이 되는 정기입니다. 하늘의 길은 365도이니 지구의 공전이 365일이며 동그라미[圓]는 360도입니다. 1년은 열두 달이고 한 달은 약 30일이니 일명 '십이절승강단법(十二節昇降丹法)'인 원기단법을 열두 동작씩 30단계를 수련하며 360 동작으로 우주와 하나 되어 수련하여 공덕을 쌓습니다.'라고 할 수 있습니다.

중기단법은 우리 몸의 중심인 하단전에 점을 찍는 과정이고, 건곤단법은 하단전의 기운을 하늘의 기운[天氣]과 땅의 기운[地氣]으로 넓혀 지름을 긋는 과정이며, 원기단법은 하단전을 중심으로 해서 하늘과 땅으로 넓힌 지름을 360도로 한 바퀴 돌려서 동그라미를 완성하는 과정이라고 할 수 있습니다.

중기단법에서 씨를 뿌려 건곤단법에서 가꾸어 원기단법에서 거두어들이는 과정입니다.

8. 수승화강

(1) 물기운과 불기운

문 수승화강(水昇火降)이란 무엇입니까?

답 물기운은 올라가고 불기운이 내려오는 것을 말합니다. 본다 불은 위로 올라가는 성질이 있고 물은 아래로 내려가는 성질이 있습니다. 자연에서 보면 태양[불]은 위에 있고 바다[물]는 아래에 있습니다. 그래서 물이 위로 올라가려면 태양의 불기운이 아래로 내려와서 물을 덥혀주어야 수증기가 되어 위로 올라가서 구름이 될 수 있습니다. 이 구름은 비가 되어 다시 내려오는데 이러한 작용을 자연의 '수승화강'이라 하고, 이로 말미암아 만물이 살아갑니다.

인체에서는 심장(心臟)의 기운을 불[심화(心火)]이라 하고 신장(腎臟)의 기운을 물[신수(腎水)]이라 합니다. 그런데 서양의학에서의 심장 기능은 피 돌이 기능만을 주관하는 개념이지만, 동양의학의 심장 기능은 마음 심(心)이라는 글 뜻이 의미하듯이 마음 작용, 정신작용[뇌 기능]을 포함한 개념입니다. 그래서 마음을 신장 아래인 하단전에 모으면 화강(火降)이 되고 이 불씨를 호흡으로 풀무질[부채질]하면 바람이 일어 단화기(丹火氣)가 왕성하게 일어나서 하단전이 더워지고, 이 열기로 신장의 수기(水氣)가 상승(上昇)하는 수승(水昇)이 되어 전신이 더워지며 이 열기가 막힌 곳을 뚫어주고 맺힌 곳을 풀어 주어 전신이 활력을 얻게 됩니다. 그래서 단전호흡을 수련할 때는 반드시 하단전에 마음을 모아야 합니다.

화강(火降)이란 "마음을 내려놓는다."라는 것이니 마음을 내림은 자신을 스스로 낮추는 겸손이요, 마음을 놓으면 편안한 마음[安心]이 되니, 겸손과 안심[안도]이 화강의 비결이며 화강이 건강의 비결이 됩니다.

1996. 1. 31. 『밝』지 기고문에서

(2) 물처럼 사는 삶

노자는 "물처럼 사는 것이 가장 잘사는 삶이다."라고 했습니다. 노자는 『도덕경』 제8장에서 "가장 어질고 좋은 것은 물과 같다. 물은 온갖 것을 가장 잘 이롭게 해주지만 다투지 않고, 모든 사람이 싫어하는 낮은 곳에 머물기에 가장 도에 가깝다. 머물 때는 땅처럼 가장 낮은 곳에 머물고, 마음은 깊은 연못처럼 고요히 깨끗하나 더러우나 잘 받아들이고, 사람이나 만물과 더불어서는 매우 어질게 하고, 말은 착하고 미덥게 하며, 바르게 할 때는 잘 다스리고, 일은 능숙하게 하며, 움직임은 때에 잘 맞게 한다. 그저 오로지 다투지 아니하니, 허물이 없다[上善若水. 水善利萬物而不爭, 處衆人之所惡, 故幾於道. 居善地, 心善淵, 與善仁, 言善信, 正善治, 事善能, 動善時. 夫唯不爭, 故無尤]."라고 했습니다.

물은 한 없이 낮은 곳으로 흘러 바다에 이릅니다. 바다는 가장 낮은 곳이고 물의 근원(根源)입니다. 근원에 이른 물은 짠맛, 일미(一味)가 됩니다. 가장 낮은 곳인 바다에서는 더는 흐를 곳이 없습니다. 더 흐를 곳이 없는 바다는 물의 고향이고 근원입니다.

물은 가장 낮은 곳인 근원에 이르면 하늘에 의해서 들려집니다. 바닷물은 하늘의 햇볕이 내리쬐서 수증기가 되어 하늘로 올라가 구름이 됩니다. 이것이 자연의 수승화강(水昇火降)입니다. 불기운이 내려와야 물이 수증기가 되어 올라갑니다. 이것이 용오름이지요.

사람도 수승화강이 잘돼야 건강합니다. 사람에게서 화(火)는 마음이니, 마음이 가장 낮아질 때 수승화강이 왕성해집니다. 마음이 가장 낮아질 때 '하늘에 의해 하늘로 들어 올려짐[携擧]'이 이루어집니다.

저 높은 백두산 천지의 물일지라도 바다로 흘러 바닷물이 되지 않고는 햇볕에 의해 증발하더라도 구름은 되지 못하고, 안개나 이슬밖에 안 된다고 합니다. 바닷물은 구름이 되지만, 민물은 안개나 이슬밖에 안 됩니다. 구름은 다시 비가 되어 차별 없이 모든 곳에 내려와 만물을 살립니다. 이것이 구활창생이지요.

수련도 물처럼 자연스럽게, 무리하지 않고, 겸손하게 하고, 지도자들을 비롯한 국선도인들도 물의 덕성을 본받는 일상을 유지하면, 한없이 낮아져서 내가 사라져 무아(無我)가 되고 무념무상(無念無想)이 되어, 근원인 본심(本心)의, 무심(無心)의 바다에 이르러 하늘에 의해 들리어 여의주(如意珠)를 얻고 무궁(無窮)한 조화(造化)를 부리는 선인(仙人)이 되어 비상할 것입니다.

9. 수련 장소

문 집에서는 수련원에서 수련할 때보다 수련이 더 안 되는 것 같습니다. 왜 그럴까요?

🅷 집에서 수련하는 것보다 수련장에서 수련이 더 잘 되는 데는 다음과 같은 이유가 있습니다.

첫째, 그 장소의 기운 때문입니다. 장소마다 그곳에서 어떤 생각과 행동을 반복했느냐에 따라 그 장소 특유의 기운이 형성됩니다. 성당이나 사찰의 기운과 술집이나 놀이터의 기운이 다릅니다. 그것이 곧 분위기입니다. 학생들이 학교나 도서관에서 공부가 더 잘 된다고 하는 것도 분위기 때문일 것입니다.

우리는 주변의 기운을 우리가 만듭니다. 그래서 분위기에 대한 책임을 우리 스스로가 져야 합니다. 자신의 분위기, 가정의 분위기, 나아가 사회와 우주의 분위기까지 우리가 책임을 질 때 우리가 그곳의 주인이 될 수 있을 것입니다.

수련인은 자신이 있는 곳이 어떤 곳이든 그곳이 성스러운 곳이 되도록 해야 합니다. 우리의 잘못된 한 생각이 우주의 기운을 오염시키고, 우리의 올바른 한 생각이 우주의 기운을 정화합니다. 생각은 바로 기운입니다.

둘째, 회원 상호 간 또는 회원과 지도자 간에 자연스럽게 서로의 기운을 북돋아 주기 때문입니다. 『삶의 길』 책 속의 '들머리 나라 도화' 중에 모닥불 비유가 있습니다. '불붙은 장작이 하나하나 따로따로 흩어져 있으면 얼마 안 가 불꽃이 사그라지지만, 모닥불은 장작들이 모여 있어서 활활 잘 타오릅니다. 자기만 타지 않고 서로서로 태워주기 때문입니다.'

뜻을 같이하는 사람들이 모여서 함께 일을 도모하는 이유도 이와 같을 것입니다. 공부도 혼자 하는 것보다 스터디그룹을 만들어 함께하면 효과적이고, 수도승들도 함께 모여서 수도합니다. 열 사람이 힘을 합하면 그 힘이 열 배가 아니라 그 이상도 나올 수 있습니다.

셋째, 안전합니다. 수련장에서는 지도자나 도반(道伴)이 잘못을 바로잡아 줍니다. 우리의 눈은 밖으로만 열려 있어서 바깥 사물은 잘 볼 수 있으나 자신의 모습은 볼 수가 없습니다. 그래서 자기를 비춰볼 거울이 필요합니다. 지도자나 함께 수련하는 도반들이 거울이 되어줍니다. 혼자서 수련할 때는 자신의 잘못을 발견하기 어렵고, 그것이 습관이 되면 고치기가 어렵습니다. 그래서 혼자 하는 수련은 잘못될 수 있는데 수련장에서는 그럴 염려가 적습니다.

그러나 수련장에서도 마음으로 함께하지 않으면 혼자와 다를 바 없습니다. 청산 선사님께서는 "수도자는 마음속에 스승들과 조상 선령님들에 대한 효심을 항상 간직해야 그분들로부터 보이지 않는 지도와 보호를 받을 수 있는 것이니, 만일 스스로 이룰 수 있다는 자만심이 생겨 스승이나 조상 선령님들을 무시하면 정신적인 연결고리를 스스로 끊는 것이 되어 도움을 받을 수 없다."라고 하셨습니다. 스승과 제자 간에, 회원 상호 간에 서로 존경하고 사랑하는 마음이 있을 때 함께 성장할 수 있을 것입니다.

만약 부득이 수련장에서 수련할 수 없는 형편일 때는 일정한 장소와 시간을 정하여 규칙적으로 수련하는 것이 좋습니다. 그곳의 분위기를 수련장처럼 가꾸어 수련장에서와 똑같이 도복을 갈아입고 순서에 따라 수련하는 것이 좋습니다. 그러나 그럴 형편이

못 된다고 할지라도 도심만 있다면 언제 어디서라도 수련할 수 있을 것입니다.

모쪼록 뜻을 바로 세워 평상시 생활에서는 언제나 바른 마음으로 도인다운 삶을 영위하고 하루에 한 번 이상 수련하여 자신의 밝음을 더욱 밝힌다면 주변이 밝아지고 사회가 밝아지지 않겠습니까?

1995. 1. 31. 『밝』지 기고문 중에서

10. 수련에 좋은 시간

청산 선사께서 "정각도 단계에서는 언제든 수련해도 좋다. 하지만 통기법(通氣法: 진기단법, 삼합단법, 조리단법)부터는 오전 시간에 수련하는 것이 좋다."라고 하셨습니다. 선사께서 수련하실 때는 새벽 2시경 일어나서 세수하고 오전에는 내공 수련을 하시고, 오후에는 외공[무술] 수련을 하셨다고 합니다.

하루의 기운도 흐름이 있어서 오전 시간은 마치 봄·여름처럼 생장하는 기운이고, 오후 시간은 가을·겨울처럼 갈무리하는 시간입니다. 그래서 생장하는 기운을 타고 수련하는 것이 좋습니다.

다만 아침 시간에는 자고 잔 뒤라서 몸이 덜 풀려 동작을 하는 데는 약간 불편합니다. 반면에 오후에는 낮 동안의 활동으로 몸이 풀려 있어서 동작을 수월히 할 수 있습니다. 몸이 잘 풀려 있으면 호흡도 더 수월하죠. 그래서 오후 시간에 수련하기가 더 수월합니다.

예로부터 식사는 일정한 시간에 하는 것이 좋다고 권해 왔죠. 같은 식단, 같은 양의 식사를 하더라도 일정한 시간에 식사하면 소화도 잘되고 효율적이라는 것이죠. 매일 일정한 시간에 식사하면 우리 몸이 식사 시간이 가까워지면 식사에 대비해 소화액 분비라든가 식사에 필요한 준비를 미리 한다는 겁니다.

수련도 마찬가지입니다. 매일 일정한 시간에 수련하면 더 효과적이죠. 수련 시간이 가까워지면 우리 몸이 먼저 수련에 대비하니까요.

11. 개전일여관(個全一如觀)

문 국선도 책이 있는데, 먼저 책을 보면 수련에 혹여 방해될까 봐 그동안은 안 보고 있다가 이제야 책을 천천히 읽고 있습니다. 읽다가 궁금한 점이 있어서 여쭙습니다. 국선도는 윤리적 가치판단의 기준으로 '개전일여관'을 제시한다고 쓰여있는데, 한자풀이를 해봐도 뜻을 모르겠습니다. 어떤 의미인지요?

답 "먼저 책을 보면 수련에 혹여 방해될까 봐 그동안은 안 보고 있다가 이제야 책을 천천히 읽고 있습니다."라고 하셨는데 이는 바람직한 자세라고 생각합니다. 먼저 책을 보면 선입견이 생겨서 수련에 오히려 방해될 수 있지요. 수련이 어느 정도 무르익은 뒤 읽어야 뜻도 통하고, 수련에 도움도 되리라 생각합니다.

'개전일여관(個全一如觀)'이란 국선도의 윤리관이자 세계관으로서 '개체[個: 낱]와 전체[全]는 하나[一如]라는 관점[觀]'입니다. 이 말은 곧 '부분과 전체가 하나'라는 것입니다. '대우주인 자연과 소우주인 인간이 하나'라고 보는 관점이요, '우주가 나이고, 내가 우주다.'라는 우아일여(宇我一如) 사상과도 궤(軌)를 같이합니다. '우주 속에 내가 있고, 내 속에 우주가 있다.'라는 생각과 '하나는 곧 일체요, 일체 또한 곧 하나라[一卽一切多卽一].' 하는 의상조사의 「법성게(法性偈)」와도 서로 통합니다.

60조 개의 세포가 모여 나의 몸을 이루는데, 그 세포 하나하나가 나와 같은 유전자를 가진 생명체여서 그 세포 하나로 나와 똑같은 생명체를 복제할 수 있다고 합니다. 그러니 개(個)와 전(全)이 일여(一如)지요.

한민족의 '한 사상'의 '한'은 '하나'인 낱[個]의 뜻이 있고, '한국', '한겨레', '한글', '하나님', '한강', '한밭[大田]' 등에서 보듯이 '크다[全]'라는 뜻이 같이 있습니다. '하나'는 작지만 '하나님'은 더없이 큽니다. 이 '하나'와 '하나님'은 일여(一如)입니다. '한'은 '개전일여'입니다.

홍익인간(弘益人間)도 '한'에서 온 것이며 홍익인간의 이념은 한 인간이 인간만을 널리 이롭게 하라는 '인간중심주의'라기보다는 인간과 자연이 서로 공생하며 순환하여 세상에 존재하는 모든 생명을 널리 이롭게 한다는 '개전일여관'이라 할 수 있습니다.

국선도에서는 하늘과 땅, 인간이 조화로운 통일을 이루며 어울려 사는 천지인(天地人) 합일(合一)의 자연 중심적 또는 자연 동화적(同和的) 삶을 이상적인 삶으로 생각합니다. 소위 자연 중심적 세계관이지요. 전일적(全一的)인 전체론의 시각과 관계론의 관점에서 하늘과 땅 사이의 모든 만물이 서로 긴밀히 연결되어 생명의 힘을 받아 나누고 있다는 생각이 국선도의 개전일여관이라 할 수 있습니다.

국선도는 우리 민족 고유의 양생법으로서 천지인이 묘합(妙合)하여 뭇 생명을 살리는[救活蒼生] 도법(道法)입니다.

산중에서 수도하던 12살의 청산 선사는 어느 여름날 굴 앞을 나가다가 커다란 지네를 발견하고 놀라서 죽였는데, 그것을 본 그의 스승께서 큰 바위 밑에 사는 지네들을 회초리로 슬슬 몰아 다른 곳으로 이주를 시키고 나서 청산 선사에게 "생물을 공연히 죽여선 안 되는 법이야. 그들도 살아야 해. 멀리 이사시키면 그뿐 아니냐? 방해되면 보내면 되지 죽일 필요는 없는 거야. 너도 자연의 아들이 되려면 자연을 한 식구로 알아야지." 하셨고, 또 어느 날은 "나무나 돌도 함부로 다루지 말라."(『삶의 길』) 하시며 자연을 존중하는 가르침을 펼쳤다고 합니다.

이러한 개전일여관을 실천하는 것이 수도자의 덕을 기르는 일이어서 자신과 대자연이 하나 되는 경지에서 수련하고 생활 속에 실천하면 '나를 이롭게 하는 것이 남을 이롭게 하고[自利利他], 남을 이롭게 하는 것이 곧 나를 이롭게 하는[利他自利]' 바른 행동[正行]이 될 것입니다.

개전일여관을 실천하는 이의 모습은 "성인은 고정된 마음이 없어서 백성의 마음을 마음으로 삼는다. 착한 사람도 나는 선의로 대하고, 착하지 않은 사람도 나는 또한 선의로 대한다. 그러면 덕이 높아진다. 믿음성이 있는 사람을 나는 믿고, 믿음성이 없는 사람도 나는 또한 믿는다. 그러면 덕이 두터워진다 [聖人無常心, 以百姓心爲心. 善者吾善之, 不善者吾亦善之, 德善. 信者吾信之, 不信者吾亦信之, 德信]". 라고 하는 『도덕경』 제49장의 성인의 모습과 닮지 않았을까 생각합니다.

그런 수도자는 또한 "너희가 하나님의 성전인 것과 하나님의 성령이 너희 안에 거하시는 것을 알지 못하느뇨. 누구든지 하나님의 성전을 더럽히면 하나님이 그 사람을 멸하시리라. 하나님의 성전은 거룩하니 너희도 그러하니라."(고전 3:16-17) 라는 성경 말씀처럼 하나님의 성전을 늘 깨끗이 닦아 하나님의 성령이 거하도록 하고, 부처의 "온 우주에 나 홀로 존귀하다."라는 천상천하유아독존(天上天下唯我獨尊)을 실천하는 수도자이리라 생각합니다.

이토록 실천하는 수도자의 언행과 일거수일투족(一擧手一投足)은 나비효과가 되어 온 우주를 밝고 맑게 하는 몸짓이 되리라 믿습니다.

12. 심전선화(心田善化)

국선도 수련을 '심전선화문(心田善化門)'이라 합니다. 심(心)은 가슴의 중단전(中丹田)을 뜻하고, 전(田)은 뇌(腦), 즉 머리의 상단전(上丹田)을 뜻합니다. 머리의 생각과 가슴의 감정[느낌]을 합쳐 마음이라고 합니다. 그러니 국선도를 수련하면 중단전과 상단전 즉 마음이 좋아진다는 것입니다. 마음은 선도 악도 아닙니다. 이 마음으로 성스러운 삶을 살기도 하고, 흉악범이 되기도 합니다.

국선도는 단전호흡으로 우주의 밝고 맑은 기운을 받아들이고자 합니다. 그런데 우주의 기운은 밝은 기운, 어두운 기운이 따로 존재하지 않습니다. 맑은 기운, 탁한 기운도 따로 존재하지 않습니다. 색깔도 없고[無色], 냄새도 없고[無臭], 맛도 없습니다[無味]. 이 모든 것이 함께 있습니다. 산소도 있고, 탄산가스도 있습니다.

이 우주의 기운은 우리 마음을 통과하며 여러가지 기운으로 만들어집니다. 우리가 맑고 밝은 마음으로 수련하면 맑고 밝은 기운이 모이고, 흐리고 어두운 마음으로 수련하면 흐리고 어두운 기운이 모입니다. 자연의 모든 것은 끼리끼리 모입니다. 맑은 것은 맑은 것끼리, 밝은 것은 밝은 것끼리 모입니다[類類相從].

국선도를 수련하는 분들의 수련할 때 표정을 보면 미간을 찌푸리고 못마땅한 듯 심각한 표정이 많습니다. 물론 수련이 어렵고 힘들어서 그럴 수 있으리라 생각합니다. 그러나 상황에 자기 마음이 휘둘릴 것이 아니라 상황과는 상관없이 늘 밝은 마음이면 좋지 않겠습니까? 국선도는 '밝돌법' 즉 밝음에 돌아가는 법입니다. 수련이 깊어진 만큼 밝아져야 할 것입니다.

일본의 최고 경영자 '마쓰시타 고노스케'는 "감옥과 수도원의 공통점은 세상으로부터 고립되어 있다는 것이다. 차이가 있다면 불평을 하느냐, 감사를 하느냐 뿐이다."라고 했습니다. "어려운 것은 흥미로운 것이다."라는 말이 있습니다. 쉬우면 금방 흥미를 잃습니다. 게임이 어려워야 재미가 있고 계속 도전하게 되지요. 어렵다고 포기하면 발전이 없습니다. 어려움을 흥미롭게 여기고 도전해야 발전합니다.

마음이 흐뭇하면 미소를 짓고 못마땅하면 얼굴을 찌푸립니다. 반대로 미소를 지으면 마음이 흐뭇해지고, 오만상을 찌푸리면 뭔가 못마땅한 마음이 듭니다. 얼굴을 '얼의 굴', '얼의 골'이라고 하지요. 얼은 곧 마음입니다. "생선을 싸면 생선 냄새가 나고, 향을 싸면 향냄새가 난다."라고 합니다. 마음은 곧 표정으로 드러납니다.

우리의 마음 밭[心田]은 무한 가능성입니다. 미리 정해진 것은 없습니다. 마음 밭을 좋게 가꾸려면 마음에 좋은 씨를 뿌려야 합니다. 우리의 마음 밭에 밝음의 씨앗, 맑음의 씨앗을 뿌리고 가꾸면 심전선화(心田善化)가 됩니다.

13. 도인적인 삶

문 도인적인 삶이란 어떤 삶을 말하는 것입니까?

답 일상생활 속에서도 도심(道心)을 여의지 않는 삶을 말합니다. 청산 선사께서 국선도를 세상에 펼치신 이유 중의 하나가 "세상 사람들이 도인적인 삶을 살 수 있도록 돕는 것이다."라고 하셨습니다. 국선도 보급의 목적이 '세상의 모든 사람을 국선도 전문가가 되도록 하고자 하는 것이 아니라, 국선도를 수련하여 각자 자기 분야에서 바른 마음으로 자신의 능력을 온전히 발휘하여 가장 자기답게 살아갈 수 있도록 돕는다.'는 말씀으로 이해합니다. 공무원은 공무원답게, 농민은 농민답게, 기업인은 기업인답게, 상인은 상인답게 살아갈 수 있도록 돕는다는 것이겠지요. 국선도 수련을 통하여 오장육부의 기능이 조화를 되찾아 온전한 건강체가 되고, 그에 따라 조화로운 감정 상태가 되면 자기 일을 훨씬 능률적이고 효과적으로 수행할 수 있을 것입니다.

바른 마음으로 국선도를 수련하면 점점 더 마음이 바르게 되어 [正心], 모든 것을 바르게 보아[正視], 바르게 깨달아서[正覺], 바른 길로[正道], 바르게 나아갈 수 있게[正行] 될 것입니다. 공도(公道)를 지키는 공무원 도인(道人), 농도(農道)를 살리는 농부 도인, 상도(商道)를 키워가는 기업가 도인, 이런 나라에서 살고 싶지 않으십니까?

1995. 7. 31. 『밝』지 기고문 중에서

14. 줄탁동시(啐啄同時)

광주 충장로수련원 창문을 열면 보이는 옆집의 작은 베란다에 지난 2021년 봄 비둘기 한 쌍이 날아들더니 알을 낳고 부화하여 성장해서 날아갔습니다. 그런데 지난 8월 초부터 다시 나타나 8월 4일까지 다시 알 두 개를 낳더니 8월 5일부터 어미가 알을 품어 8월 23일에 부화하여 비둘기 새끼 두 마리가 태어났습니다. 이 비둘기들은 18일간 하루 세 차례 도송(道頌)을 들으며 부화했으니 도통한 비둘기[道鳩]가 됐을 겁니다.

이 비둘기들의 부화 과정을 보며 수행하는 사람에게 본보기가 되게 하고자 서산(西山) 휴정(休靜) 대사께서 지으신 『선가귀감(禪家龜鑑)』의 '공부하는 자세'에 대하여 하신 말씀을 떠올렸습니다.

"간절한 마음으로 공부하기를[切心做工夫]
닭이 알을 품듯이 하고[如雞抱卵],
고양이가 쥐를 잡듯이 하며[如猫捕鼠],
배고픔에 밥을 생각하듯이 하며[如飢思食],
목마름에 물을 생각하듯이 하고[如渴思水],
어린아이가 어머니를 그리는 것같이 하면[如兒憶母],
투철하게 알 수 있는 때가 반드시 있을 것이다[必有透徹之期]."

닭이 알을 품으면 21일간 비가 오나 눈이 오나 한 번도 제자리에서 떠나지 않고 병아리가 깨고 나올 때까지 꾸준히 품습니다. 또 고양이가 쥐를 잡을 때는 온 정신을 집중하여 오로지 한 마음으로 단번에 낚아채야 잡을 수 있습니다. 집중하지 않으면 쥐를 잡기 어렵습니다. 이렇듯 수행할 때는 간절한 마음으로 한눈팔지 말고 꾸준히 해야 한다는 가르침입니다.

병아리가 깨어날 때가 되면 알 안에서 병아리가 껍데기를 깨려고 아직 여린 부리로 온 힘을 다해 쪼아댑니다. 그것이 병아리가 안에서 쪼아댄다는 뜻의 줄(啐)입니다. 그런데 아직은 부리가 여려서 단단한 껍데기를 깨고 나오기 어렵습니다. 이때 어미 닭이 그 신호를 알아차려 바깥에서 부리로 알껍데기를 쪼아줌으로써 병아리의 부화를 돕습니다. 이렇게 어미 닭이 밖에서 쪼아주는 것을 탁(啄)이라 합니다. 줄과 탁이 동시에 일어나야 새로운 세상이 열립니다. 수행에 있어서 스승이나 지도자가 필요한 이유입니다.

15. 은밀하게 바뀜[密移]

국선도를 수련하면 몸과 마음이 바뀝니다. 그런데 그 바뀜은 은밀(隱密)합니다. 자연의 변화는 하루아침에 눈에 띄게 달라지는 것이 아니라 천천히 조금씩 바뀌어서 그 변화를 쉽게 알아채지 못할 정도로 은밀하게 달라집니다. 예컨대 나무를 심고 커가는 것을 보면 어제나 오늘이나 같아 보이지만 자세히 관찰하면 달라져 있습니다.

사람도 어떤 행동을 거듭하면 모르는 사이에 달라집니다. 국선도를 수련하면 몸의 부조화한 부분이 조화롭게 바뀌고, 몸이 바뀌면 마음도 바뀝니다. 거꾸로 마음이 바뀌면 몸도 바뀝니다.

국선도 수련법은 자연의 원리를 사람에게 적용하여 자연스럽지 않은 몸과 마음을 자연스럽게 바꿔줍니다. 몸과 마음이 자연스러워진 만큼 몸은 건강해지고 마음은 건전해집니다. 심신의 병은 부자연스러움으로 인한 부조화인 경우가 많습니다. 국선도 수련으로 심신이 자연스러워진 만큼 심신의 병은 저절로 사라집니다. 그런데 그 변화는 자기가 느끼지 못할 정도로 은밀히 이루어집니다.

갑자기 바뀌는 것은 변고(變故: 갑작스러운 재앙이나 사고)입니다. 변화(變化)는 은밀히 일어납니다.

16. 올바름에 대하여

문 올바름도 사람에 따라, 상황에 따라 다를 수 있다고 생각하십니까?

답 '시중(時中)'이라는 말이 있습니다. '때에 맞는다, 그때그때의 상황에 꼭 맞는다, 적중한다'라는 뜻입니다. 그러니 시중이라야 올바를 것입니다. 또 '그릇대로 받아 간다.'라는 말이 있지요. 올바름은 사리사욕(私利私慾)이 아닌 공리공욕(公利公慾)의 공적(公的)인 입장에 섰을 때 하늘에서 받는 것입니다. 올바름은 하늘 뜻 그대로 일 때 올바름이고, 그것을 그릇대로 받아 갈 것입니다. 초등학생의 올바름과 대학생의 올바름이 다를 것이고, 보통 사람과 성인의 올바름이, 나와 남의 올바름이 다를 수 있습니다.

바를 정(正)자를 파자(破字)하면 일(一)과 지(止)로서 '하나에 그친다.'라는 뜻인데, 일(一)은 '하나, 하나님, 진리, 올바름, 일기(一氣), 개전일여(個全一如), 가장 좋은 것' 등을 뜻하고, 지(止)는 그침인데, 여기에서 그침이란 하던 일을 멈추는 것이 아니라, '지키는 것, 머무름, 계속함'을 뜻합니다. 앉아있음에 그치는 것은 계속 앉아있는 것이요, 걷는데 그치는 것은 계속 걷는 것입니다. 그래서 정(正)의 뜻은 '자신의 진리를, 올바름을 꾸준히 지키고 실천하는 것'이라 할 수 있습니다.

아는 것뿐만 아니라 실천할 때라야 비로소 바르다고 할 수 있습니다. 각자의 수준에서 옳다고 생각되는 것-비록 작은 것일지라도-을 실천함으로써 그릇이 커질 수 있고, 그릇이 커지면 더 높은 수준의 올바름을 깨닫게 되고, 이를 실천하여 성장하고, 다시 깨닫고 하는 것의 반복이 수련이요, 수도일 것입니다.

처음부터 높은 수준의 올바름을 기대할 수는 없을 것입니다. 나의 올바름이 비록 미흡하게 생각되더라도 더 높고 깊은 것을 알려고 하기보다 그것을 실천하는 것이 더 중요할 것입니다.

위에서 올바름에 대해 여러 가지로 말씀드렸으나 요약하면 우리 삶에서 언제나 만날 수 있는 '자연스러움'이 '바른 것'이라 할 수 있습니다. 청산 선사께서는 "어떤 의문이 생기면 그것을 자연에 비추어 보아 자연스러우면 옳은 것이니 받아들여 행하고, 자연스럽지 않으면 버려라. 또 아무리 좋은 것이라도 나에게 맞으면 취(取)하고, 나에게 맞지 않으면 버려라."라고 말씀하셨습니다.

1995. 7. 31. 『밝』지 기고문 중에서

17. 기(氣)치료에 대하여

문 세간에 기치료(氣治療)를 한다고 기(氣)를 넣어준다는데 국선도에도 그런 방법이 있는지요?

답 모든 생명체는 자연치유력이 있습니다. 이상 상태를 정상으로 되돌리는 힘이 갖추어져 있는 것이지요. 국선도 수련을 하면 몸과 마음이 본래의 상태, 자연의 상태에 이르고 잠재된 능력들이 활성화됩니다. 그래서 다른 사람의 기를 빌리지 않더라도 수련을 통해 기를 기르고 성품을 닦아 몸과 마음이 건강한 상태에 이르게 됩니다.

'병은 생활 습관의 산물이다.'라고 합니다. 자연에 어긋난 생활을 하면 심신의 균형이 깨어져 병이 되지요. 그래서 병이 나면 자신의 생활을 반성하고 생활 습관을 바꾸는 것이 중요합니다. 자신이 불러온 병이니, 그것을 물리치는 것도 자신의 노력으로 해야 할 것입니다. 그런데 대다수 사람은 병은 자신이 만들어 놓고 치료는 다른 사람들에게 맡기려 합니다. 이것은 무책임할 뿐 아니라 자신의 능력을 얕잡아 보는 행위입니다. 자신의 몸을, 자신의 건강을 외부의 힘에 의지하면 자신의 능력이 퇴화합니다.

수련하여 자신의 몸속에 기운의 공장을 건설하여 필요할 때 쓸 수 있도록 하여야 주체적인 삶을 살 수 있을 것이며, 다른 사람의 기운을 빌려 자신의 건강을 지키려 한다면 그 기운의 효력이 떨어지면 다시 기를 받아야 하는 의존적인 삶의 순환이 반복될 것입니다.

국선도에는 유기법(流氣法)이 있는데, 이것은 수련 중에 몸이 자연 치유되어 가는 과정에서 어느 특정 부위가 아프거나 결리는 등의 고통이 있을 때 손바닥을 그곳에 대고 마음을 모으면 고통이 한결 덜어지는 것을 경험할 수 있습니다.

우리는 어디가 아프면 본능적으로 그곳에 손이 갑니다. 머리가 아프면 머리에, 배가 아프면 배에 손바닥을 대고 잠시 있으면 훨씬 좋아집니다. 그것은 손바닥을 통해서 기가 전달되어 치유된 것입니다. "기는 마음을 따라다닌다[氣隨神]."라고 했습니다. 손바닥을 대고 마음을 모으면 기가 잘 전달됩니다.

'할머니 손이 약손이다.'라는 말이 있지요. 다른 사람에게도 꼭 필요한 경우에는 사랑하는 마음으로 아픈 곳에 손을 대고 정신을 그곳에 집중하면 기운이 전달됩니다. 그러나 수련이 어느 경지에 이르지 않는 사람은 기를 자주 나누다가는 자신이 손상을 입는 때도 있습니다. 시술 중 환자의 병 기운이 옮겨오는 경우나 시술자의 기운이 많이 소모되어 자신의 약했던 부위가 병이 되는 경우가 있습니다. 그러나 아무런 조건 없이 순수한 사랑을 나누는 마음으로 기를 나눈다면 서로에게 유익할 것입니다.

1996. 1. 31. 『밝』지 기고문 중에서

18. 인체주의

청산 선사 : "국선도는 인체주의(人體主義)이다. 우주의 모든 원리가 내 몸에 갖추어져 있으니 내 몸을 바로 알면 세상 모든 이치를 알 수 있는 것이다."

인체를 소우주(小宇宙)라 합니다. 사람은 자연의 일부분이기 때문에 대우주(大宇宙)의 자연법칙이 인체에도 그대로 적용됩니다. 『주역』「계사전」에 "가깝게는 자기 몸에서 진리를 찾고, 멀리는 각각의 사물에서 진리를 찾아야 한다[近取諸身 遠取諸物]."라는 표현이 있습니다. 소우주인 자신을 바르게 알면 대우주 자연법칙을 알 수 있다는 뜻입니다.

인체주의는 공산주의자나 민주주의자 모두가 수긍할 수 있는 통합이론입니다. 사상은 다를 수 있지만 인체의 생리나 심리는 같기 때문입니다. 하나의 근본원리가 전 우주를 꿰뚫고 있으므로 하나에 통하면 만 가지에 통합니다.

국선도 수련은 근본을 닦는 수련입니다. 국선도 수련을 하면 사물이나 현상 뒤에 감추어져 있는 근본원리를 파악하는 지혜를 갖추게 됩니다.

19. 단법의 원리

🗩 "산중에서 수도하실 때 책으로 배우신 것도 아니면서 어떻게 433 동작을 다 외우셨습니까?"

청산 선사 : "단법의 원리는 하나이다. 그 하나의 이치만 깨우치면 거기에서 연역(演繹)되어 나온다. 굳이 외울 필요가 없다."

도송의 첫 부분 "우주 만유가 현실을 유지하는 것은 중기의 운용이니…" 운운(云云)은 '정각도 행공 원리'입니다. 이 원리만 바로 깨달으면 정각도의 모든 동작이 거기에서 유추되어 나온다는 것입니다.

   수도의 첫 단계가 중기단법이어야 하고, 중기단법은 일신일심법, 정심법 등으로 진행되며 일신일심법은 정, 좌, 입, 측, 동의 별법으로 나누어지는 이치가 있습니다. 그 첫 동작은 몸을[一身] 상징하는 왼손과 마음을[一心] 상징하는 오른손을 가슴 앞에 모아[法] 몸과 마음을 하나로 통일하는[正] 동작[法]이 연역된다는 것입니다[일신일심법의 정법].

   그러나 글자는 상징일 뿐이니 글자의 뜻에 얽매이지 않아야 합니다. 같은 글자라 할지라도 쓰이는 때나 곳에 따라, 수련의 정도에 따라 의미가 달라질 수 있기 때문입니다. 글자를 해석한다는 것은 의미를 한정하는 오류를 범할 수 있습니다.

   글자는 이치를 표현하는 수단이요, 이치는 도를 행하여 마음 속에서 깨우치는 것입니다. 깨우침은 말이나 글로 표현하기 어렵고, 억지로 표현하면 본뜻을 그르치기가 쉽습니다. 그러니 자기 그릇대로 담아 가도록, 자기 수준 따라 얻어가도록 구태여 해석하지 않는 것입니다.

20. 의식주

   청산 선사 : "도(道)가 밥을 굶기지는 않는다. 사람의 씨앗이 무

한정한 것은 아니다. 인구 폭발을 걱정하나 인구가 무한정 증가하지는 않는다. 어느 정도 증가하면 더는 증가하지는 않는다. 그리고 지구상의 모든 식량을 고르게 나눈다면 지구상의 생산물로 지구상의 모든 생명이 굶주림 없이 살 수 있다."

"의식주(衣食住) 속에는 도(道)가 없으나, 도(道) 속에는 의식주가 있다."라는 말이 있습니다. 의식주를 따르면 도를 벗어날 수 있으나, 도를 따르면 의식주가 해결된다는 말입니다.

사람들은 내일을 걱정합니다. 내일을 걱정하기 때문에 욕심이 생깁니다. 미래에 대한 불안이 욕심을 더하게 합니다. 내일 먹을 것을 쌓아 놓지 않으면 불안합니다. 식사 시간이 불규칙하면 과식하게 된다고 합니다. 언제 다시 음식이 들어올지 몰라서 내 몸에서 미리 쌓아 두려고 한답니다. 단식 후 절제하지 않으면 단식 전보다 더 살이 찌는 이유도 이와 같을 것입니다.

'정신이 주인이고 몸은 종'이라 합니다. 정신은 하늘로부터 온 것이어서 하늘로 돌아가려 합니다. 상향성(上向性)이지요. 몸은 땅으로부터 와서 땅으로 돌아갑니다. 하향성(下向性)이죠. 마음을 따르면 상향하고, 몸을 따르면 하향합니다.

몸과 마음이 조화를 이룰 때는 살고, 조화가 깨지면 죽습니다. 주인이 주인 노릇을 못 하면 종이 주인 노릇을 하려 합니다. 욕심은 몸에서 나오고, 욕심은 한이 없습니다. 그러니 몸을 따르면 타락할 수밖에 없습니다.

인류 모두가 욕심을 버리고 나눔을 실천한다면 지구상의 많은 문제가 사라질 것입니다.

21. 수도(修道)는 나무 오르기

청산 선사 : "수도를 하는 것은 나무를 올라가는 것과 같다. 나무 꼭대기까지 올라가려면 본줄기를 타고 올라가야 한다."

나무의 정상까지 올라가려면 본줄기를 타고 올라가야 합니다. 그러나 그것은 매우 힘들고 어렵고 재미도 없습니다. 그런데 곁가지를 보면 눈을 현혹하는 예쁜 꽃과 달콤한 열매가 유혹합니다. 그래서 그것들을 얻으려고 그쪽으로 나아가 손을 뻗쳐 그것들을 얻기도 하지만, 그러다가는 그것들에 취하여 더는 올라갈 생각을 못 하고 거기에 머물러서 해가 집니다.

어떤 경우는 그것들을 취하려다가 발을 헛디뎌 땅으로 떨어지고, 떨어지면서 다리가 부러지는 일도 있고 팔이 부러져서 다시는 나무에 올라갈 수 없게 되기도 합니다. 때로는 목이 부러져 세상을 하직하기도 합니다.

그러니 힘들고 어렵고 재미없어도 본줄기를 타고 올라가야 합니다. 정상에 이를수록 더 아름답고 더 달콤한 열매들이 유혹하지만, 유혹을 이기고 일단 정상에 이르면 그것들도 모두 즐길 수 있습니다.

국선도 수련할 때 겪는 변화는 사람마다 다르나 대략 70여 종이 있다고 합니다. 그중 정신적인 변화가 40여 가지이고 육체적인 변화가 30여 가지라 합니다. 이러한 변화를 겪을 때 그것을 경험만 하고 나아가야 합니다. 거기에 어떤 의미를 부여하여 긍정적으로 판단되면 그것을 더욱 조장(助長)하려 하고, 부정적으로 판단되면 그것을 억누르려 하지요. 그러나 이 두 가지 모두 삼가야 합니다. 때때로 일어나는 현상들을 마치 여행할 때 차창 밖에 펼쳐지는 경치 보듯이 그저 구경만 하고 나아가야지, 일일이 내려서 만져보고 맛보고 확인하려 하면 날이 저물어 목적지까지 가기 어렵습니다.

변화는 성장입니다. 변화는 그 사람의 성장에 꼭 필요한 변화가 일어납니다. 변화과정에서 과거 삶의 찌꺼기들이 정화되는 것입니다. 수련 중 변화를 겪으며 몸과 마음과 능력이 도인다워집니다.

22. 수련과 밥 짓기

맛있는 밥을 지으려면 좋은 쌀과 맑은 물, 적당한 온도가 필요합니다. 질 좋은 쌀에 물을 적당량 붓고, 적절한 온도로 가열하여야 맛있는 밥이 완성됩니다.

밥을 지을 때 처음부터 빨리 짓고자 욕심껏 센 불로 가열하면 아래는 타버리고 위는 생쌀로 그대로 있어서 먹을 수 없습니다. 반대로 너무 약한 불로 가열해도 제때 밥을 지을 수 없습니다. 또 밥 짓는 도중 밥이 되는지 안 되는지 의심스러워 얼마나 됐는지 확인하려고 자주 뚜껑을 열어보면 죽도 밥도 안되는 경우가 있습니다.

요즘은 전기밥솥이 프로그램된 대로 밥을 짓지만, 나무를 때서 밥을 지을 때는 처음에는 약한 불로 가열하다가 밥물이 끓을 즈음에는 센 불로 가열하여 쌀에서 밥으로 바뀌도록 돕고 나서 다시 약한 불로 뜸을 들여야 맛있는 밥이 됩니다.

수련 역시 비슷합니다. 처음부터 욕심껏 밀어붙이면 오래가기 어렵습니다. 자동차도 처음부터 급가속하면 차에 무리가 오듯, 처음부터 센 불로 가열하면 밥이 타버리듯, 우리 몸도 수련의 열기를 견디지 못하고 잘못될 수 있습니다.

수련할 때는 몸과 대화하듯, 몸을 살피며 해야 합니다. 처음에는 약한 불로 가열하듯 자기 몸이 견딜 수 있을 만큼만 합니다. 그러다가 점차 수련 시간을 늘려서 몸이 변하려는 신호를 감지하면 센 불로 가열하듯 수련에 더욱 정진하여 우리 몸이 따뜻한 기운으로 푹 쪄지는 듯한 과정을 겪고 나면 몸이 달라집니다. 그런 과정을 겪고 나면 전에는 안되던 동작들이 잘 되고, 마음도 느긋하고 너그러워지는 것을 경험할 수 있습니다.

수련이란 무심(無心)과 무욕(無慾)을 향하는 과정입니다. 수련을 숨 쉬듯, 밥 먹듯, 무심히 아무런 기대 없이 그냥 하면 오히려 기대 이상의 성과를 경험할 수 있습니다. 수련은 기운으로 하는 목욕입니다. 수련 후 몸은 개운하고 마음은 맑아집니다.

도서(道書)에 "도를 찾는 마음이 있으면 도는 멀어지고, 도를 찾는 마음마저 버리면 도는 저절로 드러난다."라고 했습니다. 그러나 버리려면 뭔가를 찾아야 버릴 수 있습니다. 손에 쥔 것이 있어야 버릴 수 있습니다.

국선도 수련으로 자기 몸과 마음을 들여다보면 불합리한 것, 자연법칙에 맞지 않는 것이 보일 것입니다. 그것들을 버려야 자연에, 도에 합해질 것입니다. 그러니 꾸준히 수련하는 것이 진인사(盡人事)요, 기대마저 버려야 대천명(待天命)이 될 것입니다. 잠을 자려고 애쓰면 잠이 오히려 달아나고, 무심하면 잠이 옵니다. 도, 깨달음 역시 무심하면 저절로 드러납니다.

23. 무심즉도합(無心卽道合)

도서(道書)에 "유심즉도원이요 무심즉도합(有心卽道遠 無心卽道合)."이라 했는데, 이는 '도가 밖에 있지 않고 내 안에 있는 것'이라는 말입니다. 도가 밖에 있다고 생각하면 찾아다니게 되는데 그러면 도는 점점 멀어진다고 할 수 있습니다.

송나라 시인 대익(戴益)의 탐춘(探春: 봄을 찾아서)이라는 시가 있습니다.

온종일 봄을 찾았으되 찾지 못하고[終日尋春不見春]

지팡이 짚고 험한 길을 헤매다니다[杖藜踏破幾重雲]
돌아와 매화나무 가지 끝을 보니[歸來試把梅梢看]
봄은 이미 가지 끝에 완연하더라[春在枝頭已十分]

도는 멀리 있는 것이 아니라 가까이 있다는 것을 일깨워주는 시입니다. '도(道) 속에 내가 있고, 내 속에 도가 있습니다.' 내 몸과 마음이 도에서 나왔으니 내가 곧 도입니다. 그러나 욕심에 가려 도가 드러나지 않으니 욕심이 사라져 마음이 고요해지면 저절로 도가 드러나는 것입니다.

너무 잘하려고 애를 쓰면 무리하게 됩니다. 이것도 빨리 이루려는 욕심입니다. 그래서 무리하지 말라고 합니다. "도(道)는 느림[遲]도 빠름[速]도 없이 마냥 움직이는[動] 것이다."라고 합니다. 수련도 게으르지도 서두르지도 않고 꾸준히, '어리석은 사람이 산을 옮기듯이[愚公移山]' 하는 것을 권장합니다.

24. 모든 것이 마음에서 먼저 이루어진다

문 "어떻게 바위를 부수고, 불 속에서 타지 않고 앉아있을 수 있습니까?"

청산 선사 : "마음으로 먼저 바위를 깨고 손은 그저 가져다 대

기만 하면 된다. 불 속에 있으면서도 불 속에 있다는 생각이 전혀 없으면 불이 범할 수 없다. 모든 것이 먼저 마음에서 이루어지고, 현실에서 이루어진다."

덧붙임 : 현실은 오직 마음이 만든 것이요, 마음의 드러남입니다. 오늘 우리가 누리는 현실은 우리 마음의 총화죠. 현실을 바꾸려면 마음을 먼저 바꾸어야 합니다. 원기단법의 어려운 동작들도 먼저 마음속에서, 즉 상상으로 할 수 있으면 현실에서 가능하게 됩니다.

우리의 마음은 모든 것들이 다 갖추어져 있으나, 자기 스스로 인정한 것들만 드러난다고 합니다. 자기가 원하는 어떤 것이 있으면 그것이 이미 자기라고 생각하고 그것을 누리며 살아가면 현실이 됩니다. 도인이기를 원하면 자기가 이미 도인이라고 생각하고 도인다운 말과 행동을 하면 점점 도인다워집니다. 우리는 태어날 때부터 도인입니다. 경기도인, 강원도인, 충청도인, 경상도인, 전라도인, 제주도인입니다.

25. 자연스러움을 취하라

청산 선사 : "어떤 의문이 생길 때는 그것이 자연법칙에 맞으

면 그것을 취하고 자연법칙에 맞지 않으면 버려라."

수련 과정에서나 일상생활에서 옳고 그름의 기준을 자연에 두라는 가르침입니다. 자연은 무심(無心)입니다. 그래서 자연은 공리공욕(公利公慾: 공공의 이익과 공공의 바람)이나 인간은 유심(有心)하여 사리사욕(私利私慾)에 빠지기 쉽습니다.

자연은 서로 다른 것들을 침범하지 않고 서로서로 살려줍니다. 자기만을 위하는 것이 아니라, 자기를 위하는 것이 곧 다른 것들을 위함이 됩니다.

26. 국선도는 행복 도덕이다

청산 선사 : "다른 수도 단체나 종교 단체들은 '이건 하지 말라. 저건 하면 안 된다.'라는 등 금기(禁忌) 사항들을 정하여 이를 어기면 벌을 받는다든지, 지옥 간다는 등으로 사람들에게 공포감을 주어 이를 지키도록 한다. 그러나 도에는 시비가 없다. 선과 악은 다 내가 만든 것이다. 하고 싶은 것이 있으면 해봐라. 다만 그것이 자연스럽지 않으면 버리고, 자기에게 맞지 않으면 버려라."

어떤 금기(禁忌)가 있으면 호기심이 더 생깁니다. 그래서 그것들로부터 자유롭기가 어렵습니다. 그러나 그것을 해 보면 별 의미가 없거나 호기심이 사라져 쉽게 버릴 수 있습니다.

물론 그것을 해 보지 않더라도 그것들에 무심할 수 있으면 구태여 경험할 필요는 없을 것입니다. 또한 어떤 것이 아무리 좋은 것이라 할지라도 자신에게 맞지 않으면 소용없는 것이니 미련을 두지 말아야 합니다.

27. 믿음을 가져라

청산 선사 : "선택을 할 때는 두 눈을 똑바로 떠라. 그러나 일단 선택했으면 한 눈을 감아라."

삶은 선택의 연속입니다. 어떤 선택을 하느냐에 따라 삶이 달라질 수 있습니다. 선택의 갈림길에서는 여러 가지를 비교 검토하고, 긍정적인 면과 부정적인 면을 함께 고려해야 할 것입니다.

그러나 선택한 후에는 긍정적인 면만 확인하면서 긍정적인 면을 키워가도록 해야 합니다. 모든 것은 빛과 그림자가 함께 있습니다. 그림자를 시비하면 빛을 보지 못할 수도 있습니다. 국선도를 선택하신 분들은 도법을 믿고, 지도자를 믿고, 모든 것을 맡기는 것이 효과적인 수련이 될 것입니다.

'완전은 신의 영역이요, 실수는 사람의 영역'이라 합니다. 성직자가 잘못을 범하면 그가 속해 있는 종교 단체가 비난받는 경우가 있습니다. 국선도인 각자가 국선도를 대표하는 자로서 국선도인답게 언행을 해야 할 것입니다. 그러나 혹시 실수가 있었을 때 국선도인의 잘못을 국선도법의 잘못으로 오해하지는 않아야 할 것입니다. 도법의 잘못이 아니라, 도법을 안내하는 사람의 잘못이기 때문입니다.

28. 심부름

삶이란 심부름을 하는 과정입니다. 조상님들로부터 받은 유전자를 후손에게 전하고, 스승들로부터 받은 가르침을 후배에게 전하며, 자연이나 인류로부터 받은 모든 것들을 세상에 전하는 심부름을 하고 빈손으로, 텅 빈 마음으로, 비움으로써 높고 밝아져 충만한 마음으로 자연으로 되돌아가는 과정입니다.

심부름을 잘하려면 전해 받은 그대로 전해야 합니다. 더하거나 덜지 않아야 합니다. 청산 스승께서는 늘 "나는 더하지도 덜하지도 않고 스승님께 배운 대로 전할 뿐이다."라고 말씀하셨습니다. 이는 우리 국선도인이 마음에 새겨야 할 가르침입니다.

『논어』「술이(述而)」편에도 "공자께서 말씀하시기를 옛것을 계승하여 기술할 뿐이고, 새로운 것을 창작하지 않으며, 옛것을 믿고 좋아하는 나를 조심스럽게 노팽(은나라의 어진 대부)에 비교해 본다. 묵묵히 알 뿐이며 배우는 것을 싫어하지 않으며 가르치는 것을 게을리하지 않는 것 외에 무엇이 또 있겠는가[子曰 述而不作, 信而好古, 竊比於我老彭. 黙而識之, 學而不厭, 誨人不倦, 何有於我哉]?"라고 하였습니다. 주자(朱子)는 주해(註解)하기를 "술(述)은 예로부터 전해오는 것이고 작(作)은 지어내는 것[述 傳舊而已, 作 則創始也]"이라 하였습니다. 공자는 시경, 서경을 편집하고, 예기, 악경, 역경, 춘추 등을 정리하면서 전해오는 사실을 정확하게 기록했을 뿐 거기에 자신의 사상이나 생각을 창작하여 보태지 않았다는 뜻입니다.

이는 국선도를 전할 때 가져야 할 첫 번째 마음가짐이어야 한다고 생각합니다. 스승의 가르침을 알기 쉽게 설명할지언정 자기 생각을 덧붙이지 않는 겸허한 자세가 중요합니다. 자신의 경험을 후배에게 도움이 되라고 얘기할 때도 "이 과정을 수련하면 이러저러한 느낌과 깨달음과 의미가 있을 것입니다."라고 미리 가르쳐주는 것은 삼가야 합니다. 수련생마다 신체조건이나 마음가짐이 달라서 같은 것을 경험하더라도 깨달음이나 느낌은 다를 수 있는데 수련생이 경험하여 얻을 것을 미리 제시해 주면 그것에 맞추려는 마음이 알지 못하는 사이에 일어나 자율적인 경험을 방해할 수 있습니다.

잘 익은 수박이 있으면 "한 조각 드셔보시지요."하고 권하여 맛본 사람이 평가하도록 기다리는가 하면 "이 수박은 달고 맛있으며 먹고 나면 이뇨 작용도 활발하고 갈증을 해소하는 데 아주 좋습니다. 이만한 수박은 어디에서도 발견하기 어려울 겁니다." 라고 친절하게 안내하는 때도 있습니다.

수련에 대한 동기를 불러일으키기 위해서는 자신의 경험이나 생각을 전하는 것은 좋으나, 국선도 수련은 자신의 몸과 마음속에 이미 있는 것을 발견하고 누리는 것을 돕는 과정이므로, 권할지언정 자기 생각이나 느낌을 주입하거나 평가하기를 삼가야 합니다. 진정 상대를 위하는 것이 무엇인지 깨어있으면서 권해야 합니다. 권하는 자기 자신을 과시하려는 마음이 없는지 살펴야 할 것입니다. 심부름꾼은 자신을 과시하려 하지 않습니다.

70년대에 활동한 어느 도인의 호가 심불엄(沁佛龑)이었습니다. '중생에게 부처[佛]의 높고 맑음[龑]이 스며들도록[沁] 하겠다.'라는 대원(大願: 큰 소원)을 자신의 호로 삼았다고 합니다. 그분은 자기를 '심부름 도사'라고 불러달라고 했습니다.

29. 정기신

(1) 3·1 사상

3·1절은 1919년 3월 1일 일제의 압제로부터 인한 노예 상태

로부터의 독립을 선언한 날입니다. 그로부터 106년이 지났지만 우리는 진정 독립했는지 돌아볼 일입니다.

노예 상태도 여러 가지가 있을 것입니다. 수련하는 자로서는 탐욕, 성냄, 어리석음의 노예가 아닌지 그들로부터 독립한 것인지 돌아볼 일입니다.

동·서양에는 3·1 사상이 있습니다. 즉 셋이 모여 온전한 하나가 된다는 사상입니다. 우리나라에는 환인(桓因), 환웅(桓雄), 환검(桓儉)의 삼신(三神) 사상이 있으며, 유교에는 군위신강(君爲臣綱), 부위자강(父爲子綱), 부위부강(夫爲婦綱)의 삼강(三綱) 사상이 있고, 불교에는 법신(法身), 보신(報身), 응신(應身)의 삼신일불(三身一佛) 사상이 있고, 기독교에는 성부(聖父)와 성자(聖子)와 성신(聖神)의 삼위일체(三位一體) 사상이 있으며 선도(仙道)에는 정·기·신(精·氣·神) 삼보(三寶) 사상이 있습니다. 이 셋이 모여 온전한 하나를 이룬다는 사상입니다.

인간의 몸 역시 셋이 모여 하나를 이룹니다. 머리통, 몸통, 다리통의 셋이 모여 몸을 이루고, 팔다리도 세 마디이며, 손가락 발가락도 세 마디입니다. 이 셋이 모여 하나가 되어야 원만히 작용할 수 있습니다.

만물도 정·기·신(精·氣·神)의 셋이 모여 하나를 이룹니다. 정(精)은 몸이요, 기(氣)는 몸짓이며 몸짓하는 에너지를 뜻하고, 신(神)은 전체가 어우러진 아름다움입니다. 몸이 참되면[眞] 몸짓이 착하고[善] 거기에서 우러나오는 모습은 아름답습니다[美]. 넋[魄: 몸]은 정(精)이고 혼(魂)은 기(氣)이며, 영(靈)은 신(神)입니다. 하단전은 정

(精)이고 상단전은 기(氣)이며 중단전은 신(神)입니다. 나무의 뿌리 [精]가 튼실하면 꽃과 열매가 건실하고[氣], 꽃과 열매가 씩씩하면 전체가 어울려 아름답습니다[神]. 마찬가지로 하단전의 정(精)이 튼실하면[精實] 상단전의 기(氣)가 씩씩하고[氣壯], 기(氣)가 씩씩하면 중단전의 신(神: 마음)이 밝아집니다[神明].

인간의 생명센터는 셋이 있는데 머리, 가슴, 배입니다. 팔다리는 손상돼도 생명을 유지할 수 있지만, 머리, 가슴, 배의 세 곳은 한 군데만 손상돼도 생명을 잃습니다. 이 생명센터 세 곳에 단전이 있는데 머리에 상단전, 가슴에 중단전, 배에는 하단전이 있습니다. 또 사람의 마음에는 지·정·의(知·情·意)의 세 가지 요소가 있는데, 머리의 지성(知性), 가슴의 감성(感性), 배의 의지(意志)를 뜻합니다.

우리가 어떤 일을 할 때는 머리로 생각하고, 가슴으로 결정하여, 아랫배의 뱃심으로 실천합니다. 그래서 어떤 일을 수행할 때 이 세 군데의 생명센터, 곧 상·중·하 삼단전이 함께 작용합니다. 이 세 곳 중 어느 한 곳이라도 부실하면 생명 작용이 어렵지요. 상단전 기능이 쇠퇴하면 생각이 잘 안 나고, 중단전 기능이 저하되면 생각했더라도 결정을 못 하고, 하단전의 뱃심인 힘[추진력]이 없으면 생각이나 결정을 했더라도 행동을 못 합니다. 그래서 국선도에서는 '정기신 삼단전 이단 단전호흡(精氣神 三丹田 二段 丹田呼吸)'으로 삼단전의 기능을 건실하게 합니다.

'정기신 삼단전 이단 단전호흡'이란 상단전의 기(氣)와 중단전의 신(神)을 하단전의 정(精)에 모으고 들숨 날숨의 중간에 잠깐 머무르는[二段] 단전호흡을 말합니다. 다시 말하면 머리의 생각[知]과 가슴의 느낌[情]을 아랫배[意]에 모으고 아랫배를 들쑥날쑥하며 호흡하는 것입니다.

이는 앞에서 언급했듯이 나무의 뿌리에 거름을 주면 꽃이 피고 열매가 맺어 아름다움이 우러나듯이, 하단전에 거름을 주면 상단전의 기운이 씩씩해지고 중단전의 정신이 맑고 밝아지는 것입니다.

이를 국선도에서는 흔히 촛불을 밝히는 것에 비유하지요. 양초의 유지(油脂)를 정(精)에, 불꽃을 기(氣)에, 주변이 밝아지는 것을 신(神)에 비유합니다. 양초의 유지가 실하면[精實], 불꽃이 크고 성하며[氣壯], 불꽃이 크고 성하면 주변이 절로 밝아집니다[神明]. 이렇듯 어둠을 밝히기 위해서는 양초의 유지가 실해야 하듯이, 하단전이 실하면 상단전, 중단전은 절로 씩씩해지고 밝아집니다.

(2) 천지인(天地人)

천지인(天地人)도 정기신(精氣神)입니다. 우리말은 '하늘'에서 '하나'가 나오고, '땅'에서 '둘'이 나오며, '사람'에서 '셋'이 나오고, '너[인식의 대상]'에서 '넷'이 나오며 이 넷을 '다'해서 '다섯'이 나왔다고 합니다. 『천부경』에는 "하나가 셋으로 나뉜다[一析三極]."라고 하였고, 『도덕경』 42장에는 "도에서 하나가 나오고, 하나에서 둘이 나오고, 둘에서 셋이 나오며, 셋에서 만물이 나온다[道生一 一生二 二生三 三生萬物]."라고 했습니다.

생긴 차례로 보면 하늘이 먼저이니 하늘이 정(精)이고, 땅은 기

(氣)이며, 사람은 신(神)입니다. 거꾸로 사람의 관점에서 정·기·신이 있으므로 알아차리는 순서로 보면 사람이 정이고, 땅은 기이며, 하늘은 신입니다.

창조 순서로 보면 하늘이 먼저이고 땅은 다음이며 사람은 그 다음이니 하늘이 신이고, 땅은 기이며, 사람은 정입니다. 이는 창조적 관점으로서 예컨대 자동차를 만든다고 할 때 먼저 머릿속에서 디자인하는데 이는 신에 해당하고, 재료를 모아 조립하는 과정은 기에 해당하며, 만들어진 자동차는 정에 해당합니다. 그런데 만들어진 자동차의 관점으로는 자동차는 정이고, 연료는 자동차를 움직이게 하는 에너지이니 기이며, 운전자는 신입니다.

전기(電氣)를 보면 열(熱)이 전기를 만들어 그 힘[力]으로 빛[光]을 밝히니 열은 정이고, 힘은 기이며, 빛은 신입니다. 이렇듯 만물은 정·기·신으로 기능하며, 정·기·신이 하나 되어 한 존재로 역할 합니다.

불교의 수행은 탐욕[貪], 성냄[瞋], 어리석음[痴]을 세 가지 독[三毒]이라 하여 이 삼독의 노예 상태에서 벗어나기 위해 계정혜(戒定慧) 삼학(三學)을 닦는 것, 즉 계율[戒]을 지키고, 선정[定]을 닦아, 지혜[慧]를 얻는 것이라 할 수 있습니다. 이 삼독과 삼학 또한 정·기·신의 관점으로 보면 탐욕은 정이요, 성냄은 기요, 어리석음은 신이라 할 수 있습니다. 탐욕이 일어나면[精], 이를 성취하기 위해 긴장하고 성취되지 않으면 성이 나며[氣], 이 탐욕이나 성냄은 모두 어리석음[神]이라 할 수 있습니다. 또 계율을 지키면[精], 선정이 닦이고[氣], 선정이 닦이면 지혜가 생깁니다[神].

그런데 이 욕심이나 성냄도 모두 태어나면서부터 받은 천성(天性)입니다. 그러니 없앨 수 없습니다. 적절한 욕구나 성냄은 우리 삶에 활력을 줍니다. 지나치지 않으면 됩니다. 그것에 중독되어 헤어나지 못하는 것이 노예 상태입니다. 벗어남이란 없애는 것이 아니라 그것으로부터 자유로운 것입니다. 그것은 그것대로 두고 그것에 끌려다니지 않는 것입니다.

앞에서 인용한 체로키 인디언 할아버지와 손자가 나누는 '착한 늑대와 악한 늑대' 예화에서 그랬듯이 악한 늑대를 죽일 필요 없습니다. 아니, 죽일 수 없습니다. 악한 늑대는 내버려 두고, 착한 늑대에게만 먹이를 주어 키우면 됩니다.

(3) 인간의 기본 욕구(慾求)

인간의 기본 욕구(慾求)는 식욕(食慾), 색욕(色慾), 수면욕(睡眠欲)입니다. 이 욕구는 태어나면서부터 종족 보존과 생존을 위해 하늘로부터 부여받은 본능적 욕구입니다. 그러니 이들을 없앨 수 없습니다. 그러나 이 욕구들이 지나치면 건강을 해칩니다.

그런데 색욕은 하단전의 정(精)과, 식욕은 상단전의 기(氣)와, 수면욕은 중단전의 신(神)과 관련이 있습니다. 하단전의 정이 부족하면 색욕이 오히려 더 일어납니다. 색욕은 불기운인데 물이 부족하면 불을 꺼주지 못해 불기운이 더욱 왕성해지는 것입니다. 하단전의 정이 부족하면 상단전의 기가 부족해져서 식욕이 지나치게 되며, 상단전의 기가 부족하면 중단전의 신이 어두워져서 수면욕이

과도해집니다.

하지만 하단전의 정이 가득 차면[精充] 색욕이 일어나지 않고, 하단전의 정이 가득 차면 상단전의 기가 왕성해져서[氣壯] 식욕이 일어나지 않으며, 상단전의 기가 왕성하면 중단전의 신이 밝아져서[神明] 수면욕이 일어나지 않습니다[馬齊의 『養生祕旨』, 48쪽. "精滿不思色 氣滿不思食 神滿不思睡"]. 여기서 '일어나지 않는다.'라는 것은 할 수 없다[不能]는 뜻이 아니고, 본능적인 욕구를 금욕으로 억압하려 하지 않고, 생각이 일어나지 않아 욕구에 끌려다니지 않고 욕구로부터 자유로운, 욕구로부터 넘어섬[超越]을 뜻합니다. 식욕, 색욕, 수면욕은 인간의 본능적인 욕구입니다. 이러한 욕구들이 정충, 기장, 신명하면 초월할 수 있다는 뜻입니다. 색욕 충족으로 얻어지는 일시적 기쁨이 아닌 넘치지 않는 기쁨으로 늘 충만 되어 있고, 먹지 않아도 배부르며, 잠을 자지 않아도 피로하지 않아 늘 맑고 밝아 있으니 욕심 없는 삶이 가능합니다.

자연의 생명체는 종족 보존의 수단으로 색욕이 일어납니다. 그러나 인간들은 종족 보존의 수단뿐 아니라 쾌락의 도구로 색욕을 일으켜서 생명력을 떨어뜨립니다. 다른 생명체들은 생존을 위해 필요한 만큼만 먹는데, 인간들은 먹기 위해 사는 것처럼 지나친 식욕이 여러 질환의 원인이 되어 오히려 생존을 방해합니다. 다른 생명체들은 자연의 흐름을 따라 활동하고 잠을 자는 데 반해 인간들은 자신들의 욕구 충족을 위해 자연의 흐름을 거슬러 밤낮없이 활동함으로써 하늘로부터 부여받은 수명을 누리지 못하는 일이 많습니다. 자연의 흐름에 순응하면 자연으로부터 보호받지만, 자연의 흐름을 거스르면 생명을 보호받지 못합니다.

국선도의 수련은 몸과 마음을 함께 수련함으로써 하늘로부터 부여받은 무한한 능력, 수면 아래에서 잠자고 있는 잠재능력을 계발하여 도덕적인 인간일 뿐만 아니라 넘치는 생명력을 갖춘 강한 인간, 무병장수의 인간으로서 건강하고 멋진 도인적인 삶을 영위할 수 있도록 하는데 국선도 수련의 가치가 있습니다. 국선도의 수련은 정기신 삼단전(精氣神 三丹田)의 수련으로서 정충(精充), 기장(氣壯), 신명(神明)에 이르는 수련입니다. 제시하는 방법대로 꾸준히 수련하면 도체(道體)로 바뀌어 불필요한 것들은 스스로 떨어져 나갑니다.

30. 청산 선사님을 회고하며

"성인이라야 능히 성인을 알 수 있다."라고 합니다. 도인의 세계는 짐작도 못 하는 어리석은 제자가 감히 스승님에 관한 생각을 늘어놓는다는 것 자체가 언어도단일 것입니다. 그러나 스승님에 대한 그리움으로 장님 코끼리 만지는 식의 짧은 견해에 불과하지만, 스승님을 모시면서 느꼈던 것들을 나누어봅니다.

첫째, 선사님께서는 걸림이 없으셨습니다. 늘 어린아이 같은 순박하고 천진한 미소로 사람들을 대하셨고, 제자들과 바둑이나 장기를 두시며 가끔은 잘못 둔 것을 물려달라고 하시는 등 인간적이셨으나, 승패에는 연연하지 않으셨습니다. 제자들과 목욕탕에도 함께 가셨고, 노래판에서는 노래로, 춤판에서는 춤으로 흥을 북돋우시고 즐거워하셨습니다. 그러나 절대로 지나치지 않으셨으며, 그 자리를 벗어나면 바로 본연의 담담한 모습으로 되돌아오셨습니다. 누구나 함께 어울리시며 어떤 분야에 관한 대화에서도 막힘이 없으셨습니다.

식사는 시장하시면 드시되 소식(小食)하셨습니다,

한여름에는 논두렁에 누워 하룻밤을 지새우시기도 하셨습니다. 문명인들은 벌레들과 물것들 때문에 잠시도 누워있기 어려운 곳에서도 끄떡없이 지내셨습니다. 아마도 그 벌레들이나 물것들과도 하나로 어울리셨지 않았을까[一和], 상상합니다. 누워계신 모습을 보기는 했으나 보통 사람들이 잠들 때 내는 숨소리 같은 소리는 들어본 적이 없습니다. 그래서 아마 "일자(一字) 공부가 마지막 공부야!"하고 말씀하시던 그 일자 공부[누워있으나 잠들지 않고 적적성성(寂寂惺惺)할 수 있는 공부] 중이셨으리라 짐작합니다.

둘째, '생활(生活)의 도(道)'를 강조하셨습니다. 국선도는 '생명의 도'인 동시에 '생활의 도'임을 강조하셨습니다. "내가 국선도를 세상에 펼치는 뜻은 세상 사람들을 도인으로 만들려고 하기보다는 도인적인 생활을 하는 사람으로 만들려는 것이다."라고 말씀하셨습니다.

도인적인 생활이란 '일상생활이 도에 어긋나지 않아 본성과 양심에 거리낌이 없는 생활'일 것입니다. 수련원에서의 한 시간 반가량의 수련만으로 도력의 증진을 기대하기는 어렵습니다. 일상의 생활이 도에 어긋나지 않으면 생활 그 자체가 수도가 될 것입니다. 하루의 생활이 도인적인 생활이었으면 다음 날 수련원에서의 수련은 절로 잘될 것이요, 그렇지 않으면 수련이 잘되지 않을 것입니다. 수련은 일상생활 중에 하고 수련원에서는 이를 점검하는 시간으로 삼아야 합니다. 수련원에서 흘린 땀이 용광로에서 제거한 불순물이라면 일상생활에서는 꾸준한 망치질을 하여야 명검(名劍)이 빚어질 것입니다.

셋째, 국선도는 심법(心法)임을 강조하셨습니다. 국선도 행공의 단법 명칭에는 심법이라고 되어 있습니다. 일신일심법(一身一心法), 정심법(正心法) 등등. "모든 것이 먼저 마음에서 이루어진다. 돌멩이를 깰 때도 먼저 마음으로 깨고 난 뒤, 손은 갖다 대기만 하면 된다.", "어려운 동작도 먼저 마음으로 가능하게 되면 몸으로 할 수 있게 된다."라고 말씀하셨습니다.

수련은 기운을 길러 정신력을 강화하는, 즉 마음의 힘을 기르는 것이라 할 수 있습니다. 특히 진기단법 이상은 정신력이 보통 사람과 달라지므로 마음을 잘 관리토록 당부하시었습니다. "바른 마음, 착한 마음이 없이는 도에 들 수 없다.", "수도자가 어떤 이를 미워하면 그 사람은 바로 해를 입지만, 수도자 자신은 더 큰 손해를 입을 수 있으니 미워하는 마음을 내지 않아야 한다."라고 하셨습니다.

자연은 만물을 살립니다. 곱다고 더 주고 밉다고 덜 주지 않습니다. 모든 것에 대해 평등합니다. 인간만이 구별하고 시비하고 사랑하고 미워합니다. 이러한 시비 분별로부터 떠나야 도의 세계에 들 수 있을 것입니다.

"수도를 제대로 하려면 철모르는 어린 시절에 스승을 만나 수도길에 들어서던지, 아니면 세상 풍파 다 겪고 난 뒤인 50대 후반쯤에 들어서 수도하는 것이 빠를 수 있다."라고 하셨습니다. 청·장년기에는 세속적인 욕구로부터 자유롭기 어렵고 시비분별로부터 초연하기 쉽지 않음을 말씀하신 것입니다.

넷째, 근본을 강조하셨습니다. 국선도 수련은 모든 사물의 근본 이치를 터득할 수 있는 지혜가 길러져서 하나의 지엽적인 현상만 보더라도 그 근본을 알 수 있게 된다고 합니다. "어떻게 정각도 단계의 그 많은 433 동작을 다 외우십니까?"라고 여쭈었더니 "근본 원리만 알면 거기에서 연역(演繹) 되어 나오기 때문에 외우지 않아도 다 알게 된다."라고 답하셨습니다. 또한 "어떤 책이든지 아무 페이지나 펼쳐 보면 그 책의 전체 내용을 훤히 알 수 있다."라고 하셨습니다.

보이는 것의 뿌리는 보이지 않는 것입니다. 형(形) 이전에 상(象)이 있습니다. 형은 육신의 눈으로 보이나 상은 마음의 눈으로만 볼 수 있습니다. 형을 통해서 상을 알 수 있으면 이러한 일이 가능하지 않을까 생각합니다.

다섯째, 모든 것을 수용하셨습니다. 이 세상에 필요 없는 것은 아무것도 없습니다. 인간의 욕심으로 보면 하찮고 해로운 것도 자연의 입장에서는 옳은 것이고 필요한 것입니다.

"곡식을 심으면 잡초가 먼저 나와서 무성해진다. 여름 동안 기세 좋게 자라던 잡초들은 가을이 되면 거두어들일 것이 없다. 그러나 그것들은 썩어서 곡식을 길러주는 밑거름이 된다."라고 하셨습니다. 잡초라고 싫어하고 배척할 필요가 없다는 가르침입니다. 잡초와 곡식은 비슷하나 같지 않고, 역할이 다를 뿐입니다. 우주 자연은 모든 것을 감싸 안고 그것을 그것답게 길러냅니다. '우주적 입장에서 수련한다'고 함은 모든 것을 시비 없이 우주처럼 수용하는 마음가짐으로 수련에 임하는 것을 의미할 것입니다.

선사님께서는 기회 있을 때마다 "아는[知] 어려움[難]보다, 아는 것을 실천하는 행동[行]이 더 어렵다[難]."라고 하셨습니다. 국선도는 체지체능을 강조합니다. 혹자(或者)는 현시대를 스승 부재(不在)의 시대라고 말합니다. 그러나 스승은 언제나 우리 곁에서 우리를 지켜보고 계시며, 필요한 가르침을 다양한 방법으로 내리십니다. 다만 우리들의 성심(誠心)이 부족할 따름일 뿐입니다.

2009년 3월 10일 『밝』지 기고문

제2장

숨 고르기 [調息]

1. 숨 고르기[調息]

사람은 하늘 기운과 땅 기운을 받아들여 생명을 유지합니다. 하늘 기운은 코를 통하여 숨으로 받아들이고, 땅 기운은 입을 통해 음식물로 받아들입니다. 하늘 기운은 잠시라도 받지 않고는 살 수 없습니다. 그래서 콧구멍이 둘입니다. 하나가 고장 나더라도 다른 하나로 숨 쉴 수 있도록이요. 만약 사고로 콧구멍 둘을 다 사용할 수 없는 비상시에는 입으로 숨을 쉽니다. 입은 비상구입니다. 그러니 비상시에만 입으로 호흡하는 것이 좋습니다.

이 세상 모든 것들은 원래 왔던 곳으로 돌아가고자 하는 성향이 있습니다. 땅에서 온 것은 땅으로, 하늘에서 온 것은 하늘로 돌아가려 합니다. 사람의 숨은 어머니 뱃속에서는 탯줄을 통해서 배꼽으로 산소를 공급받습니다. 그러다가 태어나면서부터 폐문(肺門)이 열려 허파로 호흡하는데, 갓난아이들은 아랫배[下丹田]로 숨을 쉽니다. 나이가 많아짐에 따라 호흡이 점점 올라가서 아이들은 배로 숨을 쉬고[腹式呼吸], 성인들은 가슴으로 숨을 쉬고[胸息呼吸], 중환자들은 어깨로 숨을 쉬다가[肩息呼吸], 숨이 사람에게서 떠나 원래 왔던 하늘로 돌아가면 '돌아가셨다'라고 합니다.

숨과 마음은 밀접한 관계가 있습니다. 마음이 고요하면 숨이 고요하고, 마음이 거칠면 숨이 거칠어집니다. 마음을 집중하려면 자연스럽게 숨을 죽이게 되고[멈추고], 화가 나거나 흥분하면 호흡이 빨라지고 거칠어집니다. 거꾸로 숨을 고요히 쉬면 마음이 고요해지고, 숨을 거칠게 쉬면 마음이 거칠어집니다. 그래서 마음가짐으로 숨을 조절할 수 있고, 숨을 조절하여 마음을 조절할 수 있습니다.

몸과 마음을 이완하고 자연에 맡겨 깊고 편안한 호흡을 하면 활력이 재충전됩니다. 그 활력은 다음날 삶의 에너지원이 됩니다. 모든 생각을 내려놓고 내가 사라지면 자연과 하나 되어 자연의 리듬을 따라 자연스럽게 깊고 고요한 호흡을 하게 됩니다. 자연과 하나가 되면 호흡은 절로 됩니다.

국선도의 숨 고르기[調息]는 만들어 쉬는 숨이 아닙니다. 숨은 마음 상태의 반영이기 때문에 숨 고르기는 마음 고르기[調心]가 됩니다. 거칠어진 숨을 고르게 하여 거칠어진 마음을 고요하게 하는 것입니다. 갓난아이처럼 무심하면 절로 아랫배로 숨 쉬는 단전호흡이 될 터인데, 우리의 삶이 무심한 삶이 아니어서 숨 고르기가 필요합니다. 숨쉬기가 순조롭고 고르면[調息] 장부(臟腑)도 건강하고, 숨쉬기가 거칠고 고르지 못하면 몸에 이상이 생길 수 있습니다.

'물계자(勿稽子)'가 그 제자를 수련시킬 때 먼저 "너 숨을 쉴 줄 아느냐?" 하는 것이었다. … "숨이란 만들어 쉬는 것이 아니라 절로 쉬는 것이다. … 숨을 고르는 것이 '얼'의 앉을 자리를 닦는 것이니 '얼'의 자리가 임의롭고 난 뒤에야 무슨 수행(修行)이든지 할 수 있는 것이다.……"

(청산 선사. 『삶의 길』. (동원각, 1977) 43쪽.)

그런데 여기서 말하는 '절로 쉬는 숨'은 갓난아이의 숨입니다. 성인은 갓난아이의 숨에서 멀어졌으니, 원래의 숨 자리로 돌아가려고 하는 행위가 숨을 고르는 단전호흡 수련입니다. 단전호흡을 수련하면 원래의 숨 자리인 갓난아이의 숨을 절로 쉴 수 있습니다.

2. 호흡이란

호흡이란 생명체가 산소와 탄산가스[이산화탄소]를 교환하는 과정을 말합니다. 이러한 과정은 폐포(肺胞: 허파꽈리)를 통해 일어나는데, 허파꽈리는 스스로 늘었다 줄었다 할 수 없습니다. 그러므로 늑골(肋骨: 갈비뼈)을 위로 올리고, 횡격막을 아래쪽으로 내리면 흉강(胸腔: 가슴 안쪽의 빈 곳)이 넓어지기 때문에 허파꽈리도 넓어져 외부 공기가 그 안으로 쉽게 흘러들어 옵니다. 이 과정을 들숨[吸氣]이라 합니다. 반면 늑골이나 횡격막이 느슨해지면 흉강이 좁아져서 허파꽈리 내의 공기는 밖으로 나가는데, 이 과정을 날숨[呼氣]이라 하며 두 과정을 합하여 호흡이라고 합니다.

생명 활동에 필요한 산소를 잘 받아들이려면 횡격막을 잘 발달시켜야 합니다. 단전호흡은 흉강의 크기를 최대한으로 확장하여 충분한 산소를 받아들일 수 있도록 합니다. 그런데 호흡을 풍선에 바람을 불어 넣듯이 생각하는 경향이 있습니다.

호흡은 '횡격막 상하 운동'이라 할 수 있습니다. 횡격막을 아래쪽으로 충분히 내리면 가슴이 넓어져 공기가 저절로 들어오고, 횡격막을 느슨하게 하면 복압(腹壓: 배의 압력)이 낮아져 공기가 저절로 빠져나갑니다.

단전호흡은 아랫배를 공처럼 부풀려 횡격막이 충분히 아래로 내려오도록 하여 하늘의 맑은 기운이 충분히 들어오게 하는 것입니다. 그리고 아랫배를 부풀리는 것은 기운으로 부풀리는 것이고 공기를 아랫배에 불어 넣어 부풀리는 것은 아닙니다. 공기가 아랫배까지 가는 것은 아니지요. 아랫배에 모으는 것은 기운이지 공기를 모으는 것은 아닙니다.

그러니 들숨에는 기운으로 아랫배를 충분히 부풀려 하늘 기운을 받아들입니다. 아랫배가 들쑥날쑥하는 호흡에 마음을 실으면 아랫배에 따뜻한 기운이 모입니다. 기운은 마음을 따라다닌다[氣隨神]고 했으니, 마음이 가는 곳에 기운이 갑니다.

3. 단전이란

단전에 관해 청산 선사께서는 이렇게 설명하십니다.

"단전(丹田)의 '단(丹)'이란 화색(火色: 붉은색)이요, 화(火)는 형질(形質: 생긴 모양과 성질)이 아닌 기체이니 육안으로 볼 수 없고, 단지 공리(空裏: 형체가 없이 속이 빈 것)이므로 무하유(無何有: 아무 것도 없지만 모든 것이 있는 곳)의 명(名)이요, 일기(一氣: 천지 간에 가득한 대기)의 원(原: 근원)이 된다. 화(火)가 생동(生動: 살아 움직임)함에 만유(萬有: 만물)의 력(力)이 생발(生發: 생겨남)하는 것인즉 만유(萬有: 만물)가 력(力)으로 나타남에는 필히 화동(火動: 불이 움직임)하고야 나타나는 것인즉 화(火) 없는 력(力)은 없는 것이다. 그러므로 우리 속어(俗語)에 화력(火力: 불의 힘)이라 한다. 전(田)은 모이는 장소, 위치의 뜻이니 단전(丹田)이란 말은 기운이 모이는 장소란 뜻이다.

(청산선사 저, 『선도법』 9-10쪽)"

이를 풀어보면 '단전의 단은 불과 같은 붉은색이요, 불이란 모습이나 질량이 없는 기체이니 눈으로는 볼 수 없고, 단지 텅 비어 있는 속을 뜻하므로 있지 않은 것의 이름이지만, 하늘과 땅의 기운이 일어나는 바탕이 된다. 불기운이 일어나 움직이면 만물에 힘이 생기는 것이니, 만물에 힘이 생기려면 반드시 불기운이 움직여야 하는 것이니 불기운 없는 힘은 없는 것이다. 그러므로 우리는 보통 화력이라고 한다. 전(田)은 모이는 장소를 뜻하는 것이니 단전이란 말은 불기운이 모이는 곳이란 뜻이다.'라고 풀이할 수 있습니다.

"전신에 유행(流行)하는 혈(血)이 기해(氣海)에 이르러서 천기(天氣)

와 지기(地氣)가 합실(合實)하여 단기(丹氣)의 제 일차적 정(精)으로 자연 변하여 역(力)의 작용으로 나타나는 것이니, 정(精)은 몸의 근본이 되는 것이며 이 기해혈부(氣海穴部)를 하단전(下丹田)이라 하고, 신(神)이 일신(一身)의 주(主)로서 심장에 수거(守居)하여 가슴을 중단전(中丹田)이라하고, 기(氣)는 신(身)의 근체(根蔕)로서, 뇌로부터 전신에 있으므로 상단전(上丹田)이라 칭한다.

(청산선사 저,『선도법』46쪽)"

이는 '온몸에 돌아다니는 피가 기해혈(氣海穴: 배꼽 아래 약 1.5촌[약 4.5cm], 즉 손가락 두 마디 정도 아래의 정중선 상에 위치한 혈자리로 두 콩팥과 연결돼 있고, 전신을 따뜻하게 해주는 혈자리임)에서 호흡의 기운과 음식물의 기운이 합해져서 단기(丹氣: 음양이 합해진 기운)인 정(精)으로 변해 힘으로 나타나니, 정은 몸의 근본이며 이 기해혈 부위를 하단전이라고 하고, 신(神)은 몸의 주인으로서 심장에 있어서 가슴을 중단전이라하고, 기(氣)는 몸의 뿌리로서 뇌로부터 온몸에 있으므로 상단전이라고 한다.'라고 풀이합니다.

'단전은 상, 중, 하, 삼단전이 있는데 형체가 없이 텅 빈 곳이나 모든 기운의 바탕이 되는 곳이며 몸의 근본이며 뿌리로서 생명을 관장하는 곳'이라 할 수 있습니다.

4. 기초적인 단전호흡

보통 단전호흡법이라 할 때의 단전은 하단전을 의미하는 것으로서 하단전인 기해혈(氣海穴)을 중심하여 심호흡하는 것을 말합니다. 배꼽 아래 1.5촌[약 4.5cm]이 기해혈, 즉 하단전인데, 양손 엄지와 검지를 서로 맞대고 엄지를 배꼽 부위에 댔을 때 검지가 맞닿는 부위가 관원혈(關元穴: 배꼽 아래 약 3촌[약 9cm])이니 그 중간이 하단전입니다. 그러므로 기초적인 단전호흡은 아랫배에 마음을 모으고, 하단전 반대쪽 척추에서 하단전[엄지와 검지가 맞닿는 부위의 중간]으로 마치 풀무질하듯 아랫배를 밀고 당기면 아랫배에 따뜻한 기운이 일어납니다.

이때 반드시 마음을 아랫배에 모아야 따뜻한 기운이 일어납니다. 마음이 불씨가 되고, 호흡[풀무질]이 부채질이 되어 단화기(丹火氣: 단전에 형성되는 따뜻한 기운)가 일어나 아랫배가 따뜻해집니다. 만약 마음은 다른 곳에 가 있고 호흡만 한다면 불씨도 없는 곳에 부채질만 한 격이 되어 따뜻한 기운이 일어나지 않습니다.

5. 정각도 단계의 호흡

호흡은 마음 상태에 따라 길어지기도 하고 짧아지기도 하고,

고요하기도 하고 거칠어지기도 합니다. 중기단법(中氣丹法)에서는 이러한 불규칙한 호흡을 일정하게 고르는 호흡을 합니다. 이를 '조식호흡(調息呼吸)'이라 하고, 들이마시는 숨이나 내쉬는 숨의 시간이나 양을 일정하게 합니다.

폐활량에 따라 다르겠으나 보통 중기단법 전편에서는 5초 마시고 5초 토하는 호흡을 하고, 중기단법 후편에서는 10초 마시고 10초 토하는 호흡을 합니다. 이 호흡의 기운을 아랫배로 이끌려는 방편으로 허리뼈[腰椎]가 끝나는 부분쯤에서 배꼽 아래 약 5㎝쯤 되는 곳으로 풀무질하듯 밀고 당기고 합니다.

건곤단법(乾坤丹法)에서는 호흡의 중간에 잠깐 멈추는데, 5초 마시고 5초 멈추고, 5초 내쉬고 5초 멈추는 호흡을 합니다. 이를 '대기호흡(大氣呼吸)'이라 합니다. 호흡을 멈출 때는 기도(氣道: 숨이 드나드는 통로)를 막지 않고 열어둔 채 멈춥니다. 멈추는 동안 모르는 사이에 조금씩 들어오거나 나갈 수 있도록 허용하는 것입니다.

이때 주의할 것은 능력에 넘치도록 일부러 길게 멈추면서 멈추는 중간에 '도적 숨[몰래 쉬는 숨]'을 쉬지 않는 것입니다. 힘든 동작을 견디느라 숨이 가쁘면 내쉬어야 하는데, 정해진 시간 동안 참으려고 억지로 멈추다 보면 조금 내쉬었다가 얼른 들이마시게 되는데, 이것이 '도적 숨'입니다. 이는 자신을 속이는 행위이니 하지 않도록 주의해야 합니다. 이럴 때는 차라리 평소의 보통 호흡을 하여 호흡이 안정된 뒤 다시 건곤단법 호흡을 하는 것이 좋습니다.

원기단법(元氣丹法)에서는 20초 호흡을 기준으로 7.5초 들이쉬고 10초 멈추고 2.5초 내쉬는 '자연호흡(自然呼吸)'을 합니다. 들이마시고 멈추는 시간이 길어지면 내쉬는 호흡이 짧아집니다. 기도를 열어놓고 멈추는 동안 몸에서 필요한 만큼 숨을 흡수하고, 자기도 모르게 숨이 조금씩 빠져나가고 남아 있는 숨만 내쉬기 때문입니다. 폐활량에 따라 호흡 시간이 달라질 수 있는데, 들이마시기 1.5, 멈추기 2, 내쉬기 0.5의 비율, 혹은 들숨 1, 멈춤 2, 날숨 1의 비율을 맞추면 됩니다. 간혹 들숨 1.5, 멈춤 1.5, 날숨 1로 하는 게 편하다는 분이 있는데 그렇게 하셔도 괜찮습니다. 자기 몸에 맞게 무리하지 않으면 됩니다.

6. 단전호흡은 숨통 키우기

국선도 단전호흡은 의도적으로 아랫배 호흡을 하여 숨통을 키우는 호흡입니다. 물론 단전호흡은 기운을 기르는[養氣] 호흡이니 공기를 담는 숨통이 아니라 기운을 담는 숨통을 키웁니다. 가슴호흡은 숨통이 가슴까지지만, 단전호흡은 아랫배까지 확장됩니다. 즉 몸통[사람의 몸에서, 머리·팔·다리를 제외한 가슴과 배 부분] 전체가 숨통이 되는 것입니다.

삼합단법에서 수련하는 기공호흡(氣孔呼吸)은 일명 '피부호흡(皮膚呼吸)' 또는 '전신호흡(全身呼吸)'이라 하는데, 이는 온몸으로 호흡을 한다는 뜻입니다. 바로 전신이 숨통이 됩니다.

『장자』「대종사」에 "진인은 발뒤꿈치로 호흡하고 범인은 목구멍으로 호흡을 한다[眞人之息以踵 衆人之息以喉]."라고 했는데, 이는 곧 깊고 큰 호흡을 의미하며, 국선도에서 말하는 기공호흡(氣孔呼吸)이 이에 해당한다고 할 수 있습니다.

이렇게 숨통을 키워두면 숨은 절로 쉬어집니다. 숨은 의식적으로 쉬는 것이 아니라, 절로 쉬어지기 때문에 우리는 잠을 잘 때도 숨을 쉬게 됩니다.

단전호흡이 의도적인 숨쉬기라 할지라도 숨은 '쉰다'라고 합니다. 즉 '휴식이 되도록 숨을 쉬어야 한다.'라는 말입니다. 단전호흡은 깊은 호흡으로 깊은 휴식이 되도록 하는 것이지, 힘들게 노동하는 것이 아닙니다.

7. 숨통을 키우는 이유

문 숨이 절로 쉬어진다면, 왜 단전호흡으로 숨통을 키워 기운을 충만하게 해야 하는가요?

답 보이는 것의 뿌리는 보이지 않는 것입니다. 보이는 우리 몸을 움직이는 것은 보이지 않는 기운입니다. 그러니 기운을 담을 그릇인 숨통을 키우고 기운을 채워야지요.

예컨대 공에 바람이 빠지면 공 역할을 못 합니다. 공에 바람이 적으면 그만큼 공이 가벼워져서 더 가볍게 튀어 올라야 할 텐데 그렇지 않죠. 공에 바람이 많이 들어가면 공기의 무게만큼 공이 무거워질 텐데 오히려 공은 잘 튀어 오르죠.

우리 몸에 기운이 충만하면 오히려 몸이 가벼워집니다.

8. 호흡이 잘 안 될 때

문 호흡이 잘 되다가 잘 안 될 때가 있는데요?

답 아랫배가 많이 들쑥날쑥하지 않으면 호흡이 잘 안 되는 것처럼 생각하는 경우가 많습니다. 단전에 기운이 쌓이면 그 반탄력으로 아랫배가 많이 움직이지 않습니다. 풍선에 바람을 불어 넣으면 처음에는 잘 들어가다가 어느 정도 들어가면 잘 안 들어가는 것과 비슷합니다.

이럴 때는 은은히 하체에 힘을 주어서 호흡을 하면 단전에 쌓인 기운이 전신으로 퍼져서 자연스럽게 할 수 있게 됩니다. 그러나 잡념으로 인해 호흡이 안 될 때는 의식을 호흡에 집중하도록 힘써야 합니다.

단전호흡은 기운의 호흡이요, 기는 마음으로 이끄는 것[氣隨

神]이니 호흡을 힘으로만 하려 하지 말고 마음으로 해야 합니다.

1997. 1. 31. 『밝』지 기고문

9. 잠과 호흡

우리는 낮에 활동하고, 밤에 잠을 잡니다. 낮 동안 활동하면서 쓴 에너지[기운]를 밤에 잠을 자며 보충합니다. 마치 낮에 쓴 휴대전화기 배터리를 밤에 충전시키는 것과 같다고 할 수 있습니다.

잠을 자려면 아무런 생각이 없어야 합니다. 한 생각이라도 붙들고 있으면 잠들 수 없죠. 그런데 생각은 없애는 것이 아니라 몸과 마음을 편안히 내려놓으면 절로 생각이 사라집니다. 모든 생각이 사라져 무심해지면 잠이 들고, 잠이 들면 자연과 하나가 됩니다.

자연과 하나 되면 자연은 심호흡을 시킵니다. 그래서 낮에 활동할 때보다 깊고 큰 호흡이 되지요. 이 깊은 심호흡이 낮에 쓴 기운을 재충전하여 다음 날 활동할 에너지원이 됩니다. 낮 동안은 보고 듣고 생각하느라 기운을 쓰고, 기운이 소모된 저녁에는 피로가 쌓입니다. 낮 동안 쌓인 피로를 잠자는 동안 심호흡으로 회복합니다.

수련도 잠자는 원리와 다르지 않습니다. 생각을 없애는 것이 아니라 몸과 마음을 편안히 내려놓으면 생각이 절로 사라지고 숨도 절로 고요하고, 깊고, 가늘고, 고르며 길어집니다.

10. 호흡을 아랫배에서 돌리는 방법

단전호흡할 때 단전에 의식을 집중하는 방편으로 호흡을 아랫배에서 돌리는 방법이 있습니다. 이 방법은 중기단법 후편에서, 동작은 중기단법 후편 동작을 하며 호흡을 건곤단법 호흡인 '흡지호지'로 바꾸었을 때부터 연습하기를 권장합니다.

숨을 들이쉬며 명문혈(命門穴: 배꼽 반대편 척추에 있는 경혈)에서 들어온 안개나 이슬 같은 기운[기운은 형체가 없지만, 안개나 이슬이라고 상상함]이 아랫배의 관원혈(關元穴: 배꼽 아래 약 10cm), 곡골(曲骨: 치골 위), 회음(會陰: 몸 아래쪽 가운데), 장강(長强: 꼬리뼈 바로 밑)을 거쳐 콩팥 사이에 있는 하단전으로 들어간다고 상상하는 겁니다. 하단전은 양쪽 콩팥 사이에 달걀만 하게 자리하고 있다고 생각합니다. 내쉴 때는 단전에 의식을 머문 채로 천천히 아랫배를 수축시키며 내쉽니다.

간혹 단전호흡할 때 윗배가 많이 움직이는 경우는 아랫배로 유도하기 위해서 그 순서를 바꾸어 장강에서 회음, 곡골, 관원에서 하단전으로 돌리는 경우도 있는데, 이 방법도 무방하다고 청산 선사께서 말씀하셨습니다. 그러나 명문혈에서 관원, 곡골, 회음, 장강으로 돌리는 방법이 건곤단법부터 연습하는 임독유통을 할 때 상상하기가 편합니다.

청산 선사께서는 "돌린다고 돌아가는 것도 아니고 안 돌린다고 안 돌아가는 것도 아니다."라고 말씀하셨습니다. '돌린다는 것'은 의식을 아랫배에 모으려는 방편이니 방법에 너무 집착하지 말라는 말씀으로 이해합니다. 그러니 돌리는 것이 번거롭다고 생각하시는 분은 그저 풀무처럼 등 뒤에서 밀고 당기고 한다고 생각하시면 될 것입니다.

돌린다는 것은 아랫배를 둥근 유리그릇이라고 생각하면, 그 유리그릇에 안개를 불어넣으면 이리저리 감고 돌아갈 것입니다. 그것을 일정한 방향으로 유도한다고 생각하면 좋겠습니다.

11. 날숨도 충분히 깊고 길게

성내는 마음을 '화(火)'라고 합니다. 화는 불입니다. 불은 자신을 먼저 태우고 다른 것마저 태웁니다. 그런데 자신만을 태우는 불도 있으니 '애가 타는 것'입니다. 이는 '초조한 마음'입니다. '불안하고 초조한 마음'입니다. 애가 탈 때는 호흡이 빨라지고 얕아집니다. 이때도 깊고 길게 단전호흡을 하면 불안하고 초조한 마음이 가라앉습니다. 이럴 때는 한숨 쉬듯 숨을 더 길고 깊게 내쉬는 것이 불안하고 초조한 마음에서 벗어나는 데 도움이 됩니다.

국선도 수련인들은 들숨을 많이 하고, 내쉬는 숨을 적게 해야 남은 숨이 저축된다고 생각하여 충분히 내쉬지 않는 경우가 있습니다. 그런데 충분히 많이 내쉬면 저절로 많이 들이마셔져서 산소와 탄산가스의 교환 작용이 왕성해집니다.

호흡은 산소를 들이마시고 탄산가스를 배출하는 과정입니다. 국선도에서는 맑은 기운[淸氣]을 들이쉬고, 탁한 기운[濁氣]을 내쉰다고 합니다. 건곤단법부터 숨을 멈추는 호흡법을 하는데 멈추는 호흡의 멈춤(止)은 정지(停止: Stop)가 아니라, 머무름(Stay)입니다. 고요하고 맑은 정신과 숨을 유지하기 위하여 잠시 멈춤이 필요합니다. 멈춤으로 인하여 맑은 기운이 터를 잡고 거기에 머물러 떠나지 않는 것입니다. 그런 다음에는 충분히 탁한 기운을 내쉬어 맑은 청기가 들어올 수 있도록 해야 합니다.

국선도의 호흡 멈춤은 멈추는 동안 숨이 드나드는 통로[氣道]를 열어두어 멈추는 동안 자연스럽게 숨이 빠져나가도록 하는 것이니, 내쉬는 숨이 이어지는 것입니다. 내쉬는 숨에서는 멈추는 동안 빠져나가고 남아 있는 숨을 내쉽니다.

수련은 '콩나물 기르기'와 비슷합니다. 콩나물을 기를 때는 물이 잘 빠져나가도록 밑에 구멍이 많이 뚫린 시루를 사용합니다. 물이 빠져나가지 않고 고여 있으면 뿌리가 썩습니다. 물이 흘러가는 동안 필요한 만큼만 흡수하고 흘려보냅니다. 물은 흘러가 버리지만, 콩나물은 자랍니다.

들숨 날숨 하는 동안 우리 몸에 필요한 맑은 기운[산소]을 받아들여 멈추는 동안 충분히 흡수되고 탁한 기운[탄산가스]은 내쉬는 숨으로 충분히 내보냅니다. 이런 호흡 과정에서 우리 몸은 성장하고 발전합니다.

12. 축기(蓄氣)는 마중기(氣)

지하수를 끌어 올리기 위해서는 펌프에 한 바가지의 '마중물'을 부어야 합니다. 마찬가지로 우주의 원기를 내 몸에 끌어오기 위해서는 한 움큼의 '마중기[마중기란 말은 원래 없는 말이지만 마중물에서 빌려 온 말]'가 필요합니다. 그래서 축기를 합니다.

축기를 마치 물질을 쌓아 올리듯이 쌓는다고 생각할 수 있는데 기운은 형체가 없으므로 우리 몸 안에 우주의 기운을 쌓아 둘 수는 없습니다. 다만 필요할 때 끌어올 수 있는 마중기를 마련하면 언제든지 우주의 기운을 끌어 올 수 있습니다.

아랫배에 우주의 원기를 끌어올 수 있는 펌프와 마중기를 만드는 과정이 정각도 과정[중기단법, 건곤단법, 원기단법]입니다. 정각도 과정의 행공(行功)은 몸과 마음을 하나로 모아 단전호흡하여 단전에 열기[丹火氣]가 생겨나면, 그 열기로 용광로에서 불순물을 녹여 걸러내듯 몸과 마음의 불순물을 걸러내어 맑고 밝은 우주의 기운이 깃들게 하는 것입니다.

이때 단전에 따뜻한, 혹은 뜨거운 열기가 생기면 도태(道胎: 여성의 잉태에 비유하여 도의 씨앗이 생겨남을 이르는 말)가 이루어졌다고 하며, 이 도태의 뜨거운 기운으로 임맥(任脈: 몸의 앞면 가운데를 통과하는 기운의 통로)과 독맥(督脈: 등의 중앙을 통과하는 기운의 통로)을 유통하여 임맥과 독맥이 열리면 우주의 기운이 드나드는 크나큰 길이 열립니다. 물론 호흡을 통해서도 우주의 기운이 드나들지만, 그것은 아주 작은 오솔길이라면, 임독맥이 열리면 큰 고속도로가 건설된다고 할 수 있습니다.

물, 공기 등 우주의 모든 것들은 본래 선도 악도 아닙니다. 사람이 어떻게 쓰느냐에 따라 선악이 구분됩니다. 기(氣) 역시 마찬가지입니다. 기가 내 몸과 마음을 통과하면서 좋은 기운 혹은 나쁜 기운이 됩니다. 내 몸과 마음이 맑고 청수하면 좋은 기운이 될 것이요, 탁하고 어둡다면 탁한 기운이 되어 주변에 나쁜 기운을 뿌리게 될 것입니다.

몸은 마음을 담는 그릇이요, 마음은 기운으로 드러나기 때문에 몸과 마음을 닦을 이유가 여기에 있습니다.

축기란 그릇을 만드는 것이지, 물질을 쌓아 올리듯 쌓을 수 없죠. 잡을 수도, 형체도 없는 기운을 어찌 차곡차곡 쌓을 수 있겠습니까? 기는 마음을 따른다 했으니[氣隨神] 오직 마음으로 따르게 할 수 있을 뿐입니다. 햇볕은 따뜻할 뿐이나, 볼록렌즈로 초점을 모으면 무엇이든 태울 수 있는 뜨거움이 됩니다. 우리의 마음을, 우리의 정신을 하나로 모으면[精神 統一] 무엇이든지 할 수 있는 극치적인 힘이 됩니다.

13. 임독맥 유통

문 임독맥 유통에 관해 설명을 해 주십시오. 하단전 축기가 잘됐는지 모르므로 하지 않아 왔습니다. 언제 해야 하며, 그 방법은? 목적은? 혹시 부작용은 없는지요?

답 임독 유통

정각도 단계 수련에서 단전 행공으로 축기 된 기를 진기단법에서 본격적으로 유통합니다. 건곤단법이나 원기단법에서도 임독 유통을 하지만 이는 길을 익히는 정도라고 봅니다. 물론 사람에 따라서는 건곤단법이나 원기단법에서도 임독 유통이 이루어질 수 있습니다만, 일반적으로는 길을 익히는 정도라는 것이지요.

야영할 때 텐트 주위를 약간 파서 물길을 내주어야 비가 오면 그 물길을 따라 물이 흘러가서 안전하지요. '길을 익힌다'는 것은 물길을 내주는 것에 비유할 수 있습니다. 축기가 돼서 기운이 움직이기 시작할 때 임독맥으로 유도하기 위한 것으로 생각할 수 있지요.

단전에 축기가 된 증험은 따뜻한 열기로 알 수 있습니다. 의식을 하단전에 집중하고 단전에서 후끈한 열기가 느껴지면 그 열기를 독맥을 따라 올리고 임맥을 따라 내립니다.

단전호흡할 때 호와 흡에 있어서 호하는 지 흡하는 지 모를 정도로 조용히 호흡하여 가느다란 깃털을 코에 대어도 흔들리지 않도록 호흡이 들어가는지 나가는지 모를 정도로 깊고, 길고, 가늘고, 고르게 호흡을 하여야 합니다. 이처럼 고요하게 호흡을 하면 열기를 느낄 수 있습니다.

임독 유통 방법은 원기단법 호흡하듯이 배꼽 반대편 등에 있는 명문혈에서 들어와 배꼽 아래 세 치[약 10cm]에 있는 관원혈을 지나 곡골혈, 회음혈, 꼬리뼈 밑의 장강혈에서 양 신장 사이로 들어가는 듯 상상하며 아랫배에서 두어 번 감는 듯하다가 따뜻한 기운을 장강혈로 보내서 척추 속으로 -온도가 올라가면 수은주가 올라가듯- 올려서 머리 정수리의 백회를 지나 이마에서 속으로 들어가 뇌의 바깥쪽을 따라 옆에서 보면 귀 뒤쪽으로 내려서 목의 염천혈에서 가슴뼈를 통과해 하단전에 내립니다.

아랫배에서 장강혈로 보낼 때는 항문조임근을 살짝 조이는 듯하고, 장강혈에서 척추 속으로 들어갈 때는 척추를 쭉 펴서 위를 올려다보는 듯하고, 이마 앞으로 해서 임맥으로 내릴 때는 턱을 가슴 쪽으로 당기면 상상하는 데 도움이 됩니다. 그러다가 숙달되면 정좌하고 유통합니다.

처음에는 상상으로 유통하는데 거듭하여 익숙해지면 척추를 지날 때 등줄기에서 가끔 열기를 느낄 수도 있습니다. 그러다가 기운이 머리에 이르면 마치 박하 향처럼 머리가 시원해지기도 하고, 임맥을 따라 내릴 때 입안에 옥같이 맑은 단침이 고입니다. 이 단침을 옥천(玉泉: 옥같이 맑은 샘)이라 하지요. 활력(活力), 활기(活氣)의 살 활(活) 자는 물 수(氵) 변에 혀 설(舌)가 합해져 있죠. 혀의 물은 단침이요, 옥천입니다.

물론 단전호흡이 잘 될 때도 입안에 단침이 고이죠. 긴장되거나 화가 나면 입안에 침이 말라 '입안이 바짝바짝 탄다.'라고 흔히 말하지요. 피곤하거나 기분이 불쾌할 때는 입맛이 쓰고요. 입맛이 쓰다는 건 침이 쓰다는 것이겠죠.

따뜻한 기운이 머리에서 시원한 기운으로 바뀐다는 것은 수증기는 뜨겁지만, 하늘로 올라가 구름이 되면 차가워지는 현상에 비유할 수 있겠습니다.

임독 유통은
1. 수승화강을 촉진하고,
2. 천지 기운과 상통하는 도문(道門)을 여는 과정이며
3. 육체적 에너지인 정(精)을 정신적 에너지인 기(氣)로 바꿉니다[煉精化氣].

임독 유통의 부작용은 별로 없지만, 축기가 안 된 상태에서 임독 유통을 하면 효과가 없으며, 두통이 생길 수 있습니다.

14. 호흡도 안 되고 힘만 들어간다

🗒 "전에는 그런대로 잘됐는데 오늘은 호흡도 안 되고, 아랫배에 힘만 들어가니 짜증이 납니다."

🗒 호흡은 잘 되는 호흡 잘 안 되는 호흡이 없습니다. 모든 호흡이 잘 되는 호흡이지요. 그런데 '호흡은 이렇게 해야 한다.'라는 기준을 스스로 정해 두고 거기에 맞지 않을 때는 호흡이 안 된다고 하는 경우가 많은 것 같습니다.

호흡을 점검한다면 100인 100색으로 다 다르고, 그 모든 호흡이 그분의 몸과 마음의 상태에서 가장 적합한 호흡일 겁니다. 그러니 모든 호흡이 다 잘되는 호흡이라는 겁니다.

'아랫배에 힘만 들어간다.'라고 하셨는데 아랫배에 힘이 들어가는 것은 문제가 아닙니다. 아마 '평소처럼 부드럽게 들쑥날쑥 하지 않다.'라는 말씀인 듯합니다. 풍선에 바람을 불어 넣으면 처음에는 쉽게 들어가다가 나중에는 잘 안들어 갑니다. 이는 풍선에 이미 들어있는 공기의 반탄력 때문이지요. 단전호흡으로 하단전에 기운이 쌓여 있으면 그 반탄력으로 호흡할 때 아랫배에 힘이 더 들어갑니다.

길을 가다 보면 평탄하고 반듯한 길도 있지만, 울퉁불퉁하고 구부러진 길도 있습니다. 날씨도 비 오는 날, 해 뜨는 날이 번갈아 나타나는 것이 정상입니다. 날마다 해만 뜨면 사막이 될 겁니다.

우리의 몸은 생리적 흐름[바이오리듬]이 있다고 하지요. 마치 달이 차고 기울고 하듯이요. 그날그날의 생리적인 흐름에 따라 몸의 느낌이나 호흡이 달라지리라 생각합니다.

고정된 것은 죽은 것입니다. 살아있는 것은 늘 변하지요. 호흡도 자세히 관찰하면 날마다 달라지는 것을 발견할 수 있습니다. 호흡은 사람마다 다른 것이 정상이고, 같은 사람이라도 날마다, 순간마다 달라지는 것이 정상이지요. 또 그날의 컨디션에 따라 달라지고, 마음 상태, 감정 상태에 따라 달라집니다.

봄과 여름에 나무들이 성장하는 것을 보면 곧 하늘을 찌를 것 같지만, 늦여름이 되면 겉의 성장은 정지하고 속으로 알차갑니다. 그래서 가을에 열매를 맺고 겨울에는 씨앗이 되어 다음 해를 기약하지요. 겨울 동안 다져진 나이테가 나무를 단단한 재목으로 만듭니다.

집을 지으려면 흙을 가져다 부어 기초를 다져야 합니다. 흙을 가져다 부으면 흙 높이가 높아지나, 다지면 다시 낮아집니다. 그러나 단단해지지요.

호흡도 처음엔 들쑥날쑥 잘 되는 것 같으나 어느 정도 지나면 잘 안 되는 것처럼 느껴지는 것은 잘 되던 것이 다져지는 것이고, 그걸 바탕으로 한 단계 더 발전하지요. 그러니 잘 되다가 잘 안 되면 다져지는 과정이려니 생각하십시오.

수련자는 음적(陰的)인 자세로 무엇이든 수용하는 마음, 겸손한 마음, 곧 여성성이 중요하다고 합니다. 노자(老子) 역시 여성성을 강조했지요. 호흡은 하늘 기운을 받아들이는 것입니다. 하늘은 양(陽)입니다. 내가 음적(陰的)인 자세가 되어야 잘 받을 수 있습니다.

'오늘 자기가 경험하는 것은 기억하지는 못할지라도 언젠가 자기가 꿈꾸던 것을 경험하는 것'입니다. 즉 내 마음이 만든 것이죠. 우학도인(羽鶴道人)은 "가고 가고 가다 보면 알게 되고[去去去中知], 행하고 행하고 행하는 가운데 깨닫게 된다[行行行裏覺]."라고 말했습니다. 수련 중에 일어나는 모든 경험은 과정입니다. 꾸준히 정진하다 보면 알게 되고, 깨닫게 될 것입니다.

15. 숨 멈추기[止息]에 대하여

문 어떤 수련단체에서는 숨을 멈추면[止息] 절대로 안 된다고 하던데요?

답 사람은 보통 호흡을 통해 산소를 공급받지요. 그들이 숨을 멈추면 안 된다고 하는 것은 숨을 멈추면 산소 공급이 차단되어 그 영향으로 부작용이 생길 것을 염려해서 그러리라 생각합니다.

그러나 국선도나 기공, 요가 등 수련에서는 신체를 단순한 물질이 아닌 에너지 체[氣體]로 봅니다. 그리고 국선도의 단전호흡은 기로 하는 기운의 호흡입니다. 국선도의 숨 멈춤[止息]은 '지식

지식(止息之息)'이라 했습니다. '호흡의 모습이 지극히 고요하여 그 숨소리가 귀로는 들리지 않고 오직 마음으로 들을 수 있는 고요하고[靜] 가늘고[細] 작게[小] 하는 호흡'입니다. 억지로 참고 멈추는 것이 아니라, 기도는 열어두고 호흡이 깊고 길어져 저절로 머물러지는 것이지요.

호흡의 경지를 도가(道家)에서는 '풍(風)', '기(氣)', '식(息)'으로 구분합니다. '풍'은 보통 사람들이 폐로 하는 호흡으로 폐호흡이고, '기'는 기운으로 하는 단전호흡이며, '식'은 호흡을 하는지 안 하는지 모를 정도로 깊고[深], 길고[長], 가늘고[細], 고르게[均] 하는 호흡입니다. 이러한 호흡을 '태식법(胎息法)'이라고 합니다. 태식이란 '어머니 배 속에 있는 태아가 하는 호흡으로, 코로 하는 호흡이 아니고 배꼽으로 하는 호흡'이지요. 태아는 산소와 영양을 탯줄을 통해 공급받습니다. 태아가 의도적으로 하는 호흡이 아닌 무심하게 절로 되는 자연 호흡이지요. 이런 호흡이 지식지식(止息之息)입니다.

숨을 멈추는 수련을 하면 여러 가지 이로움이 있습니다.

첫째는 산소 섭취량이 많아집니다. 우리가 보통 호흡할 때 들이마신 공기에는 약 21%의 산소(O_2)를 포함하고 있는데, 내쉰 공기에는 약 16~17%의 산소가 남아 있다고 합니다. 즉, 우리가 한 번 숨을 쉴 때 약 4~5%의 산소를 사용하고, 나머지는 그대로 내보내는 셈입니다. 이 덕분에 인공호흡이나 심폐소생술(CPR) 시 입으로 불어넣는 공기에도 산소가 충분히 포함되어 있어 응급 상황에서 도움이 된다고 합니다.

우리 몸은 산소를 효율적으로 사용하지만, 모든 산소를 다 흡수할 수는 없습니다. 폐포와 모세혈관 사이의 가스 교환 효율, 혈액의 산소 운반 능력, 조직의 산소 소비량 등에 따라 일부 산소는 그대로 배출됩니다.

그런데 운동을 하면 우리 몸은 더 많은 산소를 필요로 하게 되고, 이때 산소 소비량은 변화합니다. 평상시, 즉 안정 시 산소 소비량은 1분에 약 250ml이고, 격렬한 운동 시에는 최대 산소 소비량은 성인 기준 1분에 2,000~4,000ml까지 증가할 수 있고, 운동선수는 1분에 6,000ml 이상도 가능하다고 합니다. 운동 중 산소 소비가 증가하는 이유는 심박수와 호흡수가 증가하여 산소 공급량이 증가하고, 폐활량과 산소 교환 효율이 향상되기 때문입니다.

산소 섭취량을 높이려면 심폐 지구력을 향상시키는 운동이 핵심입니다. '지속적인 유산소 운동'은 최대 산소 소비량을 향상시켜 더 적은 노력으로 더 많은 산소를 사용할 수 있게 해줍니다. 지속적인 유산소 운동은 심박출량 증가, 폐활량 증대, 혈액순환 개선 등의 효과가 있습니다. 또한 산소 농도가 낮은 고지대에서 운동하거나 저산소 마스크 사용하여 훈련하는 '고도 훈련'이 있는데, 이 고도 훈련은 적혈구 수가 증가하여 산소 운반 능력이 향상되고, 근육 내 미토콘드리아가 증가되어 산소 활용 능력 높아진다고 합니다.

국선도 단전호흡의 숨 멈춤은 산소 섭취량을 높이며 심폐 지구력을 향상시키는 '지속적인 유산소 운동'이며, 저산소 마스크를 사용하는 '고도 훈련'에 상응하는 효과가 있을 것입니다. 또한 숨을 멈추는 동안 들이마시는 공기에 포함된 산소 흡수량이 보통 호흡인 4~5%보다 훨씬 많아지리라 생각합니다.

둘째는 집중력이 높아집니다. 우리는 무언가에 집중할 때 '숨을 죽인다.'라고 합니다. 숨을 죽인다는 것은 숨을 멈추는 것이고 숨을 멈추어야 정신이 집중되어 흔들림 없이 그 상태를 온전히 느낄 수 있습니다.

정신이 집중되어 고요하고 정밀한 상태에서는 평소처럼 호흡하면, 호흡이 거칠게 느껴지고 집중력이 흐트러집니다. 흔히 마음이 맑고 밝아서 고요한 상태를 명경지수(明鏡止水)와 같다고 하는데, 이는 바람 한 점 없는 호수의 물이 거울같이 맑아 모든 것을 있는 그대로 비춰주는 상태이지요. 이때 미풍(微風)이라도 불면 물결이 일어나 물상(物像)을 왜곡되게 비춥니다. 숨을 멈추면 마음도 고요해지고 맑아집니다.

셋째는 숨을 멈추면 느낌의 수용 폭이 넓고 커져서 감정에서 벗어날 수 있습니다. 사람들은 감정이 격한 순간을 '숨 막히는 순간, 기막힌 순간'이라고 합니다. 기쁨이나 슬픔, 흥분이나 고통이 매우 클 때는 숨이 막히고 기가 막힙니다. 사람마다 감정의 수용도가 달라서 자신이 수용할 수 있는 정도를 넘으면 숨이 막히고 기가 막혀 기절하기도 합니다. 100V의 기계에 220V의 전류가 흘러가면 퓨즈가 끊어져 기계를 보호하듯, 최상의 기쁨이나 지나친 슬픔 등 그 사람의 능력이 감당할 수 없을 때는 기절을 하여 그 생명을 보호합니다. 잠시 숨이 멈춰지고 의식이 끊어져서 감정에 따라 기운이 격동되는 것을 가라앉혀 그 상태에서 벗어나게 하고, 그 사람이 감당할 수 있을 정도가 되면 크게 한숨을 쉬면서 깨어나 기쁨이나 슬픔을 울음으로 표현합니다.

그런데 오랜 수련으로 단련하여 숨을 오래 멈출 수 있게 되면 생명력의 강도가 높아져 어떤 경우에도 흔들림 없는 의연한 자세가 됩니다. 이러한 상태는 둔감해지는 것과는 달라서 오히려 미세한 것까지도 충분히 느낄 수 있도록 민감하면서 마음의 고요를 유지하고 있는 상태입니다. 무언가를 있는 그대로 충분히 느끼려면 숨을 멈추고 느껴야 합니다.

넷째는 사람들은 무거운 것을 들거나 기운을 쓸 때는 숨을 멈추고 기운을 씁니다. 숨을 멈춰야 기운을 쓸 수 있습니다. 숨을 멈추려면 '괄약근(括約筋)'이 튼튼해야 합니다. 괄약근은 '오므림 살' 혹은 '조임근'이라고 하며 우리 몸의 어떤 통로를 여닫는 기능을 하는데 우리 몸에는 대략 50개가 넘는 괄약근을 가지고 있다고 합니다.

숨을 멈출 때 직접적으로 사용되는 괄약근은 '외부 항문조임근'과 관련이 있습니다. 외부 항문조임근은 의식적으로 조절할 수 있는 골격근으로, 복압을 조절할 때 함께 작용합니다. 숨을 멈출 때는 일반적으로 복부 근육[복직근, 복횡근 등]이 수축하여 복압이 올라가는데, 이때 항문조임근도 함께 수축하여 장기들이 아래로 내려가지 않도록 지지하는 역할을 합니다. 특히 힘을 줄 때 숨을 멈추는 때[예: 배변, 무거운 물건 들기 등]에는 숨을 깊게 들이마신 뒤 코와 입을 막고 숨을 내쉬려 하면서 가슴 안의 압력을 높이는 행위인 '발살바 수기(Valsalva maneuver)'가 사용되며, 이때 외부 항문조임근도 수축 상태로 유지됩니다.

단전호흡하면서 숨을 멈추는 수련을 하면 항문조임근이 절로 단련이 되어 튼튼해지고 기력이 증진되어 기운이 세집니다.

1997. 1. 31. 『밝』지 기고문

16. 세세흡입 세세호출(細細吸入 細細呼出)

국선도 호흡은 '세세흡입 세세호출(細細吸入 細細呼出)'입니다. 가늘고 가늘게 들이쉬고 가늘고 가늘게 내쉽니다. 어느 정도로 가늘게 하느냐? 겨울 방한복의 충전재로 쓰이는 오리털이나 거위털 같은 작은 깃털[微羽]을 코에 가져다 대고 호흡을 하더라도 작은 깃털이 움직이지 않을 정도로 깊고, 길고, 가늘고, 고르게, 숨이 들어오는지 나가는지 모를 정도로 하는 것을 목표로 하도록 권장합니다. 그러려면 숨소리가 다른 사람은 물론 자신에게도 들리지 않을 정도로 고요히 해야 합니다. 물론 행공 동작을 하면서 호흡을 하니 동작이 힘겨워 숨이 거칠어질 수 있지만, 늘 강조하듯이 호흡이 거칠어지지 않도록 동작을 무리하지 않게 해야 합니다. 또 숨이 드나드는 통로[氣道]를 좁히면 긁히는 듯한 숨소리가 들릴 수가 있으니 공기가 충분히 드나들 수 있도록 기도를 활짝 열어두고 호흡해야 합니다. 잠 잘 때 코골이하는 것도 기도가 좁아져 숨

소리가 크게 들리는 것입니다.

국선도 단전호흡은 기운의 호흡입니다. 기운으로 단전을 부풀리고 이완하여 횡격막 상하 운동을 하는 것이 기운의 호흡입니다. 횡격막 상하 운동을 하면 공기는 저절로 드나듭니다. 그런데 공기로 배를 부풀리려고 하면 호흡이 거칠어져 숨소리가 들리기 쉽습니다.

도가(道家)에서는 "도란 훔치는 것이다[道者盜也]."라고 합니다. 도가의 경전인 『음부경(陰符經)』에서는 "천지는 만물을 훔치고, 만물은 사람을 훔치며, 사람은 만물을 훔친다[天地萬物之盜 萬物人之盜 人萬物之盜]."라고 했습니다. 만물은 천지의 음양오행(陰陽五行)의 운화지기(運化之氣: 우주 만물을 끊임없이 움직이고 변화하게 만드는 근원적인 기운)로 이루어지고 소멸되므로 천지가 만물을 훔치는 것이고, 만물은 사람과 같이 만들어지나 사람의 온몸에 만물이 침투하므로 만물이 사람을 훔치는 것이며, 사람은 만물의 이치를 알고 천지의 변화를 알아서 만물을 취하니 만물을 훔치는 것입니다. 거꾸로 만물은 천지에서 나오니 만물이 천지를 훔치는 것이고, 사람은 만물을 섭취하여 살아가니 사람이 만물을 훔치는 것입니다.

이 관점에서는 '호흡은 우주의 기운을 훔치는 것'입니다. 그러니 기운을 훔치려면 들키지 않게 몰래[竊而]해야 합니다. 도가에서는 기운을 지키는 신장(神將)이 있다고 말합니다. 이 신장에게 들키지 않아야 우주의 기운을 훔쳐올 수 있다고 합니다. 호흡은 깊고, 길고, 가늘고, 고르게, 신장에게도 들키지 않도록 몰래해야 합니다.

다석 유영모 선생은 "우리는 보통 호흡을 통해서 숨을 들이마시고 내쉰다고 생각한다. 그러나 그것은 잘못된 생각이다. 호흡의 주체는 우리가 아니다. 잘 살펴보면 숨김[호흡을 통해 하느님의 생명력이 우리 안에 드나드는 것]이 우리의 몸속으로 들어왔다 나가는 것이다. 그래서 우리는 들숨날숨이라고 말한다. 보이지 않는 생명의 숨김이 낱 생명 안으로 들고 나지 않는다면 모든 생명체는 숨이 막혀 죽을 수밖에 없다. 사람은 숨 쉬면서 산화(酸化) 작용을 하여 생명의 불꽃을 일으킨다. 이러한 얼김〈하느님의 정신[영혼]과 하나 되는 상태〉과 숨김이 일으키는 사름[삶] 속에서 숨만 통하는 것이 아니라 말〈말숨[말의 숨, 곧 진정한 소통과 언어]〉도 통하고 생각〈뜻숨[뜻의 숨, 곧 생각과 의지]〉도 통하고 신〈얼숨[얼의 숨, 곧 정신적 존재, 신(神)과 연결됨]〉도 통한다.…숨 쉼은 곧 하느님의 숨어 쉼이다.(『다석 어록』)"라고 했습니다.

17. 코로 호흡하는 이유

문 요가 등 다른 수련법에서는 입으로 호흡하는 경우가 있는데, 왜 국선도에서는 호흡을 코로만 해야 하는지요?

답 국선도는 자연의 원리를 사람에게 적용하는 수련입니다. 국선도에서 코는 하늘 기운을 받아들이는 기관이고, 입은 땅 기운을 받아들이는 기관으로 봅니다. 그런데 생명 유지에 가장 중요한 것이 하늘 기운을 받아들이는 것, 곧 호흡입니다. 하늘 기운은 약 5분 정도만 받아들이지 못해도, 즉 숨을 5분만 못 쉬어도 생명이 위험합니다. 그런데 입은 비상구 역할을 합니다. 만약 사고로 코로 호흡할 수 없는 비상 상황에서는 입으로 호흡해야지요. 즉 그런 비상 상황이 아닐 때는 코로 호흡하는 것이 자연스럽습니다.

코로 호흡하는 것은 건강에 좋은 이유가 많습니다. 코로 숨을 쉬면 콧속을 지나는 동안 사람의 체온과 같은 온도로 공기를 따뜻하게 하고, 콧속의 섬모(纖毛: 가는 털)가 습도를 조절하며, 세균과 바이러스를 걸러줍니다. 또한 코로 호흡하면 산화질소라는 가스가 첨가되어 폐의 혈관을 확장하고 산소와 탄산가스의 교환을 돕습니다.

코로 호흡하는 것은 특히 머리를 식혀줍니다. 컴퓨터가 연산 작용을 하면 컴퓨터에 열이 나고, 이 열을 식혀주지 않으면 컴퓨터가 견디지 못하고 꺼져버립니다. 그래서 컴퓨터를 식혀주는 냉각기[cooler]가 중요합니다. 마찬가지로 사람도 생각이 많거나 복잡하면 머리에 열이 나서 머리가 아픈데, 이 머리를 식혀주는 것이 코호흡입니다. 들숨 때는 맑고 신선한 공기가 콧속의 구불구불한 비강(鼻腔)을 지나면서 식혀주고, 날숨 때도 코로 호흡하면 역시 비강을 통과하면서 머릿속의 열을 밖으로 배출해주는 역할을 합니다. 그래서 날숨은 따뜻합니다.

반면에 입으로 호흡하면 온도와 습도를 자기 몸에 맞게 조절하지 못하고, 불순물도 걸러주지 못하고 바로 기관지를 통해 폐에 전달되어 유해 물질이 많이 들어와 폐와 편도선에 해로워서 기침이 나고, 수면 장애나 피로감을 유발할 수 있다고 합니다. 또한 날숨 때도 입으로 내쉬면 머리를 식혀주지 못합니다. 이런 이유로 국선도에서는 "천천히 들이마시고[細細吸入], 천천히 내쉬며[細細呼出], 코를 사용해서 호흡[呼吸鼻用]하라."라고 권유합니다.

화가 나거나, 생각이 많을수록 열이 많이 나고 이를 식히기 위해 호흡이 빨라지고, 마음이 고요하면 생각도 없어져 호흡도 절로 깊고 고요해집니다. 그러니 생각이 많을 때는 그 생각을 없애려고 생각과 싸우지 말고, 호흡을 깊고, 길고, 가늘고, 고르게 하면 생각이 줄어져 마음이 고요해집니다.

제3장
몸 고르기

1. 수련이란 몸이 하고 싶은 대로 하지 않는 것

어느 도인은 "수련이란 하고 싶은 대로 하지 않는 것이다."라고 했습니다. 하고 싶은 대로 하지 않아야 새로워진다는 것이지요. 우리 삶은 선택의 연속입니다. 많은 경우 '해야 하는 것'과 '하고 싶은 것' 중의 선택이지요. 대체로 '해야 하는 것'은 마음이 원하는 바요, '하고 싶은 것'은 몸이 원하는 것입니다.

우리 몸은 땅에서 와서 땅으로 돌아가려 하고, 우리 마음은 하늘에서 온 우주정신이니 하늘로 돌아가려 합니다. 몸은 서 있으면 앉고 싶고, 앉으면 눕고 싶은 하향성이고, 마음은 저 높은 곳을 향하는 상향성입니다.

그러니 몸이 원하는 대로만 따르면 퇴보하고, 마음이 이끄는 대로 따르면 발전합니다. 새벽에 일어나기 싫은 것은 몸이 원하는 바요, 몸을 일으키는 것은 마음입니다. 수련장에 가기 싫은 것은 몸이요, 수련장으로 이끄는 것은 마음입니다. '몸은 종이요 마음이 주인'이라고 했습니다. 종은 게으름 피우려 하고, 주인은 종이 게으름 피우지 않도록 감독하고 격려합니다.

수련장에서도 행공 동작을 하기 싫은 것은 몸이요, 정해진 행공 동작을 하도록 이끄는 것은 마음입니다. 국선도의 행공 동작은 수천 년에 걸쳐 선인들의 경험이 쌓여 정립된 자연법칙과 인간의 생리에 맞는 수련 동작입니다. 자기가 하고 싶은 동작만 하면 발전이 없습니다. 하고 싶지 않을지라도 정해진 수련법대로 실행해야 발전합니다.

수련하시는 많은 분이 "수련장에 오는 발걸음보다 수련 끝나고 돌아가는 발걸음이 가볍다."라고 말씀하십니다. 그분들은 '하고 싶은 대로'하시는 분들이 아니라, '해야 하는 대로'하시는 분들입니다. '해야 하는 대로'하시면 몸은 개운하고 마음은 맑고 밝아집니다.

2. 몸은 모음

몸은 '모음'의 준말이라고 합니다. 우리 삶의 흔적이 몸에 모여 있다는 것이지요. 특히 희로애락의 감정을 일으키는 사건의 경험은 우리 몸에 각인되어 잠재의식 속에 잠재되어 있습니다. 그것들이 우리 몸 군데군데 맺혀있어서 기운의 흐름을 방해하기도 합니다. 그로 인해 병을 일으키기도 합니다.

그런데 그것들이 국선도 수련을 통해 기혈이 순환되면서 맺혀있던 부위가 자극을 받으면 잠재의식에 맺혀있던 감정이 올라오기도 합니다. 그래서 수련 중 이유 없이 기뻐서 웃음이 나오기도 하고, 알지 못하는 이유로 화가 나기도 하고, 괜히 슬퍼서 울음이 나오기도 하고, 괜히 즐거워서 춤추고 싶기도 합니다. 이럴 때는 그 감정들을 충분히 느껴서 발산하면 맺힌 것이 풀리고 막힌 곳이 뚫립니다. 이런 현상은 마치 감겨 있던 태엽이 풀리듯이 맺힌 것이 풀리면서 경험하는 현상입니다. 태엽이 감겨 있는 것은 긴장이고 풀리는 것은 이완이지요.

　그 감정들을 수련 중에 충분히 발산하지 못했다고 생각되면 혼자 있는 시간에 하단전에 의식을 두고, 이유 없이 그냥 그 감정을 끌어올려 기운이 소진될 때까지 웃고 싶으면 웃고, 화가 나면 화내고, 울고 싶으면 울고, 춤추고 싶으면 춤춰서 충분히 발산한 상태에서 충분히 쉬면 몸과 마음이 개운해집니다. 어색하거나 쑥스러울 수 있지만, 몸과 마음의 때를 벗겨 맑게 하는 성스러운 일이며 나를 만나고 내 마음을 알아주는 일이니, 주저할 것 없습니다.
　이런 감정들은 한꺼번에 올라오기보다는 어떨 때는 웃음이, 어떨 때는 울음이, 욕설이, 춤이, 예고 없이 올라옵니다. 그리고 그 감정들을 발산하는 과정에서는 웃다가 울음이 나오기도 하고, 욕하다가 울기도 하고 웃기도 하고, 울다가 웃기도 하는 등 여러 감정이 교차하기도 합니다.

　'미쳐야 미친다.', '미치지 않으면 미칠 수 없다[不狂不及].'라는 말이 있습니다. 어떤 것을 이루려면, 어떤 경지에 이르려면 그것에 미친 듯이 몰입해야 한다는 말입니다. 이런 현상은 수련이 깊어져서 의식이 잠재의식에 이르렀다는 증험이기도 합니다. 그러니 부끄러운 일이 아니라 반가운 일이지요.

3. 동작과 호흡

청산 선사께서는 "행공 중에는 눈을 감고 행공이 끝날 때까지 내관 하라."라고 하셨습니다. 또한 "행공 중에는 호흡이 끊어지지 않도록 동작을 천천히 바꿔라. 한 동작에서 다음 동작으로 바꾸는 시간이 1분 걸려도 좋다."라고 하시며 호흡이 이어지도록 행공 하는 것을 강조하셨습니다. 그러나 많은 경우 동작 바꾸는 데 급급해서 호흡은 놓쳐버리고 동작을 바꾸고 나서 호흡을 다시 찾아오는 경우가 있습니다.

또한 "어려운 동작에서는 호흡이 흐트러지지 않는 한도에서 동작을 지탱하라."라고 가르치셨습니다. 어려운 동작을 억지로 참고 지속하려고 하면 호흡이 거칠어집니다. 어려운 동작에서는 첫 주에는 20초 정도를 지탱하고, 다음 주에는 30초, 그다음 주는 40초, 이런 식으로 지탱하는 시간을 점차 늘려가면 호흡이 흐트러지지 않고 동작을 무리 없이 할 수 있습니다. 몸 상태와 호흡을 늘 관찰하면서 무리가 되지 않도록 해야 합니다.

물론 동작이 익숙해지면 저절로 호흡이 순조롭습니다. 하지만 어려운 동작을 지탱하다 보면 호흡이 거칠어지는데, 이때는 호흡을 억지로 참으려 말고 수련 단계에 따라 정해진 호흡이 어려우면 평상 호흡으로 돌아가서 호흡을 조절하여 호흡이 안정되면 다시 수련 단계에 맞는 호흡으로 돌아갑니다.

호흡 중심으로 동작을 편히 하다 보면 편한 동작에 안주하기 쉬우니 주의해야 합니다. 호흡과 동작은 서로 돕는 역할을 합니다. 동작이 잘되면 호흡이 잘되고, 호흡이 잘되면 동작 또한 잘됩니다. 우리 몸은 적응력이 있어서 처음에는 어려운 동작도 자주 하면 쉬워집니다. 감당하기 어려운 스트레스는 병이 되지만 적당한 스트레스는 우리를 발전시킵니다.

4. 국선도 동작과 호흡의 효과

국선도 수련을 약 8개월 정도 하신 78세 되는 분께서 지난해 가을 예초기로 조상님 산소 벌초를 3시간가량 하셨다고 합니다. 등산을 해도 숨이 덜 차고, 벌초 후 작년과는 달리 다리가 떨리지 않은 것을 보니 다리에 힘이 생긴 것 같다고 하셔서 반가웠습니다.

국선도 회원인 체육학을 전공한 모 대학 체육학과 교수는 국선도 수련은 체육학의 관점에서 운동 효과를 극대화하는 방법이라고 말합니다. 보통 운동량이 많아질수록 산소 요구량이 많아지며 그 산소 공급을 위해서 호흡이 빨라지는데, 우리 몸의 폐활량은 일정하여 산소 요구량에 따라 산소 공급량이 한없이 많아질 수가 없습니다. 그래서 산소 요구량과 산소 공급량이 차이가 생기는데, 이 차이를 극복하려고 우리 몸 근육에 '미오글로빈'이 생성되어 부족한 산소를 대체할 수 있다고 합니다. 이 미오글로빈이 많을수록 숨이 덜 차는데 이것이 운동의 효과입니다. 즉 평소 훈련으로 미오글로빈이 많이 만들어진 사람은 그렇지 않은 사람보다 운동량이 많아져도 숨이 덜 찬다고 합니다.

미오글로빈은 근육에 존재하는 산소 운반 단백질로, 산소를 저장하고 필요할 때 방출하는 역할을 합니다. 미오글로빈은 산소가 풍부한 환경에서 산소를 흡수하고, 산소가 부족한 환경에서 이를 방출하여 근육 세포에 필요한 산소를 공급합니다. 또한 노화를 일으키는 활성 산소를 제거하는 역할도 수행합니다.

보통 운동의 경우는 긴장과 이완이 반복되고, 긴장 상태일 때 산소 요구량이 많아지고 이완 상태일 때는 휴식이 되어 산소 요구량이 적어집니다. 그런데 국선도 수련 동작은 일정한 시간 동안 이완 없이 긴장 상태를 유지합니다. 긴장 상태가 지속되면 산소 요구량이 많아져 호흡이 빨라져야 하는데, 국선도에서는 오히려 평소보다 느리게 호흡을 합니다. 그래서 긴장과 이완이 반복되는 운동보다 운동 효과가 극대화된다는 것입니다. 예컨대 팔굽혀펴기는 긴장과 이완이 반복되지만, 국선도의 엎드려뻗쳐 동작은 일정 시간 동안 팔을 편 채로 긴장 상태를 유지합니다.

또한 운동할 때 충분한 산소가 공급되지 않으면 근육에 젖산이 생성되고, 이 젖산이 쌓이면 근육의 pH가 낮아져 피로감을 유발할 수 있습니다. 그런데 국선도 수련은 심호흡으로 충분한 산소를 공급하여 수련 후 오히려 피로가 회복되는 것을 경험할 수가 있습니다.

운동 강도가 높아지고 산소가 부족해지면 인체에서 생성되는 엔도르핀과 내인성 카나비노이드라는 물질들이 뇌에 영향을 주어 발생한다고 알려져 있습니다. 엔도르핀은 통증을 억제하는 호르몬으로, 운동 강도가 높아져 산소가 줄어드는 상태가 되면 급증하게 됩니다. 내인성 카나비노이드는 마리화나와 유사한 천연화합물로서, 운동의 시작과 보상에 관련된 물질입니다.

기합(氣合)과 기분(氣分)이란 말이 있습니다. 기합은 힘들고, 기분은 좋거나 안 좋거나 합니다. 기합은 기운을 모아 합하는 과정이니 힘들고, 기분은 기운을 나누어 쓰니 좋게 쓰이면 좋고 안 좋게 쓰이면 나쁩니다.

국선도 수련자는 국선도 동작이 기합받는 자세 같다고 합니다. 그렇습니다. 기운을 모으는 것이 기합이고, 국선도 자세들은 기운을 모으는 자세들이니 힘들어서 그렇게 말씀하시는 것입니다.

힘들게 기운을 모으는 이유는 그 기운을 오장육부를 비롯한 전신의 12 경락에 고루 나누어 우리 몸을 건강하게 하기 위함입니다. 그래서 힘들게 수련한 후에는 전신의 기혈순환이 잘되어 기분이 좋아집니다.

국선도 수련에는 이런 원리가 들어 있으니 편안하고 즐거운 마음으로 힘듦을 참고 수련하시면 수련하신 만큼 우리 몸이 변화되어 노화를 예방하고 건강해질 것입니다.

5. 항문 오므리기

(1) 항문조임근 조이기

🈵 수련할 때 '항문조임근 조이기'에 대하여 의문이 있습니다. 숨을 들이마실 때 조이는가? 내쉴 때 조이는가? 왜 조이는가? 어떻게 조이는가 등 의문이 있습니다.

🈵 괄약근(括約筋: 오므림 살)은 고리 모양으로 된 근육으로, 인체의 필요로 인해 소화 기관 등의 어떤 통로를 여닫는 것을 제어하고, '조임근'이라고도 합니다.

"항문조임근'은 '내항문 괄약근'과 '외항문 괄약근'이 있는데, 내항문 괄약근은 우리의 의지와 상관없이 자율신경계의 지배를 받아 잠잘 때나 무심히 있을 때도 제 역할을 다하는 근육이고, 국선도 수련할 때 조이는 괄약근은 전음(前陰: 성기)과 후음(後陰: 항문)을 둘러싸고 있는 우리 뜻대로 조절할 수 있는 '외항문 괄약근'입니다.

인간의 생명력과 항문조임근의 힘은 밀접한 관계가 있습니다. 어린이는 항문조임근이 오므려져 있어서 열이 날 때 해열을 위해 **좌약**(坐藥: 항문에 끼워 넣고 체온으로 녹여서 약효를 내게 만든 약)을 항문에 밀어 넣기가 어렵습니다. 반대로 나이가 들어서 치매에 걸린 노인은 항문조임근이 풀려 있어서 대소변을 가리지 못합니다. 나이가 들수록 항문조임근 힘이 약해져 요실금이 생겨 속옷을 적시기도 합니다. 마지막 숨을 거둘 때는 항문조임근이 풀리면서 대장에 남아 있던 대변이 밀려 나온다고 합니다. 이 세상을 떠날 때는 똥 덩어리 하나도 가지고 갈 수가 없는 것입니다.

사람이 물에 빠지거나, 충격 등으로 숨이 멈춰졌더라도 항문조임근이 풀리지 않았으면 인공호흡이나 심폐소생술 등으로 살릴 수가 있으나, 항문조임근이 풀려 배변(排便)이 된 뒤에는 살릴 수 없다고 합니다. 또 대소변을 참을 때도 항문조임근을 조이게 됩니다. 그래서 생명력 강화의 방편으로 항문조임근 조이기가 활용됩니다. 여러 가지의 오줌누기장애와 치질 예방, 정력증진을 목적으로 권장하는 '케겔 운동'이 바로 항문조임근 조이기입니다.

『국선도』2권 105쪽, 원기단법 행공 설명에 "항문을 항상 오그린다고 생각하고 항문 부위에 은은히 힘을 주고 행공을 하여야 한다."라고 되어있습니다. 행공 동작을 할 때 서서 뒤로 젖히는 동작에서는 단전호흡을 하면 호흡에 따라 항문조임근이 저절로 오므려집니다. 그러나 앞으로 숙이는 동작에서는 자칫 항문조임근이 열릴 수 있습니다. 그래서 앞으로 숙인 자세에서도 척추를 곧게 하고 하단전을 앞으로 약간 내밀거나, 하단전을 하늘을 향해 약간 들어 올리듯이 동작을 하면 허리에 힘이 들어가면서 항문조임근이 은은히 오므려집니다[대소변을 참을 때와 비슷합니다].

앞으로 숙인 자세뿐만 아니라, 모든 동작에서 이런 자세로 단전호흡을 하면 호흡에 따라 절로 조여지고 풀리고 하며 항문조임근을 오므리는 데 마음 두지 않아도 됩니다. 그러면 행공 후에 허리의 힘이 강해지고, 정력도 증진됩니다.

　여기서 우리는 '조이는 것'과 '오므리는 것'의 차이를 주목할 필요가 있습니다. 조이는 것은 대소변을 참을 때처럼 강하게 조이는 것이며, 오므리는 것은 살짝 닫는 듯한 느낌입니다. 국선도 행공 동작은 강하게 하는 것이 아니라 은은히 꿈속에서 동작하듯이 합니다. 그래서 동작 설명을 보면 늘 '은은히'라는 설명이 많습니다. 동작을 바꿀 때는 서서히, 동작할 때는 은은히[강하지 않게], 단전을 두드릴 때도 은은히, 항문을 오므릴 때도 은은히 하는 것이 좋습니다. 은은히 행공할 때 더 자연스럽습니다.
　그런데 혹시 처음부터 항문조임근 오므리기를 의식하고 들이마시면 오히려 아랫배에 힘이 들어가서 아랫배를 내미는 데 방해될 수 있습니다. 그럴 때는 반쯤 들이마실 때까지는 항문조임근 오므리기를 하지 않고 배를 내밀다가 나머지 반을 내밀 때 은은히 오므리는 것이 좋습니다.

(2) 단법별 항문 오므리기

　문 중기단법 전편, 중기단법 후편, 건곤단법, 원기단법, 각 단법에서 호흡 시 항문 오므림과 풀어줌을 어떤 요령으로 어찌해야 하는지 명확한 설명을 해주실 수 있나요? 저에게는 정말 중요합니다.

답 단전호흡이 깊어지고 길어지면 항문조임근이 저절로 조여지고 풀립니다. 거꾸로 항문조임근을 조이고 풀면서 단전호흡을 하면 호흡을 깊고 길게 하는 데 도움을 받을 수 있습니다. 다만 단전호흡이 어느 정도 익혀져서 복식호흡이 아닌 단전호흡이 된 상태에서 시도해야지 복식호흡의 상태에서 항문조임근 조이기를 하면 도움이 안 됩니다.

중기단법 전편에서는 항문조임근은 신경 쓰지 마시고 하단전 굴신(屈伸: 밀고 당기기)에만 마음을 두고 호흡을 하는 것이 단전호흡을 익히는 데 도움이 됩니다. 그러나 호흡이 아래로 잘 내려가지 않을 때는 들숨에 아랫배가 앞쪽으로 나아간 만큼 항문도 함께 앞쪽으로 따라가듯이 은은히 오므리고, 날숨에서 아랫배가 이완되는 만큼 항문도 힘을 풀면서 행공을 하면 쉽게 항문 오므리기가 습득되며 호흡도 아래로 내려갑니다.

중기단법 후편에서는 10초 들이마시고 10초를 내쉬는데, 들이마시기 처음 5초 정도는 그냥 들이마시고 나머지 5초를 들이마시며 항문을 은은히 조이고, 내쉬며 풉니다. 내쉬는 마지막에 남아 있는 숨을 짜낸다는 마음으로 항문을 살짝 조였다가 풀고 나서 다시 들이쉽니다.

건곤단법에서는 숨을 멈추는 동안에 은은히 항문을 오므린 채 멈춥니다. 들이마시고 멈추면서 항문을 은은히 조이고, 내쉴 때는 항문의 힘을 풀다가 멈추는 동안에는 은은히 오므립니다. 그러나 강하고 빠르게 숨을 내쉬고자 할 때는 내쉬면서 항문을 조일 수도 있습니다.

원기단법에서도 들이마시고 멈추면서 항문을 은은히 조이고, 내쉬면서 풀고, 마지막에 항문을 살짝 조였다가 풀고 나서 다시 들이마십니다.

요약하면 들이마시고 내쉬는 호흡의 극점에서 항문을 은은히 조이고, 호흡의 과정에서는 호흡을 따라 자연스럽게 항문조임근이 조이고 풀리는 것을 느끼면서 호흡을 한다면 무리가 없을 것입니다.

항문 오므리기와 관련하여 3가지 정도를 생각해 볼 수 있습니다.

첫째는 항문 오므리기는 신경 쓰지 않고 호흡과 동작을 따라 몸에 흐르는 느낌을 마음의 눈으로 바라보며 수련하는 방법,

둘째는 흡지(吸止)에서 항문을 은은히 오므리는 방법,

셋째는 위에서 설명한 것처럼 호흡의 극점에서 항문을 오므리는 등의 방법이 있습니다.

주의할 점은 처음부터 항문 오므리기를 시도하면 아랫배가 긴장되어 오히려 하단전 호흡이 방해될 수가 있으니 처음에는 아랫배를 들쑥날쑥하는 노력을 하여 아랫배가 순조롭게 충분히 들쑥날쑥할 때에 항문 오므리기를 시도해 보는 것이 좋을 것입니다.

위의 세 가지 방법 중 자기에게 맞는 방법을 찾아 수련할 때 활용하면 됩니다. 항문 오므리기가 익혀지면 그것을 잊어버리고 동작에 따라 수축과 이완이 절로 되도록 놓아두고 동작이 달라짐에 따라 느껴지는 몸의 느낌과 기운의 흐름을 느끼면서 수련하는 것이 좋습니다.

(3) 항문 오므리기와 대퇴근(大腿筋)

🔲 단전호흡을 하며 항문조임근을 조일 때, 허벅지 근육까지 함께 조이는 것인지, 항문조임근 위주로만 조여도 되는지 궁금합니다.

🔲 호흡이 깊어지면 항문조임근은 저절로 조여집니다. 그런데 일부러 항문조임근을 조이려면 힘이 들어갈 수 있습니다. 그러니 호흡을 들이마시며 조금씩 은은히 조이다가 호흡을 멈추는 동안 조여진 그대로 머무르는 것이 자연스럽습니다. 항문조임근 위주로 조이되 그 과정에서 허벅지 근육에 힘이 들어가는 것은 자연스러우나, 일부러 허벅지 근육까지 조이려고 하면 상체까지 긴장할 수 있으니 상체가 긴장하지 않는 정도로 조이는 것이 좋습니다.

'물망 물조장(勿忘 勿助長)'이라는 말이 있습니다. '잊지 말고, 조장도 말라.'라는 뜻입니다. 이 말은 『맹자』「공손추 상편」의 호연지기(浩然之氣)를 기르는 방법으로써 "반드시 해야 할 일을 할 뿐 바로 잡으려고 하지 말고, 마음으로 잊지도 말고, 조장하지도 말라[必有事焉而勿正 心勿忘 勿助長]."라는 말에서 나온 것입니다.

여기에서 '반드시 해야 할 일을 할 뿐 바로 잡으려고 하지 말고'라는 것은 꼭 필요한 일을 하되 바르게 하려고 지나치게 틀에 얽매이지 말라는 의미이고, '마음으로 잊지도 말고, 조장하지도 말라'라는 것은 꾸준히 하되 억지로 하지 말라는 뜻입니다. 그러니 잊지 말고 꾸준히 하되 너무 잘하려고 긴장하지 말고 중도(中道)를 지키라는 뜻으로 이해합니다.

국선도 수련에서 '반드시 해야 할 일'은 "조금씩 가늘게 들이마시고[細細吸入], 조금씩 가늘게 내쉬되[細細呼出], 코를 사용해서 호흡하고[呼吸鼻用], 꿈속에서 행동하듯이[夢中行功] 하라." 입니다. 우리가 꿈속에서 행동할 때는 아련한 상태에서 마치 슬로비디오처럼 서두르지 않고 천천히 행동합니다. 이처럼 수련할 때도 잠잘 때 힘을 뺀 것처럼 온전히 이완한 상태에서 서두르지 않고 조심스럽게, 조금씩, 천천히, 수련하는 것을 권장합니다.

6. 식생활

청산 스승께서는 "국선도 수련자는 자연으로부터 배운다."라고 말씀하셨습니다. 자연계 동물의 식생활을 보면 사자나 호랑이 같은 육식동물, 새나 쥐 등 알곡을 주로 먹는 곡식 동물, 소나 말 등 초식동물로 구분할 수 있습니다. 육식동물은 날쌔고 용감하며[勇], 곡식 동물은 꾀가 많으며 약삭빠르고[智], 초식동물은 어질고 순합니다[仁]. 육식동물은 순발력은 뛰어나지만, 지구력이 부족하고 초식동물은 지구력이 좋지만, 순발력은 떨어집니다.

사람은 지인용(智仁勇)을 겸비해야 합니다. 인만 있고 지와 용이 없으면 무능한 사람이 되고, 지만 있고 인과 용이 없으면 잔꾀나 부리는 약삭빠른 사람이 되고, 용만 있고 인과 지가 없으면 난폭한 사람이 됩니다. 사람은 잡식동물이어서 육식, 곡식, 초식을 골고루 하는 것이 좋은 데, 치아의 구성을 보면 성인의 치아 32개 중 육식동물에게 발달한 송곳니는 4개이고 나머지는 곡식과 초식에 좋은 치아로 구성되어 있습니다. 그러니 이 구성비에 맞추어 섭취하면 좋다고 합니다. 이 이론에 따르면 육식 비율은 식사 총량 중 8분의 1이 좋다는 것입니다.

식생활은 자기 삶의 목적에 따라, 직업에 따라 이를 활용하면 좋습니다. 지구력이 더 많이 요구되는 마라톤 선수는 채식 위주의 식생활이 좋고, 순발력이 많이 요구되는 역도나 레슬링 선수는 육식을 좀 더 하고, 지혜가 좀 더 필요한 바둑 선수는 곡식을 더 취하는 것이 필요할 것입니다. 그리고 인간은 자신이 주로 먹는 것의 성질을 닮는다고도 합니다.

자연은 모든 것을 살립니다. 다만 자기 기운과 맞지 않는 시기에는 스스로 물러나 안으로 감추어 두었다가 자기 기운에 맞는 때가 오면 다시 움터 나와 성장하지요. 예를 들면 따뜻한 양(陽) 기운을 타고난 벼는 따뜻한 봄에 싹터서 더운 기운이 많은 여름에 자라서 서늘한 음(陰) 기운이 일어나는 가을에는 열매를 맺어 안으로 감추어 물러났다가 다음 해 봄에 다시 따뜻한 기운이 일어나면 다시 싹을 틔웁니다. 가을의 서늘한 기운이 벼를 죽이는 것이 아니라 벼 스스로 자기 기운과 맞지 않아 물러나 안으로 감추어서 때를 기다리는 것이지요.

이와 달리 밀이나 보리는 서늘한 기운을 타고나서 서늘한 기운이 일어나는 가을에 싹을 틔워 겨울의 추운 기운을 듬뿍 받고 자라서 따뜻한 기운이 일어나는 봄에는 자기 기운과 맞지 않아 열매를 맺어 안으로 숨습니다.

자연은 늘 모든 것을 살리지만, 타고난 기운 따라 나타나고 물러나는 것을 반복하지요. 그러니 사람의 먹거리도 때에 따르는 것이 자연스럽습니다. 따뜻한 기운[陽氣]을 간직한 쌀은 가을에 수확하여 추운 겨울에 먹어서 찬 기운을 이기도록 돕고, 서늘한 기운[陰氣]을 간직한 밀이나 보리는 더운 여름의 식량이 되어 더위를 이기도록 돕습니다. 여름철 과일은 우리 몸을 식혀주고, 가을철 과일은 우리 몸을 덥혀줍니다. 그래서 제철에 나는 음식이 건강에 좋습니다.

7. 잠

"프랑스의 지구물리학자 드 메랑(J. B. Dortous de Mairan)은 낮에는 해를 따라다니고 밤이 되면 축 늘어지면서 시드는 미모사를 24시간 밀봉된 상자에 넣어 두었다. 미모사는 밤낮으로 칠흑 같은 어둠 속에 있었지만, 낮에는 여전히 해를 따라다니듯 자연스럽게 잎을 펼쳤고 날이 저물면 어떻게 알았는지 잎을 닫고 밤새 그대로 있었다. 미모사의 몸속 어딘가에는 틀림없이 햇빛을 가려도 24시간을 파악할 수 있는 리듬 생성기가 있었다."

1729년 물리학자 드 메랑은 미모사를 통해서 식물 자체에 체내 시계가 있다는 것을 증명해 보였습니다. 그리고 200년쯤 후에 나온 실험이 인간에게도 비슷한 '하루 주기 리듬'이 있다는 실험이었죠. 그러므로 아주 중요해진 것이 '잠'이었고 하루 24시간 중에서 6~8시간을 자야지만 또렷한 정신을 유지하며 낮 시간을 잘 보낼 수 있다는 결론이 나왔습니다. 정말 귀담아들어야 할 조언이 "자고 나서 생각해." "일단 한숨 푹 자라."라는 조언이라고 합니다.

하루의 기운에도 흐름이 있습니다. 동물들은 축시(丑時: 오전 1시~3시)부터 잠이 깨서 활동을 시작합니다. 그때쯤 첫닭이 울죠. 축시에 양기(陽氣)가 움직이기 시작하여 오전은 양기가 점점 많아지는 생성하는 기운이고, 정오(正午: 낮 12시)를 기점으로 흐름이 바뀌어 미시(未時: 오후 1시~3시)부터 음기(陰氣)가 점점 많아지는 오후는 갈무리하는 기운이죠. 자시(子時: 밤 11시~오전 1시)가 되면 음기가 가장 왕성합니다.

움직임은 양이고 휴식은 음입니다. 낮에 양기가 충만할 때는 양적인 활동을 하고, 밤에 음기가 깔려 있을 때는 음적인 휴식, 즉 잠을 자는 것이 자연의 흐름에 맞습니다. 특히 음기가 왕성한 자시(子時: 오후 11시~오전 1시) 이전에 자는 것이 좋습니다. 자시에는 음기가 왕성하여 혼령(魂靈)이 활동하는 시간이라고 합니다. 그래서 전통적으로 제사를 모실 때는 자정 즈음에 하고 첫닭이 울면 혼령이 돌아간다고 하지요.

생리학에서도 오후 10시~오전 2시 사이에 성장호르몬이 분비된다고 합니다. 성장호르몬은 성장기에는 성장을 돕고, 성장이 끝난 뒤에는 우리 몸의 부조화를 바로잡는 수리(修理) 호르몬 역할도 합니다. 기계를 고치려면 스위치를 끄고 수리해야 합니다. 기계가 작동되는 동안은 수리하기가 어렵습니다. 우리 몸도 수리하려면 스위치를 꺼야 하는데, 잠이 스위치를 끄는 것이죠. 그러니 수리하는 동안은 잠을 자는 것이 좋습니다.

그런데 조명기구의 발달로 밤도 낮처럼 활동하는 경우가 많습니다. 직업에 따라서는 밤에 일하고 낮에 자는 일도 있지요. 이런 경우 자연 기운의 흐름을 거슬러서 건강을 해칩니다. 저녁 10시에 자서 오전 5시에 일어나는 경우와 새벽 2시에 자서 오전 9시에 일어나는 경우, 또는 오전 9시부터 오후 4시까지 자는 경우는 같은 7시간을 자더라도 우리 몸에 미치는 영향은 다릅니다.

수련도 음기가 왕성한 자시에는 삼가는 것이 좋습니다. 혼령들과 연결하려는 목적으로 수련하는 경우가 아니라면 말입니다.

8. 잠자는 방향

청산 선사께서는 잠에 대하여 다음과 같이 말씀하셨습니다.

"잠을 잘 때 봄여름에는 머리는 동쪽으로 발은 서쪽으로 하여 잠을 자고, 가을 겨울에는 머리를 서쪽으로 발은 동쪽으로 하여 잠을 자는 것이 모두 기를 맑게 하고자 하는 것이다."

"봄여름에는 늦게 자고 일찍 일어나고, 가을 겨울에는 일찍 자고 늦게 일어나는 것은 기거(起居) 생활에 있어서 하늘 기운의 흐름을 따르는 방법이다. 왜냐하면, 봄여름에는 양(陽)의 기운이 발생하여 양기가 많을 때이므로 일찍 일어남으로써 양기를 일으키는 작용을 도와주고, 늦게 잠으로써 양이 작용하는 시간을 많이 가지도록 해주어야만 하늘의 기운의 흐름을 따르는 것이다. 가을 겨울에는 일찍 자고 늦게 일어남으로써 될 수 있는 대로 양기를 돌아가 쉬게 하려는 것이니 이것이 또한 하늘 기운의 흐름을 따르는 것이다.

노동도 밤에 일하는 것은 더욱 좋지 못한 것이다. 사람들은 말하기를 '수면이란 것은 노동의 피로를 풀기 위한 휴식이므로 언제든지 휴식하기만 하면 된다.'라고 할지도 모른다. 그러나 이것은 과학적인 견해이고, 기운이 변화하는 원리를 모르기 때문에 하는 말이다."

수련인들은 잠자는 것도 자연의 음양 원리에 순응하여 잠자는 방향이나 계절에 따라 잠자는 시간 등을 달리하여 자연의 원리에 어긋나지 않도록 해야 수련에 도움이 될 것입니다.

9. 독수리의 변신

하늘의 왕자인 독수리의 평균 수명은 40년 정도라고 합니다. 40년쯤 되면 날개도 탄력을 잃어 잘 날지도 못하고, 발톱과 부리도 무뎌져 사냥을 못 하게 되지요. 그렇게 되면 독수리는 어느 한적한 곳을 택해 대변신을 꾀한다고 합니다. 무뎌진 부리로 남아있는 털들을 완전히 뽑아 버리고, 발톱을 뽑고, 무뎌진 부리는 바위에 부딪혀 빼버린다고 합니다.

그런 뒤 얼마가 지나면 새로 털이 나고, 새 발톱이 생기며, 새 부리가 나와서 다시 30년을 더 하늘의 왕자로 살 수가 있답니다. 그 고통인들 오죽하겠습니까? 하지만 그 고통을 참아내면 30년의 새 삶이 펼쳐지는 것이지요.

여러분의 깃털은 윤기와 탄력이 있으신지요? 발톱이나 부리는 날카로우신지요? 국선도 수련의 어려움은 성장하면서 오는 어려움[成長痛]입니다. 새 삶을 위한, 참 건강을 위한 산고(産苦)의 아픔입니다. 국선도 수련으로 독수리처럼 젊음을 되찾아 새로운 몸과 마음으로 새로운 삶을 설계할 수 있습니다.

10. 기지개 켜기

　국선도 수련 동작은 모두 기지개 켜기입니다. 서서, 앉아서, 누워서, 엎드려서 기지개를 켜는 동작들입니다. 기지개는 국어사전에서는 '주로 피로하거나 나른할 때 몸을 쭉 펴고 팔다리를 뻗는 짓'이라고 돼 있습니다. 기지개를 켜면 움직이지 않던 근육을 움직이고 전체적으로 혈관이 넓어지면서 혈액 순환이 원활해지는 효과가 있습니다.
　청산 선사께서는 "아침에 잠이 깨면 자리에서 일어나기 전에 뒤통수와 꼬리뼈를 양쪽에서 서로 잡아당기듯 기지개를 3번 정도 켜고 일어나서 활동하는 것이 좋다."라고 하셨습니다.

　기지개를 켜면 잠들었던 몸을 효과적으로 깨울 수 있습니다. 잠잘 때는 아주 적은 에너지가 필요하지만 일어나면 활동을 위해 더 많은 에너지가 필요합니다. 이 필요한 에너지를 혈액으로 공급하는데 기지개를 켜면 근육이 당겨지고, 당겨진 근육이 혈압을 높여 전신에 혈액이 더 잘 돌게 됩니다. 또 기지개는 밤사이에 움직이지 않아 굳어있던 근육이나 관절을 풀어주는 역할도 합니다. 기지개를 켜면 근육이 당겨지면서 성장판이 자극되고 이것이 아이의 성장에 좋은 작용을 할 것이라고 보는 전문가들도 있습니다.
　오래 누워있거나 오래 앉아있거나 오래 서 있는 등 어느 한 동작을 오래 하면 그 동작에 따라 기운의 장이 형성됩니다. 그런데 갑자기 다른 동작으로 옮겨가면 그 기운이 흐트러지면서 잘못되면 결리는 곳이 생길 수 있습니다. 그러니 한 자세를 오래 지속하다가 움직일 때는 반드시 기지개를 켜고 움직이는 것이 안전합니다. 따뜻한 봄날 햇볕을 쬐던 개나 고양이가 움직이기 전에 기지개 켜는 것을 볼 수 있습니다. 이렇듯 땅에서 사는 동물들도 움직이기 전에 기지개를 켭니다. 새도 날기 전에 날개를 퍼덕이며 기지개를 켭니다.

기지개를 켜면 시원합니다. 기운이 막힘없이 잘 통하면 '시원하다'라고 합니다. 그래서 뜨거운 국물을 마시면 기운이 잘 통하니 "시원하다"라고 합니다. 기지개 켜기는 무리하게 하지 않습니다. 무리하게 하는 것은 기지개 켜기가 아닙니다. 시원하게 하는 것이 기지개 켜기입니다. 그래서 국선도 동작들은 늘 "무리하지 말고 자기 몸에 맞도록 하십시오."라고 권합니다. 모든 동작을 기지개 켜듯이 하면 무리 없이 할 수 있습니다.

기지개는 하늘 기운과 땅 기운을 잘 받을 수 있도록 온몸을 펴주는 것입니다. 우리의 몸은 이것을 통하여 성장합니다. 어린애들은 기지개를 자주 켜는데 기지개를 켜면서 어린애가 성장합니다. 기지개는 기운이 전신에 퍼지게 합니다. 국선도 기혈순환유통법(氣血循環流通法)의 여러 가지 동작들은 기지개 켜기이고, 이 기혈순환유통법으로 기운이 잘 소통되면 몸과 마음이 부드러워집니다.

동식물을 막론하고 살아 있을 때는 몸이 부드럽습니다. 그러나 그것이 생명을 잃으면 딱딱해집니다. 생명력이 왕성할수록 부드럽습니다. 부드러운 것은 기혈 순환이 잘되기 때문이고 굳은 것은 기혈 순환이 잘 안되기 때문입니다. 물이 흐르지 않고 고여 있으면 썩듯이 기혈 순환이 순조롭지 않으면 병이 됩니다.

사람도 어려서는 몸이 유연하다가 나이가 들면 점점 굳어집니다. 그래서 몸을 유연하게 해주는 것이 젊음을 되찾는 한 방법이 되고, 국선도 수련으로 그것이 가능합니다. 유연선심(柔軟善心)이라 했듯이 몸이 유연해지면 마음도 유연해져서 여유가 생깁니다.

『도덕경』 76장에서는, "사람이 살아 있으면 부드럽고 연약하지만, 사람이 죽으면 굳고 강하다. 초목도 살았을 때는 부드럽고 연약하지만, 그것이 죽으면 말라서 굳어진다. 그런 까닭에 굳고 강한 것은 죽음의 속성이고 부드럽고 약한 것은 삶의 속성이다[人之生也柔弱, 其死也堅强. 萬物草木之生也柔脆, 其死也枯槁. 故堅强者死之徒, 柔弱者生之徒]."라고 하였습니다.

11. 유연성 기르기

기혈순환유통법을 할 때 호흡은 각자의 수준에 맞추어서 해야 합니다. 초보자는 숨을 내쉬며 동작을 하고, 숙달되면 숨을 멈추며 동작을 합니다. 풍선에 바람을 불어 넣어서 누르면 골고루 퍼지듯, 하단전에 들인 기운을 멈추며 동작을 하면, 동작에 따라 단전이 압박되어 단전으로부터 자극 부위로 기운이 흐르는 것을 느낄 수 있습니다.

의식은 항상 하단전과 동작에 따른 자극 부위에 둡니다. 동작에 따라 자극받는 부위가 다르고 자극이 있는 곳에 자연스럽게 의식이 갑니다. '기운은 마음을 따른다[氣隨神].'라고 하였으니 마음이 가는 곳에 기운이 따라갑니다. 하단전은 기운의 바다[氣海]여서 하단전의 기운은 자극받는 곳으로 흐릅니다.

행공 동작을 할 때도 동작으로 인해 자극받는 부분에 마음을 두고 호흡을 하면 들이마실 때는 좀 더 자극이 많이 가고, 내쉴 때는 자극이 적게 갑니다. 예를 들어서 '중기단법 전편 13번째 해심법의 락법'은 발을 쭉 뻗고 앞으로 숙여서 발가락을 잡고 행공을 하면 발 뒤쪽의 방광경(膀胱經)에 자극이 가며 땅기는데, 들숨에서는 더 많이 땅기고 날숨에서는 덜 땅깁니다. 그래서 들숨 때는 덜 숙여지고 날숨 때는 더 숙여지는 과정을 반복하며 유연성이 길러집니다.

몸을 유연하게 하려고 보통 물리적 힘을 가하는 데 국선도에서는 될 수 있으면 물리적 힘을 가하지 않고 호흡을 통해 몸의 군더더기를 태워 유연성을 높입니다.

12. 음양 조화

국선도 행공을 할 때는 눈을 감거나 눈을 뜨거나 시선은 정면을 향합니다. 자신의 동작 모습을 마음의 눈으로 보고[內觀], 시선은 정면을 향해 멀리 봅니다. 마음의 눈이라야 기운의 흐름을 느끼고 볼 수 있습니다. 시선이 동작을 따라가면 마음의 눈이 방해를 받습니다.

또 머리는 하늘을 향해 곧게 세웁니다. 앞으로 숙이는 동작은 고개를 뒤로 젖혀야 머리가 하늘을 향해 바로 세워지고, 뒤로 젖히는 동작은 고개를 숙여야 머리가 하늘로 향합니다. 왼쪽으로 숙이는 동작은 고개를 오른쪽으로, 오른쪽으로 숙이는 동작은 고개를 왼쪽으로 젖히면 머리가 하늘을 향합니다.

그렇게 하면 음양이 고르게 됩니다. 굽힘[屈]은 음이고, 펼침[伸]은 양입니다. 왼쪽은 음이고, 오른쪽은 양입니다. 앞으로 숙이는[음] 동작은 고개를 젖혀[양] 음양을 조화시키고, 상체를 좌측으로[음] 틀 때는 하체를 우측으로[양] 틀어 음양을 조화시킵니다. 한번 굽혔으면[음] 한 번 펴주어[양] 음양을 고르게 하는 등 전후, 좌우, 상하를 고르게 움직여 음양을 조화시킵니다.

이 원리를 'S자 원리'라고 부르는데 이는 음양이 조화를 이룬 무늬 모양인 태극 무늬[☯] 가운데의 S자에서 가져온 명칭입니다.

13. 음양 조화[빨래 짜기]의 수련

국선도 동작을 할 때 상체를 왼쪽으로 틀 때는 하체는 오른쪽으로 틀고, 상체를 숙일 때는 고개를 들고 상체를 젖힐 때는 고개를 숙이는 등 음양을 조화시키는 것은 빨랫감을 빨아 물을 짤 때 서로 반대 방향으로 비틀어 짜듯이 불순물을 제거하려는 수련이라고 할 수 있습니다.

국선도에서 수련이라 할 때 수련(修煉), 수련(修鍊), 수련(修練)을 혼용(混用)합니다. 이 글자의 뜻을 살펴보면

'수(修)'란 사람이 태어나면서 부모로 받은 기질의 성품[氣質之性]과 살아오면서 형성된 습관의 성품[習慣之性] 등 사람의 욕심[人慾]으로 인한 사사로운 것들로 가려진 하늘로부터 받은 본래의 성품[本性: 天然之性]을 되찾기 위해 깨끗이 씻고 닦는다는 뜻입니다.

'련(煉)'이란 달구어진 용광로에 쇠를 넣어 쇠의 불순물을 제거하여 맑게 하는 것이고, '련(鍊)'은 쇠붙이를 달구어 두드려서 정련(精鍊)하는 것이며, '련(練)'은 옷감을 짜고 골라서 물에 씻어 비단을 만드는 것입니다.

그래서 수련의 의미는 살면서 잃어버린 본성을 되찾기 위해 씻고 닦아 왜곡되고 치우친 것을 바로 잡기 위해 단전의 용광로에서 단화기(丹火氣)로 달구어 행공 동작으로 두드려서 불순물을 제거하여 새로 옷감을 짜듯이 몸과 마음을 정미(精美)하게 가다듬어 본래의 맑고 밝음을 되찾아 선하고 강하게 되려는 노력입니다.

14. 척추 펴기

국선도의 행공은 늘 척추를 곧게 펴고 합니다. 청산 선사께서는 "위에서 누가 뒤통수를 잡아당기는 것처럼 생각하면 척추가 쭉 펴진다."라고 말씀하셨습니다. 특히 앞으로 숙이는 자세에서 고개가 숙어지고 등이 굽어지는 경우가 있는데, 숙이는 자세에서도 고개를 젖히고 척추를 곧게 펴고 호흡을 해야 합니다. 앞으로 숙이는 자세에서 공처럼 둥글게 고개를 숙이고 등을 굽히면 몸의 중심이 윗배로 옮겨져 이 자세로 호흡하면 윗배가 움직이는 복식호흡이 됩니다.

이렇게 둥글게 숙인 자세에서 점차 고개를 젖히고 등을 펴면 몸의 중심이 아랫배 쪽으로 점점 옮겨가는 걸 느낄 수 있습니다. 그리하여 머리는 하늘을 향하고, 척추도 곧게 편 자세로 호흡을 하면 아랫배가 들락날락하는 아랫배 호흡이 됩니다.

우리의 언어 습관상 앞으로 숙이거나 뒤로 젖힐 때 흔히 '허리를 숙인다.'거나 '허리를 젖힌다.'라고 말하는데, 국선도에서는 허리를 숙이거나 젖힐 때 상체[척추]는 곧게 편 채 고관절(股關節: 골반과 넓적다리 사이의 관절)을 움직여 숙이거나 젖힙니다. 그래서 숙이거나 젖힌 자세 모두 척추는 곧게 펴고 동작을 합니다. 척추를 곧게 펴야 기혈순환도 순조롭습니다.

15. 11자 서기

　행공 동작 중 서 있는 동작에서 양발은 11자로 평행이 되도록 합니다. 실제로 '팔(八)자 서기'는 발의 바깥쪽이 자극되고 '11자 서기'는 발의 안쪽이 자극되는 것을 느낄 수 있습니다. '팔자 서기'는 몸의 중심이 불안정하고 기운이 흩어져 마음도 흐트러지며 '11자 서기'는 몸의 중심이 잘 잡혀 기운이 갈무리되고 마음도 모입니다.
　'팔자 서기'는 발의 바깥쪽을 흐르는 양의 경락이 자극되어 기운이 발산되며 '11자 서기'는 발의 안쪽을 흐르는 음의 경락이 자극되고 활성화되어 기운이 갈무리되어서 모이게 됩니다.

　육부(六腑: 위, 담, 소장, 대장, 방광, 삼초)는 양에 속하며 음식물이 지나는 장기로서 음식물을 소화하는 탁한 기운[濁氣]이고, 오장(五臟: 간, 심, 비, 폐, 신)은 음에 속하며 오장의 기운은 음식물이 소화되어 흡수된 맑은 기운[淸氣]입니다.
　발의 바깥쪽을 흐르는 양의 경락은 담경, 위경, 방광경이며, 발의 안쪽을 흐르는 음의 경락은 간경, 비경, 신경입니다.

16. 21일의 법칙

　우리 민속에 아이를 낳으면 '세이래[3·7일, 21일]' 동안은 금줄을 쳐서 가족이나 이웃 주민의 출입을 삼가며, 특히 부정한 곳에 다녀온 사람은 출입을 절대 금합니다. 이 기간은 산모의 조리기간이기도 합니다. 세이레가 지나면 금줄을 내리고 비로소 이웃사람들의 출입을 허용합니다.
　또한 닭이 알을 품어 병아리가 깨나는 기간이 21일로 '세이래'에 해당합니다. 이런 우리 민속이 서양 의학의 연구 결과 '21일은 우리의 뇌가 새로운 환경과 행동에 익숙해지는 데 걸리는 최소한의 시간'이라는 겁니다. 우리 조상들의 지혜를 엿볼 수 있는 연구 결과인데 이를 '21일의 법칙'이라고 합니다.

　'21일의 법칙'은 미국의 의사 '맥스웰 몰츠'가 1960년대 그의 저서 『성공의 법칙』에서 처음 주장한 내용인데 성형외과 의사인 몰츠는 사고로 사지를 잃은 사람이 잘린 팔과 다리에 심리적으로 적응하는 기간을 연구하다 '21일의 법칙'을 내놓았습니다.
　21일은 생각이 고정관념을 담당하는 대뇌피질과 두려움·불안을 담당하는 대뇌변연계를 거쳐 습관을 관장하는 뇌간까지 가는데 걸리는 최소한의 시간이라고 합니다. 무엇이든 21일 동안만 계속하면 습관이 된다는 겁니다. 어떤 생각이나 행동이 충분히 반복되는 과정에서 우리의 뇌 속에는 생각의 회로[시냅스]가 형성되고 21일이 지나면 습관으로 발전된다는 것입니다. 새로운 습관을 만들거나 새로운 변화를 이루는 데 있어서 그것을 최소한 21일간은 계속해야 한다는 것이죠. 21일의 법칙은 이후 많은 심리학자와 의학자의 연구를 통해 체계화됐습니다.

"의지보다 습관이 강하다."라는 말이 있습니다. 전문가들은 습관을 고치는 게 어려운 이유를 뇌가 현 상태를 유지하려는 관성 때문이라고 지적합니다. 영국 런던대 필리파 랠리 교수팀도 "사람의 뇌는 충분히 반복돼 시냅스가 형성되지 않은 것에는 저항을 일으킨다. 아직 그 행동을 입력해 놓을 기억세포가 만들어지지 않았기 때문이다. 새로운 행동이 습관화되는 데는 최소 21일이 걸린다."라고 주장했습니다.

그러나 3주는 뇌에 습관을 각인시키는 단계이고, 이 습관을 완전히 몸에 배게 하려면 12주를 더 이어나가야 합니다. 2009년 『유럽 사회심리학 저널』에서는 특정한 행동을 매일 같은 시간에 행동하도록 한 결과, 습관이 몸에 배기까지 평균 기간은 12주였습니다. 새로운 습관을 완전히 자기 것으로 만들려면 총 15주, 100일 정도가 걸린다는 말입니다.

미국의 '체력학회(NSCA)'의 연구에 의하면 운동 습관을 형성하려면 석 달은 잡아야 한다고 합니다. 첫 4주는 중추신경과 근육세포를 뒤흔들어 놓는 기간으로 튼튼한 집을 짓기 위해 땅을 다지는 기간이고, 이후 4주는 본격적으로 몸을 만드는 기간으로 땅 위에 뼈대를 세우는 과정이며, 4주는 굳히기 과정입니다.

수련은 새로운 습관을 만드는 일입니다. 수련은 의지가 있어야 하는데 습관이 되려면 최소한 21일은 날마다 꾸준히 하는 게 필요합니다. 그리고 습관이 몸에 배려면 100일 정도는 수련해야 합니다. 이렇게 습관이 되면 특별한 노력을 하지 않아도 쉽게 어떤 행동을 할 수 있습니다. 자신의 습관이 모여 인격을 만들고, 인격이 운명이 되고, 운명이 미래를 결정합니다.

17. 100일 수련

청산 선사께서는 저서 『仙道法』 413쪽에서 "백일 동안 힘써 수행하면 참다운 이치를 처음으로 엿볼 수 있고, 천일을 수도하면 무병장수할 수 있으며, 만일을 행공하면 끝없는 대자연의 이치를 알게 된다[百日苦行 眞理初入 千日修道 無病長壽 萬日行功 無窮造化]."라고 하셨습니다.

변화를 위한 숫자로 100일을 많이 쓰는데 예로부터 100이라는 숫자는 우리 민족과 매우 친숙합니다. 단군신화에서 곰이 사람이 되기 위해 마늘과 쑥을 먹으며 수련한 기간이 100일이었고, 정성스러운 기도 기간도 보통 100일이며, 아기가 태어난 지 100일이 되면 잔치를 벌입니다. 또 100이란 숫자는 완전함, 충족, 모든 것 등을 의미합니다.

100일의 의미는 과학적으로도 근거가 있습니다. 특히 대뇌 생리학의 특성으로 설명이 가능합니다. 『하루 1분 학습법』의 저자 '키시모토 히로시'에 의하면 인간이 어떤 행동을 무의식적으로 반복하게 되기까지는 대뇌 세포에 같은 자극이나 흥분이 매일 1회씩 100회, 즉 100일 정도 주어져야 한다고 강조합니다.

그는 다양한 예를 제시하는데 걸음마를 시작한 아기가 혼자서 걷는데 평균 3개월이 걸리고, 옹알거리기 시작하는 아기가 의미 있는 말을 하기까지도 3개월 정도 걸리며, 구구단을 모두 외우는 데도 100일 정도 걸리며, 탁구나 테니스, 배구 등 운동을 시작한 사람이 기본적인 기술 하나를 숙달시키는 데도 보통 석 달이 걸리고, 이 닦는 습관을 들이는 데도 비슷한 시간이 걸린다고 합니다. 즉 한 가지 습관을 들이는데 보통 석 달, 100일 정도가 걸립니다.

대뇌 세포에 있는 신경세포[뉴런]에서 뻗어 나와 다른 신경세포에서 보내는 전기화학 신호를 받아들여 신경세포체에 전달하는 역할을 하는 나뭇가지 모양의 짧은 돌기인 수상돌기(樹狀突起, dendrite)가 자극이나 흥분 때문에 다른 뇌세포와 연결되고, 다른 신경세포에 신호를 전하는 기능을 하는 축색돌기(軸索突起, axon) 주변의 신경섬유 주위를 칼집 모양으로 둘러싸는 통 모양의 수초(髓鞘, myelin sheath)라는 지방 막(膜: pellicle)까지 퍼지는데 3개월 정도가 걸린다고 합니다. 우리 몸 안에 이러한 뇌세포의 네트워크가 완성되면 특별한 노력을 하지 않아도 쉽게 어떤 행동을 습관으로 만들 수 있습니다.

또한 우리 몸은 세포로 되어있습니다. 세포가 조직이 되고, 조직이 기관이 되고, 기관이 모여 몸이 됩니다. 몸의 작은 단위는 세포입니다. 100일 안에 거의 모든 세포는 새로운 세포로 바뀝니다. 100일이 지나면 우리 몸의 세포는 예전의 세포가 아니라 새로운 세포라고 합니다. 뼈의 조직도 끊임없이 죽고 다른 조직으로 바뀌어 7년마다 한 번씩 몸 전체의 모든 뼈가 새로 바뀐다고 합니다. 그러니 100일간 힘써 수행하면 우리 몸도 새로워져서 새로운 몸으로 새로운 경지를 경험할 수 있을 것입니다.

18. 요통

국선도 수련 회원 중 간혹 요통을 호소하는 경우가 있습니다. 기운이 엉켜서 오는 가벼운 요통은 발을 11자로 나란히 어깨너비로 벌리고 서서 상체를 가볍게 숙이고[중기단법 전편, 정심법의 락법] 하단전에 의식을 두고 상체를 좌우로 가볍게 털어줍니다. 마치 실이 엉키면 실을 잡고 가볍게 털어주면 엉킨 실이 풀리듯 풀립니다.

또 가벼운 요통은 만 보 정도 걸으면 좋아집니다. 평소에 걷기를 자주 하면 요통 예방에 도움이 됩니다.

간혹 누워서 쉬다가 무심코 일어나면서 꼼짝 못 할 정도로 허리가 아픈 때도 있는데 그러면 무릎 위아래와 발목을 넓은 천으로

묶고 누운 채 좌우로 몇 번 구르면 약간 풀립니다. 그 뒤에 네 발로 호랑이가 걷듯이 땀이 약간 날 정도로 방바닥에서 걸으면 풀립니다. 처음에는 손바닥과 무릎으로 걷다가 좀 풀리면 손바닥과 발바닥으로 걷습니다. 혹시 통증이 심하여 스스로 구르기 어려울 때는 다른 사람의 도움을 받아 구릅니다.

국선도의 모든 동작은 기지개 켜기입니다. 누워서 쉬거나 자고 일어날 때 기지개를 켜도록 권합니다. 머리 뒤통수와 꼬리뼈를 양쪽에서 잡아당기듯이 척추를 늘린다는 의식으로 기지개를 켜고 일어나면 안전합니다.

또 오래 앉아있거나 오래 누워 있는 등 한 자세를 오래 유지한 뒤에는 기지개를 켜고 나서 자세를 바꾸는 것이 좋습니다. 한 자세를 오래 취하고 있으면 그 자세에 따른 기운의 장이 만들어지는데, 갑자기 자세를 바꾸면 기운이 엉켜서 결리는 곳이 있을 수 있습니다. 물론 얼마 안 가서 저절로 풀리니 염려할 것은 없습니다.

그런데 구분해야 할 것은 국선도 수련으로 인한 통증입니다. 수련하면 평소 사용하지 않던 곳을 자극하여 약간의 통증이 있을 수 있습니다. 이 경우는 막힌 곳이 뚫리면서 아픔을 느끼기도 하는데 이 아픔은 견딜만하고 아프면서 시원한 것이 다릅니다. 동의보감에 "통즉불통 불통즉통(通卽不痛 不通卽痛)"이란 말이 있습니다. '순환이 잘 되어 막힘이 없으면 아프지 않고, 막혀서 순환이 잘 안 되면 아프다.'란 뜻입니다. 수련으로 인한 아픔은 기분 좋은 아픔이고, 아프면서 좋아집니다.

19. 기(氣) 샤워

국선도 수련은 '기운으로 샤워하는 것'이라 할 수 있습니다. 기운으로 샤워한 것이니 몸이 개운하고 시원하며 한숨 잘 자고 난 것처럼 머리가 맑아지는 겁니다. 자기 수준에 맞는 동작을 하며 깊은 호흡을 하면서 수련하기 때문에 전신으로 기운이 잘 순환되어 '기 샤워'가 되는 거지요.

기는 마음을 따라가기 때문에 같은 동작을 하더라도 생각이 다른 곳에 있으면 단전에 기운이 모이지 않아 기운이 잘 돌지 않습니다. 특히 추울 때는 동작을 해야 기혈순환이 잘 되어 추위도 이기고 기 샤워가 잘 됩니다. 동작하지 않고 호흡명상 위주의 수련은 마음은 고요해지지만, 몸이 동작을 같이 할 때처럼 따뜻해지지는 않습니다.

수련을 오래 하신 분 중 옛날처럼 잘되지 않는다고 안타까워하시는 분들이 간혹 계십니다. '이 세상에 변하지 않는 것은 없다.'라는 말이 있지요. 우리는, 나는 옛날의 내가 아닙니다. 그때의 나와 지금의 나는 다르고, 기후풍토도 달라졌습니다. 흐르는 물은 잡을 수 없고, 잡을 필요도 없습니다. 흘려보내야 새로운 물을 맞이할 수 있습니다. 옛날에 잘 되던 동작은 나이가 더해질수록 잘 안될 수도 있지만, 자기를 자세히 살펴보면 옛날에 어렵던 것이 쉬워진 것도 있을 겁니다.

기운이 느껴지지 않는다고 아쉬워하시는 때도 있는데 기운이 안 느껴지는 것이 정상이라고 생각합니다. 수련 과정에서 기운의 흐름이 느껴지는 때도 있지만, 그것은 몸과 마음에 특수한 조건이 만들어질 때 일어나는 현상이고 국선도 수련이 추구하는 목표는 아닙니다. 그것 역시 경험하고 흘려보낼 것이지 붙잡을 수 없고, 뭔가를 붙잡고 있으면 오히려 그것에 머물고 앞으로 나아갈 수 없지요.

수련은 무심에 이르는 길입니다. 무심하면 허무한 것이 아니라 무심하면 도(道)에 합해져서 새로운 경지가 열린다고 합니다. 이것이 적적성성(寂寂惺惺)이요 진공묘유(眞空妙有)이지요. 수련은 자기를 만나는 과정입니다. 도인들은 보통 사람이 자기로 알고 있는 것은 참 자기가 아니라고 합니다. 참 자기는 무심해서 드러나는 진공묘유라고 합니다.

기 샤워하러 간다고 생각하고 수련원에 오셔서 수련하시고, 수련 후 몸과 마음이 개운하고 맑아진다면 그걸로 충분하지 않을까요? 개운하다고 하는 것은 좋은 운수가 열린다는 '개운(開運)'이 아닐는지요. 몸과 마음이 맑고 밝아지면 좋은 운이 열릴 겁니다.

20. 천천히 그러나 꾸준히

우리는 삶을 흔히 마라톤에 비유합니다. 수련도 마라톤에 비유할 수 있습니다. 마라톤에서 중요한 것은 끝까지 완주하는 것입니다. 완주하려면 자기 페이스를 유지하는 것이 중요합니다. 너무 빠르거나 너무 늦지 않게 달려 자기 페이스를 유지하여야 완주할 수 있습니다. 수련도 자기 페이스를 유지하여 몸과 마음에 피로가 쌓이지 않게 해야 합니다.

마라톤처럼 아주 긴 거리를 달릴 때, 힘들어서 포기하고 싶어지는 지점[예를 들면 35km 정도]을 넘어서면 어느 순간 고통이나 힘듦이 사라지고, 갑자기 기분이 좋아지면서 행복감을 느끼게 되는 그런 상태를 '러너스 하이(Runner's High)'라고 한답니다. 마치 하늘을 나는 듯한 기분이 들기도 하고, 불안감도 줄어들고, 심지어 통증도 잘 느껴지지 않게 된다고 합니다. 이런 현상은 바로 우리 뇌에서 만들어지는 자연 진통제 같은 엔도르핀이 분비되어 통증을 줄여주고 행복감을 느끼게 해주기 때문입니다. 이 엔도르핀은 우리 몸이 고통을 겪거나 심리적으로 충격을 받을 때 분비된다고 알려져 있습니다. 특히, 산소를 충분히 쓰면서 하는 유산소 운동(aerobic)일 때보다는 운동 강도가 높아져서 산소가 부족해지는 무산소 운동(anaerobic) 상태가 될 때 엔도르핀 분비가 급격히 늘어난다고 합니다.

국선도 수련도 꾸준히 힘든 과정을 반복하면 마라톤의 러너스 하이처럼 어느 순간 힘듦이 사라지고 기분 좋은 행복감을 느끼는데, 그런 경험을 하고 나면 몸과 마음이 날아갈 듯 가벼워지며 수련의 경지가 날로 새로워집니다.

청산 선사께서는 "도(道)란 지(遲)도 속(速)도 없이 마냥 동(動)하는 것이다."라고 말씀하셨습니다. '자연의 흐름은 느리지도 빠르지도 않고 쉬지 않고 변하는 것이니 욕심내지 말고 꾸준히 하라.'라는 뜻입니다. 또한 늘 "무리하지 말라."라고 주의를 환기하셨지요.

국선도 수련은 자연의 이치를 본받아 자연과 하나 되는 길입니다. 자연은 욕심이 없습니다. 그저 무심히 꾸준히 변화해 갈 뿐입니다. 그런데 수련하는 사람은 자칫 빨리 이루려는 욕심으로 무리하게 됩니다. 무리하면 심신의 피로를 누적시켜 수련을 중도에 포기하게 하기도 합니다.

모든 운동은 어깨에 힘이 빠져야 한다고 합니다. 어깨에 힘이 들어가는 것은 욕심 때문입니다. 잘하려는 욕심, 빨리 이루려는 욕심이지요. 갓 시작한 사람이 10년, 20년 한 사람처럼 하려 합니다. 그러니 어깨에 힘이 들어가고 긴장하게 되어 운동이 끝나면 심신이 피로합니다. 자신의 단계를 생각하고 자신의 몸과 대화하면서 자신의 능력에 맞게 안내자의 안내에 따르면, 수련 후 심신의 피로가 풀리고 심신이 맑아집니다.

다른 사람과 비교하려 하지 말고, 자기 능력껏 자신만의 작품을 만들어야 합니다. 비록 어설프더라도 자신만의 유일한 작품을 만들어서, 그것을 음미 감상하고 즐기면서 한 걸음씩 발전시키면 명품으로 바뀔 것입니다.

제4장
마음 고르기

1. 잡념

🔲 문 단전행공을 하면 평소보다 잡념이 더 많이 생기는데 잡념을 없애는 좋은 방법이 있습니까?

🔲 답 잡념에는 대체로 두 가지 유형이 있다고 생각합니다. 뿌리 없이 떠도는 생각이 그 하나이고, 지난 삶에 뿌리를 둔 생각이 또 하나입니다. 전자의 경우는 그것에 반응하지 않고 그냥 내버려 두면 저절로 사라지고, 후자의 경우는 사랑하는 마음으로 그것들을 수용하고 충분히 함께 느껴주어야 합니다.

눈을 뜨고 있을 때는 보이는 것에 마음을 빼앗깁니다. 그래서 마음을 내면으로 돌리기 위해 눈을 감습니다. 눈을 감고 마음이 내면을 향하면 마치 방안에 떠돌던 먼지가 한 줄기 햇살에 그 모습을 드러내듯 생각들이 보이기 시작합니다. 떠도는 먼지는 가라앉히려고 노력하면 오히려 더 일어납니다.

잡념도 그것을 없애려 하거나 따라가면 더 생깁니다. 무상(無常)한 것이니 흐르는 물을 바라보듯 그저 바라만 보고 흘려보냅니다. 흐르는 물은 잡을 수도 따라갈 수도 없습니다. 수련 중에 잡념을 따르고 있는 자신을 발견하면 그것은 내버려 두고 의식을 하단전에, 호흡에 되돌리면 잡념은 저절로 사라집니다.

하단전은 블랙홀입니다. 모든 것을 단전에 맡기면 해결됩니다. 그러나 오래된, 뿌리 깊은 먼지를 털어 내려면 먼저 켜켜이 쌓여있던 먼지를 먼지떨이로 털어 먼지를 일으킨 뒤에 그것을 가라앉혀 하나로 모아 쓸어내야 합니다. 마찬가지로 단전행공으로 잠재되었던 여러 생각을 불러일으켜서 하나로 모아 쓸어내야 무념(無念)에 이를 수 있습니다.

우리의 몸과 마음에는 우리 삶의 흔적들이 기록되어 있습니다. 특히 과거의 억압된 경험들이 몸과 마음에 때[垢]나 누룽지처럼 붙어 있다가 수련 과정에 하나둘씩 드러납니다. 그런데 이것들을 다시 억누르면 어딘가로 숨어들어 예전처럼 때가 되어 눌어붙습니다. 때나 누룽지를 벗겨 내려면 따뜻한 물로 충분히 불려서 벗겨야 하듯이, 드러난 억압된 경험들은 따뜻한 사랑으로 수용하여 충분히 느껴줄 때 떨어져 나갑니다. 과거의 억울함, 분노, 슬픔, 두려움, 외로움 등을 그때 그 상황으로 되돌아가 충분히 느껴주고, 위로해주면 그것들의 힘이 빠져 사라집니다. 이들이 청소되면 몸도 마음도 편안하고 고요해집니다. 오직 사랑만이 굳은 것을 녹이고 맺힌 것을 풀 수 있습니다.

1996. 1. 31. 『밝』지 기고문 중에서

2. 바른 마음[정념(正念)]

학식과 덕을 겸비한 도인이 있었습니다. 어느 날 두 청년이 찾아와 제자로 받아 달라고 했습니다. 그러자 그 도인은 두 청년을 넓은 공터로 데리고 갔습니다. 도인은 두 청년에게 같은 넓이의 공터를 나누어 주고 말했습니다.

"너희는 지금부터 누구 도움도 받지 않고, 어떤 도구도 쓰지 않고, 오직 혼자서 자신의 손으로 주어진 공터의 잡초를 없애도록 해라. 반년 후 공터에 잡초가 더 적은 사람을 제자로 삼도록 하겠다."

두 청년은 매일같이 공터를 찾아가 잡초를 뽑았습니다. 하지만 아무리 잡초를 뽑고 또 뽑아도 잡초는 그 자리에 금세 다시 자라났습니다.

반년 후 노인은 두 청년들과 함께 잡초를 뽑은 한 청년의 공터를 찾아가니 미처 뽑지 못한 잡초가 굉장히 많이 남아 있었습니다. 그리고 그들은 또 다른 청년의 공터를 찾아갔습니다. 다른 청년이 관리하던 공터에는 잡초 대신 곡식 이삭이 빽빽하게 자라고 있었습니다. 잡초 대신 곡식을 심은 청년은 말했습니다.

"잡초는 너무 끈질겨서 아무리 뽑아도 빈터가 있으면 다시 자라게 됩니다. 처음부터 잡초가 자랄 빈터를 남기지 않고 이로운 곡식으로 터를 채우면 잡초가 자랄 땅이 없어집니다."

국선도에서는 잡념을 없애려 하지 않습니다. 잡념 대신 정념(正念: 바른 생각)으로 대체하기를 권합니다. '정념(正念)'은 '지금[今] 마음[心]에 한결같이[一] 머무는[止] 것'입니다. 지금 여기의 몸과 마음에 흐르는 느낌에 한결같이 머무르면 잡념이 끼어들 틈이 없습니다. 끊임없이 이어지는 생각을 없애기는 어렵습니다. 하지만 지금 쓸데없는 생각[雜念] 대신 지금 몸과 마음에서 흐르는 느낌

[正念]에 마음 두기는 쉽습니다.

3. 집중[수련도 놀이처럼]

"수련할 때 집중이 잘 안 된다."라고 안타까워하시는 분들이 간혹 있습니다. 수련할 때 한 생각도 다른 생각을 하지 않고 오로지 수련만 할 수 있으면 좋겠다는 거지요. 모든 생각을 차단하고 무심한 경지를 바라지요. 그것이 쉽다면 좋겠으나 그런 경지는 쉽게 얻을 수 없습니다. 우리처럼 생활 수도인들이 아닌 전문 수도인들도 무심하게 1분을 지속하기가 어렵다고 합니다.

우리는 집중에 대해 오해하는 때도 있는 것 같습니다. 마치 송곳으로 구멍을 뚫듯이 집중을 너무 강박적으로 생각하시는 거죠. 집중은 몰입과 비슷합니다. 그런데 여러분들은 어떨 때 집중이, 몰입이 잘 되는지요?

우리는 대체로 재미있는 일을 할 때 집중이 잘됩니다. 재미있는 영화를 볼 때, 좋아하는 음악을 들을 때 집중이 잘됩니다. 그때는 긴장된 상태가 아니라 몸과 마음이 편안히 이완된 상태입니다. 몸과 마음이 풀어져 있을 때 집중이 잘 됩니다.

집중하려고 애를 쓰면 쓸수록 집중되는 게 아니라 긴장됩니다. 그저 편안히 즐길 때 집중이 잘됩니다. 어린아이들이 장난감을 가지고 놀 때처럼요. 그럴 때는 엄마가 불러도 놀이에 몰입되어 들리지도 않지요.

수련은 자신과 만나, 자신을 알아 가는 과정입니다. 그런데 간혹 수련을 '자신과의 싸움'이라고 하시는 분들이 있습니다. 그런데 싸워서는 친해지지 않고, 친해지지 않으면 알 수 없습니다. 함께 즐기며 놀아야 친해지고, 친해져야 서로를 잘 알 수 있습니다. 목표를 세우고 의무감을 가지고 일처럼 하면 긴장되고 힘이 듭니다. 힘이 드니 재미없고 마지못해서 하다가 그만두기 쉽습니다.

그러니 수련도 놀이처럼 하시기를 권합니다. 내 몸과 내 마음과 게임을 하듯, 놀이하듯 자신과 대화하며 즐기면서 하시기를 권합니다. 잘 안 되는 것이 있으면 안 되는 자신의 상태를 이해하고 인정하며, 그런 자신을 위로하고 격려하면서 안 되는 그것마저 즐기면, 집중이 더 잘 되고 수련도 잘 됩니다.

4. 눈을 감는 이유

수련을 놀이처럼 게임처럼 하려면 눈을 감아야 합니다. 국선도 정각도 과정[중기단법, 건곤단법, 원기단법]을 수련할 때는 눈을 감습니다. 사람은 보이는 것 들리는 것 등 오감의 자극에 마음을 빼앗기는데 눈을 감는다는 건 의식을 바깥세상으로부터 나에게로 돌린다는 것을 뜻합니다.

의식을 내게 돌리면 제일 먼저 느껴지는 것이 숨입니다. 그러니 숨에 마음을 실으면 무심해질 수 있습니다. 그런데 현실에서는 숨만 의식하는 게 아니라 숨을 의식하면서도 여러 가지 생각을 하기도 하죠.

인지 심리학 연구에 따르면 사람은 한번에 한가지 생각만 할 수 있다고 합니다. 다만 숨쉬기 같은 매우 익숙한 육체 활동과 정신 활동을 병행 할 수 있다고 합니다. 따라서 사람은 여러 생각을 동시에 하는 것이 아니라 한 생각에서 다른 생각으로 빠르게 전환하는 것입니다.

그러니 동시에 여러 가지 생각을 한다고 착각하면서 잡념 때문에 괴롭다고 합니다. 그러나 엄밀한 의미에서는 두 가지 생각을 동시에 할 수 없다는 겁니다. 그러니 다른 생각을, 즉 잡념을 없애려고 애쓰지 않고 호흡의 느낌에 마음을 되돌리면 생각은 절로 사라지게 됩니다.

사람은 오감, 즉 눈, 귀, 코, 혀, 피부를 통해 정보를 받아들입니다. 이 정보들이 모여서 우리의 생각을 형성하죠. 시각영역은 뇌의 뒷면 아랫부분인 '후두엽'이라 부르는 영역에 자리하는데, 이 영역은 보는 것과 색깔, 모양, 움직임 등 보이는 것을 해석하는 역할을 합니다. 그러니 눈을 감으면 시각 정보를 차단하여 의식의 83%가 차단되는 거죠.

그런데 뇌는 상상과 사실을 구분하지 못한다고 합니다. 우리가 맛있는 것을 생각만 해도 입에 침이 고이고, 더러운 것은 상상만 해도 구역질이 나오죠. 그래서 눈을 감더라도 상상의 나래를 펼치게 되면 뇌의 시각 부분의 활동이 눈을 뜨고 볼 때처럼 다시 시작된다는 겁니다. 그것이 잡념이죠.

그러니 잡념을 없애려고 애쓰지 말고, 상상을 할 바엔 상상 속에서 나를 만나 놀이를 하자는 겁니다. 우선 마음의 눈으로 호흡을 바라보며 동작에 따라 느낌이 어떻게 달라지는지? 호흡의 깊이와 길이가 달라짐에 따라 어떻게 다른지 느껴봅니다.

내 몸동작의 모습을 상상 속에서 살펴보면서 동작을 할 때 어디가 자극이 많이 가는지? 동작마다 자극이 어떻게 다른지? 동작을 크게 할 때와 작게 할 때 느낌이 어떻게 다른지? 등등을 살피며 행공을 하자는 겁니다. 이것이 몸과 마음이 하나 되는 심신통일(心身統一)이고 심신일여(心身一如)이며 정신통일입니다. 이런 상태가 나와 함께 놀이한다는 뜻입니다.

5. 바라보는 힘[內觀]

이렇게 나와 놀이하듯 행공을 하며 자신을 바라보는 것을 국선도에서는 내관(內觀)이라 합니다. 제3의 눈으로 자신을 바라보는 것이지요. 이렇게 바라보는 힘이 길러지면 자기 생각이나 감정에 휘둘리지 않는 힘이 길러집니다. 즉 바라보는 자기와 보이는 자기가 구분되지요. 바라보는 자기가 보이는 자기보다 더 본질적인 자기일 것입니다.

어느 도인은 소유격의 대상이 되는 것은 자기가 아니라고 했습니다. 다시 말하면 '나의 몸', '나의 마음', '나의 생각', '나의 감정' 등 '나'의 대상이 되는 '몸, 마음, 생각, 감정'은 '나'가 아니라는 겁니다.

우리는 무언가와 자기를 동일시(同一視)하는 경향이 있습니다. 몸과 마음과, 생각과 느낌[감정]과 나를 동일시하죠. 심지어 자기 가족이나 자기의 일 등과도 동일시하는 경우가 있습니다. 예컨대 자기 몸과 자신을 동일시해서 자기의 지병(持病)을 비관하여 삶을 포기하기도 하고, 자기 일과 자신을 동일시한 나머지 사업의 실패를 자신의 실패로 간주하고 생명을 버린다든지, 생각과 자신을 동일시해서 신념을 위해 목숨을 버린다든지, 감정과 동일시하여 사랑의 실연으로 생을 마감하는 등이 그것입니다. 몸이나 마음[생각, 감정]은 나를 구성하는 일부분이지 나는 아닙니다. 나는 그것들을 넘어선 어떤 것입니다.

자신을 바라보는 힘이 길러지면 이러한 동일시에서 벗어나 몸과 마음을 주재하는 주재자로 존재할 수 있습니다. 몸이나 생각이나 감정에 휘둘리지 않고 담담히 바라볼 수 있게 되고, 그것들을 선택적으로 조절할 수 있습니다.

6. 몸과 마음이 하나 됨[心身一如]

톨스토이의 단편 '세 가지 질문'에 나오는 질문은 "첫째, 이 세상에서 가장 중요한 시간은 언제인가? 둘째, 이 세상에서 가장 중요한 사람은 누구인가? 셋째, 이 세상에서 가장 중요한 일은 무엇인가?"입니다.

이에 대한 답은 "첫째, 이 세상에서 가장 중요한 시간은 '현재'이고, 둘째, 가장 중요한 사람은 '지금 내가 마주하고 있는 사람'이며, 셋째, 이 세상에서 가장 중요한 일은 '지금 내 곁에 있는 사람에게 선을 행하는 일'이다."라고 했습니다.

이를 수련에 적용해보면, 첫째, 가장 중요한 시간은 '수련하는 시간'이고, 둘째, 가장 중요한 사람은 '자기 자신'이며, 셋째, 가장 중요한 일은 수련하는 '자신에게 선을 행하는 일'이라고 할 수 있습니다.

자기 자신에게 선을 행하는 것은 자신에게 마음을, 관심을 쏟는 일입니다. 우리는 현재를 살아가야 하는 존재임에도 과거나 미래를 현재에 가져옴으로 인하여 현재를 살지 못하는 경우가 많습니다.

마음은 과거나 미래를 왕래할 수 있지만, 몸은 과거나 미래로 갈 수 없습니다. 오로지 현재에 살 뿐입니다. 그러니 '이 세상에서 가장 중요한 시간'인 현재를 살려면 '몸과 마음이 하나[心身一如] 되어 사는 것'입니다.

'몸과 마음이 하나 됨'이란 '몸이 있는 곳에 마음을 두는 것'입니다. 특히 수련할 때는 몸 있는 곳에 마음을 두어야 기대하는 효과를 얻을 수 있습니다. 몸은 '지금 이 자리'에 있는데, 마음은 '거기 그 자리'에 있다면 수련 효과가 떨어지지요. 그래서 호흡할 때 하단전에 집중하라고 하는 것입니다.

행공 동작을 할 때도 동작마다 자극 가는 부위가 다른데, 그 자극 가는 곳에 마음을 두고 호흡을 하면 들숨 날숨에 따라 자극이 달라지고 변해 가는 것을 알 수 있습니다. 그 변화를 관찰하는 것 또한 내관(內觀)입니다.

내관을 할 때는 '그저 바라보기만' 합니다. 그것에 대해 평가하지 않습니다. 좋다고 평가하면 조장하려 하고, 좋지 않다고 평가하면 억제하려 합니다. 그러니 그저 바라보기만 하고, 생각하지 말고 느끼기만 하면 내 몸이 저절로 변해 갑니다. 그 변화에 대해서도 좋고 나쁨을 판단하여 평가하려 말고 내 몸에 필요한 변화려니 생각하시고 그냥 바라보기만 합니다.

7. 내관(內觀)

내관(內觀)은 관(觀)·관법(觀法)·정관(正觀)이라고도 하는데 안을 돌아봄으로써 마음속을 관찰(觀察)하는 수행법입니다. 자기 자신을 응시하는 수행입니다.

내관으로 바라보는 힘이 길러지면 '보는 나'와 '보이는 나'가 나뉩니다. 그러면 '보는 나'는 내 마음의 주인으로서 보이는 대상을 손님으로 대할 수 있습니다. 기쁨이라는 손님이 찾아오면 함께 충분히 기뻐하고, 슬픔이 찾아오면 함께 슬퍼하는 것이지요. 주인인 나는 언제나 바깥의 자극에 흔들리지 않는 무심의 자리[不動心], 순수의식의 자리에서, 자신에게 찾아온 손님인 생각이나 감정을 바라보면서 그 손님에게 휘둘리지 않고 융숭하게 대접하여 보내면 나는 다시 무심할 수 있습니다.

청산 선사께서 늘 강조하시길 "모든 것은 마음에서 먼저 일어난다. 잘 안되는 동작이 있거든 마음에서 먼저 되도록 하라. 만약 거꾸로 서는 축법(丑法)이 잘 안된다면 마음으로 축법을 하는 자신의 모습을 상상하고 상상 속에서 이루어지면 현실에서도 쉽게 이루어진다."라고 하셨습니다.

이렇듯 행공을 하면서 자신의 모습을 '다른 사람이 행공하는 모습을 구경하듯' 마음의 눈으로 관찰하는 것이 내관입니다. 수련할 때 '자신의 동작과 호흡의 모습을 마음의 눈으로 보면서 수련하는 것'이 몸과 마음이 하나 되는 '심신일여(心身一如)'이며, 현재를 사는 것입니다. 이 내관은 통기법의 분심법(分心法)과도 관련이 있습니다.

8. 세 마디 말씀

"나는 스승님으로부터 세 마디 말씀으로 배웠다."

청산 선사의 스승이신 청운 도인께서는 세 마디 말씀으로 제자를 가르치셨다고 합니다.

"바로 가는 거야."
"그럴 끼로구먼."
"잘못 가는 거야."

수련법만 일러주시고 그 원리나 효과, 증험 등에 대해서는 일체 가르침이 없이 수련하여 스스로 체득하도록 지도하셨다고 합니다. 청운 도인께서 "이러저러한 동작을 하면서 이렇게 호흡해 봐라."라고 하시면 청산께서는 자신이 실천해보고 "해보니 이러저러합니다." 하면, 그 말을 들으시고 "그럴 끼로구먼." 하시거나 "바로 가는 거야." 하시면 안심하고 그대로 정진하고, 만약에 잘못하는 때도 "잘못 가는 거야!"하고 한마디만 하시고, 청산 선사께서 스스로 잘못을 찾을 때까지 더는 말씀이 없으셨다고 합니다. 그러면 스승의 말씀을 다시 되새겨서 이리저리 모색하여 자신의 잘못을 찾아 말씀드리면 "그럴 끼로구먼."하고 한마디 하시면 그만이었다는 것입니다.

국선도에서는 '체지체능'을 강조합니다. 사람마다 체질이 다르고, 사고방식이 다르고, 생활방식이 다른 등 개인차가 있으므로 사람에 따라 전달하는 방식이 달라야 할 것입니다. 또한 많이 아는 것이 수련에 방해가 될 수도 있습니다. 머리로 아는 것을 조장할 수 있기 때문입니다. 들어서 아는 것을 자신이 체득한 것인 듯 착각할 수 있습니다.

같은 사물이나 같은 현상을 놓고도 사람마다 느낌이나 해석이 다를 수 있습니다. 같은 도법을 수련하지만, 사람마다 느낌이나 변화는 다를 수 있습니다. 그래서 국선도 지도자들은 자신의 체험을 강조하지 않고 수련자의 체험을 존중합니다. "이런 수련을 하면 이렇게 됩니다."라고 하지 않고 그저 "이렇게 한번 해보시지요." 하고 권하기만 합니다. "이 음식은 이러이러한 성분으로 구성되어 있어서 우리 몸에서 저러저러한 작용을 하여 우리 몸에 유익합니다."라고 하지 않고 그저 "이 음식이 몸에 좋은데 한번 드셔보시지요."라고만 합니다.

고난과 조장(助長)

카프만 부인의 저서 『광야의 샘』에 이런 이야기가 있다.

나는 누에고치들을 관찰하고 있었다.
마침 여러 마리의 누에고치가 나비로 탈바꿈을 하는 중이었다.

너무도 작은 구멍을 통해 나오려고 애쓰는 그 모습을 보면서 나는 불가능하리라고 생각하고 있었다.

그런데 한 마리, 두 마리, 그토록 작은 구멍에서 무진 애를 쓰더니 결국은 빠져나와 공중으로 훨훨 날아올랐다.

나는 마침 또 나오려고 애쓰는 고치를 발견하고 가위로 그 구멍을 넓게 잘라 주었다.

그러면서 내가 하느님보다 더욱 사랑과 자비가 많다고 자족하면서 혼자 웃었다.

내가 넓게 열어준 구멍으로 나비는 쉽게 나왔으나 문제가 생겼다.

공중으로 몇 번 솟아오르려 시도하면서도 결국 오르지 못하고 땅바닥에서만 맴을 돌 뿐이었다.

그때 비로소 나는 깨달았다.

작은 구멍에서 고통받으며 힘써서 나와야 몸의 영양분을 날개 끝까지 공급하게 되고,

날개가 나올 때 심하게 마찰이 되면서 날아오를 만큼 강건해진다는 것을.

9. 도반은 거울

지도자나 도반(道伴)은 서로 거울 역할을 합니다. 사람은 자신의 모습을 거울에 비추어 보아야 알 수 있습니다. 도반들끼리는

수련에서 얻은 경험을 서로 나누면서 자신을 돌아볼 수 있습니다. 서로 거울이 되는 것이지요.

이때 주의해야 할 것은 자기 생각이나 경험을 나누는 정도로 그쳐야지 상대를 바꾸려고, 가르치려고 해서는 곤란합니다. 사람마다 체질이나 사고방식, 가치관 등이 달라서 내게는 좋은 방법이지만 다른 이들에게는 다를 수 있습니다.

서구적인 사고 중 하나는 흑백논리입니다. 옳고 그름이 분명하지요. 정답이 정해져 있습니다. 그러나 동양의 사고방식은 옳고 그름이 분명하지 않을 때가 많습니다. 때에 따라, 입장에 따라 옳았던 것이 그를 수도 있지요. 황희 정승의 일화처럼 이것도 옳고 저것도 옳을 수가 있습니다. 우리는 서구적인 교육을 받고 성장했습니다. 그래서 정답을 구하는 경우가 많습니다. 그러나 우리의 삶이나 수련에서는 이것이나 저것이 모두 정답일 경우가 많습니다. 그 상황에 가장 걸맞은 명답은 있을 수 있지만 말입니다.

▨ 다친 달팽이를 보거든 / 장 루슬로

다친 달팽이를 보거든
섣불리 도우려고 나서지 말라.
스스로 궁지에서 벗어날 것이다.
성급한 도움이
그를 화나게 하거나

그를 다치게 할 수 있다.

하늘의 별자리 가운데서
제자리를 벗어난 별을 보거든
별에게 충고하지 말고 참아라.

별에겐
그만한 이유가 있을 거라고 생각하라.
더 빨리 흐르라고 강물의 등을 떠밀지 말라.
강물은 나름대로
최선을 다하고 있는 것이다.

▨ 그는 나를 가르치려 하지 않았다

"니나는 매일 아침 사원에 가곤 했다.
하지만 결코 '나랑 같이 가자.' 말한 적이 없었다.
그는 결코 나를 가르치려 하지 않았다.
그 점이 대단하다.

그대가 어떤 식으로든지 그대에게 의존하고 있는 사람을 보는 순간 그대는 가르치기 시작한다.
나는 아침마다 사원에 가는 것을 말로 들어 배운 것이 아니라, 니나의 행동을 보고 배웠다."

명상가 '오쇼 라즈니쉬'가 자서전에 남긴 말입니다. 라즈니쉬는 어린 시절에 그 누구에게도 가르침을 받지 않았는데, 그 뒤에는 이런 생각을 하는 할머니가 있었다고 합니다.

"이 아이가 우리에게 영향받지 않도록 해요. 우리가 이 아이에게 무슨 영향을 끼칠 수 있겠어요? 기껏해야 우리처럼 만들 수 있을 뿐이에요. 그러니 이 아이에게 자기 자신이 될 수 있는 기회를 주어야 해요."

나 자신이 될 기회, 우리가 모두 바라는 기회일 겁니다.

10. 단전은 움직이지 않습니다

자연계에서 보면 전자는 원자 주위를, 지구는 태양 주위를, 북쪽 하늘의 별들은 북극성을 중심으로 돕니다. 이때 원자나 태양, 북극성은 움직이지 않습니다. 지구가 자전하는 중심축인 자전축도 움직이지 않습니다. 이 자전축은 지구본의 자전축처럼 형체가 있는 것이 아니라 무형이지요.

아랫배에서 기운을 돌려도 그 중심인 단전은 움직이지 않습니다. 텅 비어있으며 움직이지 않습니다.

『도덕경』 제11장에 "바큇살 30개가 바퀴통 하나에 모이되 거기가 비어있어서 수레를 쓸 수가 있다. 찰흙을 빚어서 그릇을 만들되 거기가 비어있어서 그릇을 쓸 수가 있다. 문을 내고 창을 뚫어 방을 만들되 거기가 비어있어서 방을 쓸 수가 있다. 그러므로 있음은 이로움의 바탕이 되고 없음은 쓸모의 바탕이 된다[三十輻共一轂 當其無有車之用. 埏埴以爲器 當其無有器之用. 鑿戶牖以爲室 當其無有室之用. 故有之以爲利 無之以爲用]."라고 했습니다.

   있음은 이로움의 바탕이지만, 있는 그것만으로 한정됩니다. 그러나 없음은 무궁무진한 쓸모의 바탕이 됩니다. 단전은 텅 비어있어서 모든 쓸모의 바탕이 됩니다. 단전은 블랙홀입니다. 무엇이든 단전에 맡기면 담담하고 평온한 기운으로 되돌려집니다. 사랑이나 미움, 탐욕이나 성냄이 모두 에너지[기운]입니다. 기쁘고, 성내고, 슬프고, 즐겁고, 사랑하고, 싫어하고, 욕심내는 것[喜怒哀樂愛惡慾]이 모두 신성한 기운이지만, 이 기운은 사람을 들뜨게 합니다. 그래서 불교에서는 이 모두를 번뇌라고 합니다. 기쁨, 즐거움, 사랑까지도 번뇌라고 하지요.

   이 번뇌들을 단전에 맡기면 담담하고 평온한 기운이 됩니다. 이러한 감정들이 일어날 때 크게 심호흡[단전호흡]을 하면 평온해집니다. 단전에 맡긴다는 것은 '단전호흡을 한다.'라는 것입니다. 예컨대 성날 때 단전호흡을 하면 위로 치솟던 뜨거운 기운이 아래로 쑥 내려가는 걸 느낄 수 있습니다. 뜨거운 기운이 아랫배[하단전]에 이르면 마음이 평온해집니다. 이렇게 평온한 마음으로 따질 건 따져서 문제를 해결하면 감정에 휩싸이지 않고 서로 마음 상하지 않게 효율적으로 해결할 수 있습니다.

11. 태풍의 눈과 단전

천재지변은 자연이 불균형을 균형으로 되돌리려는 자연의 몸부림입니다. 태풍이나 지진 등이 그렇습니다. 태풍의 인공위성 사진을 보면 소용돌이치는 구름이 있고, 그 가운데는 '태풍의 눈'이라 불리는 텅 빈 곳이 있습니다. 그 태풍의 눈은 맑고 고요하다고 합니다.

태풍은 세상 모든 것을 날려버릴 듯한 거센 비바람을 몰고 오는데 그 중심은 맑고 고요하다니 이는 자연의 조화, 음양의 조화입니다. 태풍의 중심은 정적(靜的)인 고요이고, 태풍의 주변은 동적(動的)인 거센 비바람입니다. 자연의 원리는 늘 음과 양이 함께합니다.

태풍 사진을 보며 단전호흡을 생각합니다. 단전호흡할 때 아랫배에서 돌리는 것은 동적이요, 그 중심인 단전은 고요해서 정적입니다. 우리의 삶도 낮 동안은 동적인 활동을 하고 밤에는 정적인 잠을 자는 것이 자연스럽습니다. 동적인 활동이 활발할수록 정적인 잠은 깊은 잠으로 숙면하지요. 이 음양의 균형이 어긋날 때 건강에서 벗어나게 됩니다.

2000년 2월에 불가의 스승이신 용타 큰스님과 인도 여행 중 오쇼 아쉬람에서 수피 명상인 'Whirring(훨링: 윙윙이라는 뜻)'을 했습니다. 이를 '수피댄스'라고도 합니다. 그 방법은 양손을 들고 45분 동안 제자리에서 빙글빙글 도는 제자리 돌기를 하고 15분간 쓰러져 쉬는 명상입니다. 제자리에서 소용돌이를 일으키는 것입니다.

제자리 돌기를 45분간 지속하려면 의식을 바깥세상 쪽이 아니라 내 쪽, 내 몸의 중심에 모아야 합니다. 바깥쪽을 보며 제자리 돌기를 하면 불과 1분이 되기 전에 어지러워서 쓰러지고 맙니다. 그러나 의식을 나에게 두고 제자리 돌기를 하면 어지럽게 돌아가는 바깥세상이 보이기는 하나 거기에 휘둘리지 않고 제 중심을 유지하며 45분간 빙빙 돌 수 있습니다. 의식을 내 쪽으로 회수하고 제자리 돌기를 하면 몇 분이 지나면 자기는 사라지고 관성에 따라 빙빙 도는 행위만 남습니다. 몸은 바쁘게 돌지만, 마음은 지극히 고요합니다.

삶에서도 중심을 잃지 않으면 현실의 가장자리를 맴도는 '가장자리 살이'는 바람 잘 날 없이 어지럽더라도 '중심 살이'는 맑고 고요합니다.

여인숙 - 잘랄루딘 루미

인간이라는 존재는 여인숙과 같다
매일 아침 새로운 손님이 도착한다

기쁨, 절망, 슬픔
그리고 약간의 순간적인 깨달음 등이
예기치 않은 방문객처럼 찾아온다

그 모두를 환영하고 맞아들이라
설령 그들이 슬픔의 군중이거나
그대의 집을 난폭하게 쓸어가 버리고
가구들을 몽땅 내가더라도

그렇다 해도 각각의 손님들을 존중하라
그들은 어떤 새로운 기쁨을 주기 위해
그대를 청소하는 것인지도 모르니까
어두운 생각, 부끄러움, 후회
그들을 문에서 웃으며 맞으라
그리고 그들을 집 안으로 초대하라
누가 들어오든 감사하게 여기라

모든 손님은 저 멀리에서 보낸
안내자들이니까

12. 감정 조절

물은 선(善)도 악(惡)도 아닌, 그냥 순수한 물입니다. 이 물을 젖소가 마시면 우유를 만들고, 독사가 먹으면 독을 만듭니다. 기운도 선도 악도 아닌, 그냥 순수한 기운입니다. 그 기운이 사람의 마음을 통과하면서 다른 사람을 해치는 난폭한 기운이 되기도 하고, 다른 사람을 살리는 치유의 기운이 되기도 합니다.

이렇듯 기운이 사람의 마음과 작용하여 희로애락이 나오는데, 이 기운들은 모두 신성한 기운입니다. 마치 햇빛이 프리즘을 통과하면 빨·주·노·초·파·남·보의 무지개색이 나오는데 이 색들은 선악을 넘어선 신성한 색들인 것과 같습니다.

그런데 우리는 이 기운 중 기쁨이나 즐거움은 좋은 것, 성냄이나 슬픔은 안 좋은 것으로 판단합니다. 그것은 마치 빨간색은 안 좋은 색, 파란색은 좋은 색으로 판단하는 것과 같이 의미가 없습니다.

좋고 나쁨으로 판단 분별하는 마음은 기쁨이나 즐거움은 일부러 만들려고 하고, 성냄이나 슬픔은 억누르려고 합니다. 그러나 기뻐할 만한 일은 기뻐하고, 성낼 일에 성내는 것이 자연스럽습니다. 그 상황에 적절하게 그만큼만 기뻐하고, 그 상황에 꼭 맞게 그만큼만 화를 낸다면 마음속에 찌꺼기가 남지 않아서 그 상황이 지나면 평온을 되찾을 텐데 그렇지 못한 것 또한 현실입니다. 그래서 그 감정들로부터 자유로워 질 필요가 있습니다.

사람은 격렬한 감정이 일어났을 때 한숨을 쉬고 나면 조금이나마 진정되는 것을 느낄 수 있습니다. '한숨'은 평소 우리가 쉬는 숨보다 더 '큰 숨'인데, 단전호흡은 한숨보다 더 크고 깊은 숨이어서 한숨보다 진정 효과가 더 큽니다.

권투선수가 시합 중 몇 대 얻어맞았다고 화가 나서 화나는 감정에 휩쓸리면 제 실력을 발휘하지 못해 시합을 망친다고 합니다. 몇 대 얻어맞더라도 냉정한 마음을 유지해야 제 실력을 발휘할 수 있죠.

현실에서도 화나는 감정에 휩쓸리면 문제 해결이 어려울 수 있습니다. 보통 화가 나면 화에 휩싸여 자신이 화 그 자체가 되어버려 화만 남고, 화내는 자신은 잃어버립니다. 그렇게 되면 그 화를 다스릴 수 없습니다.

화나는 감정을 단전호흡으로 추슬러 '이러저러한 일로 내가 화를 내고 있구나.' 하고 알아차리면 자신과 화가 분리되어 그 화를 나에게 찾아온 손님으로 대하여 적절히 대응할 수 있습니다. 그 상황에 대한 적절한 반응으로 화를 낼 수도 있고, 또 안 낼 수도 있는 선택적인 마음이 됩니다. 그러면 자신의 마음을 상하지 않고 평온한 마음으로 그 일을 처리할 적절한 방안이 나올 것입니다. 또 화는 억누르면 자신을 해치고, 밖으로 드러내면 자신도 해치고 상대도 해치는 것이니 화나는 감정을 단전호흡으로 추슬러 평온한 마음으로 대응하면 좋겠습니다.

13. 감정과 오장 기능

『동의보감』은 마음[감정]과 오장의 기능 활동이 밀접한 관계가 있다고 설명합니다. 즉 "간장(肝臟)은 성냄[怒]을, 심장(心臟)은 기쁨[喜, 笑]을, 비장(脾臟)은 생각[思慮]을, 폐장(肺臟)은 슬픔[悲, 憂]을, 신장(腎臟)은 두려움과 놀람[恐, 驚]을 각각 관장한다. 그리하여 이들 감정의 격한 변동은, 성냄[怒]은 간장을 상하게 하고, 지나친 기쁨[喜]은 심장을, 쓸데없는 생각[思]은 비장을, 과도한 슬픔[悲]은 폐장을, 놀람이나 공포심은 신장을 상하게 하는데 이처럼 오장이 상하여 병이 발생한다."라고 했습니다.

우리가 성을 내면 얼굴이 붉으락푸르락한다고 하지요. 푸른색은 오행(五行)에서 목(木)에 해당하고 오장에서 목은 간입니다. 간장에 이상이 생기면 얼굴색이 검푸릅니다. 간이 나빠지면 쉽게 피로하고 신경질적으로 변해서 화를 잘 내지요.

주변에 화를 자주 내는 사람이 있으면 '저 사람은 간이 나빠서 그러려니'하고 이해하고, 또 화를 내면 간이 상한다니 자신은 화를 내지 않도록 마음 관리를 잘해야겠습니다.

심장은 기쁨이나 웃음을 관장하는데 너무 기뻐서 심장이 상한 예는 '복권이 당첨돼서 너무 기뻐하다 심장마비로 사망'하는 경우가 있고, 심장 기능 이상으로 비정상적으로 기뻐하는 예는 정신이상으로 히죽히죽 웃고 다니는 경우가 있습니다. 기쁨이라 할지라도 그것이 지나치면 불편한 정서입니다. 잔잔한 기쁨이 행복이지요.

서양 의학에서는 뇌가 마음[정신]을 주관하고 심장은 피돌기를 주관하는 기관으로 생각했지만, 동양의학에서는 심장을 마음 심(心) 자를 써서 정신 기능을 총괄하는 곳으로 생각합니다. 최근에는 서양 의학에서도 뇌 과학의 발달로 심장에도 뇌의 기능이 있다는 것을 발견했다고 합니다.

국선도에서는 상단전[뇌]으로 생각하고 중단전[심장]으로 결정해서 하단전[아랫배의 힘, 뱃심, 배짱]으로 실행한다고 합니다. 즉 중단전이 있는 심장에서 결정한다는 것입니다.

비장은 위장과 짝을 이루어 우리 몸의 중앙에서 생각과 근심, 걱정을 관장합니다. 그래서 비위가 약한 사람은 쓸데없는 생각인 근심이나 걱정이 많고, 쓸데없는 걱정을 많이 하면 비위가 약해진다고 합니다. 예를 들면 지나치게 근심하고 걱정하는 마음을 '노파심(老婆心)'이라 하는데, 노파는 늙은 여인을 뜻하니 늙은 여인의 마음입니다. 노인이 되면 위장 기능과 소화 기능이 약해져 근심 걱정이 늘어납니다. 또 근심 걱정을 하면 밥맛이 떨어지고, 먹어도 소화가 잘되지 않습니다.

그러니 주변에 근심 걱정이 많은 이를 보면 '저 이는 위장 기능이 약해져서 그러려니'하고 자신은 근심 걱정하지 않도록 하는 것이 비위를 튼튼히 하는 양생법이 됩니다.

"걱정해서 걱정이 없어지면 걱정이 없겠네."라는 티베트 속담이 있습니다. 그래서인지 티베트 사람들은 걱정하지 않는다고 합니다. 왜냐하면 "이 세상일은 두 가지밖에 없다. 하나는 해결될 일, 또 하나는 해결 안 될 일이다. 해결될 일은 해결될 것이니 걱정하지 않고, 해결 안 될 일은 걱정해 봐야 해결이 안 될 것이니 걱정하지 않는다."라고 합니다.

폐는 오행으로 금(金)에 속하고 색깔은 흰색입니다. 폐가 약한 사람은 쉽게 슬퍼하고 슬퍼하면 폐가 나빠집니다. 부모상을 당해 비통해하면 얼굴이 백지장처럼 하얘지고 기침을 합니다. 이는 기관지나 폐에 좋지 않은 영향을 미쳤다는 증거입니다.

신장이 약하면 깜짝깜짝 잘 놀래고, 놀라면 신장이 나빠집니다. 영화에서 보면, 고문당하거나 공포를 느끼면 자기도 모르게 오줌을 바지에 지리는 장면을 볼 수 있는데, 이는 신장의 짝인 방광에 영향을 미쳐서입니다. 신장과 방광은 짝을 이루어 오행 상 수(水)에 해당합니다.

동양에서는 성냄이나 슬픔은 안 좋고, 기쁨이나 사려(思慮)는 좋다는 등으로 감정에 시비하지 않습니다. 오히려 그것들이 지나침을 경계합니다. 기쁨이라 할지라도 지나치면 좋지 않습니다. 그러나 적절하게 드러나는 것은 오히려 평상심으로 돌아가는 데 도움이 되지요. 잘못에 대해 그에 합당한 벌을 받거나 비난을 받으면 오히려 마음이 가벼워지듯이요.

오장의 부조화가 감정의 부조화를 초래하고, 감정의 부조화가 오장을 병들게 하는 악순환이 이어집니다. 대체로 감정이 일어나서 그것에 사로잡혀 있을 때는 상황을 객관적으로 판단하지 못하여 적절히 대처하기가 어렵습니다. 감정을 조절하여 그것으로부터 휘둘림을 당하지 않으면 더 적절히 대처할 수 있습니다.

국선도 수련은 오장육부의 기능을 조화롭게 하여 감정으로부터 휘둘리지 않고 평정심을 유지하게 합니다.

14. 감정 느끼기

감정과 오장의 기능이 호흡과 연관이 있다는 것은 위의 글들을 보면 알 수 있습니다. 그런데 우리의 선인들은 수련을 통해 오장 기능의 과부족이 해소되면 감정의 부조화도 조화를 되찾는다고 생각했습니다.

국선도 수련의 변화 과정 중에 원인 모를 분노가 일어나기도 하고, 이유 없는 기쁨이 솟기도 하고, 이유 없는 슬픔이나 두려움이, 쓸데없는 걱정이 일어나는 경험을 할 수도 있는데, 이는 오장 기능의 과부족이 조정되어 조화를 찾아가는 과정에서 일어날 수 있습니다.

지금의 자기 몸은 자기가 살아온 삶의 경험들이 모여 있는 '모임'입니다. '몸은 모임의 준말'입니다. 살아오면서 경험한 여러 감정도 우리 몸 곳곳에 쌓여있습니다. 그런데 수련으로 쌓인 기운이 전신을 두루 흘러 다니며 몸속에 쌓여있던 감정을 자극하면서 알 수 없는 기쁨, 슬픔, 분노, 즐거움 등의 감정을 경험합니다. 그런 과정에서 그런 감정으로 인해 왜곡되어 있던 몸이 정상화됩니다.

수련으로 충만해진 기운이 부족한 곳은 보충하고, 막힌 곳은 뚫어 주고, 지나친 곳은 덜어내는 과정에서 경험할 수 있는 감정의 흐름입니다.

그럴 때는 그 감정들을 외면하지 않고 그것을 충분히 느껴줍니다. 느껴준다는 것은 그것을 판단 분별하거나 원인을 따지려 하지 않고, 일어나는 감정은 억압하지 않고 느껴주는 것입니다. 그러나 그 감정과 자신을 동일시하지 않아야 합니다. 동일시란 자신과 그 감정이 하나가 되는 것입니다. 그리하면 그 감정에 매몰되고, 감정에 매몰되면 감정을 다루기 어렵습니다. 그러니 자신을 객관화하여 일어나는 감정을 내게 찾아온 귀한 손님으로 대접하는 것입니다. 원인 없는 결과는 없으니 그런 감정이 일어날 만한 내가 알 수 없는 어떤 원인이 있었겠지요. 그러나 그 원인을 따지지 않는다는 것입니다.

우리 몸은 우리 삶의 흔적이 쌓여있을 뿐 아니라 우리 조상들 삶의 흔적도 유전자를 통해 전해져 우리 몸을 형성하고 있습니다. 그러니 우리가 알 수 없는 감정도 우리의 수련 과정에서 드러날 수 있습니다. 감정을 충분히 느껴준다는 것은 일종의 해원(解冤)입니다. 자신의 한(恨), 조상·선조의 한이 풀려나가는 것입니다. 그런 한이 풀려야 무심에 이를 수 있습니다.

감정은 옳은 감정, 그른 감정이 없습니다. 느낌은 옳고 그름이 없습니다. 그저 일어났다가 사라지는 덧없는 것입니다. 사람들은 옳다고 생각되면 조장하려 하고, 그르다고 생각하면 억압하려 합니다. 감정이나 느낌은 시비가 없으니 조장하거나 억압하지 않고 느껴주면 사라집니다.

그리고 일어나는 느낌을 과장해서 느껴주면 더 빨리 사라집니다. 우리는 어떤 감정이 일어날 때 그 감정을 억누르면 그 감정이 사라지지 않고 더 일어나는 것을 경험합니다. 예컨대 웃음이 날 때 그 웃음을 참으면 더 웃음이 납니다. 그 웃음이 3 정도로 웃기는 것이라면 마치 4 나 5 정도로 웃기는 것처럼 과장해서 웃어버리면 그 웃음에서 쉽게 벗어나지만, 1이나 2 정도인 것처럼 작게 표현하면 그 웃음 표현이 충분치 않아 남게 되고 불편합니다. 그러니 기쁠 때는 온몸으로 기뻐하고, 슬플 때는 온몸으로 슬퍼합니다. 온몸으로 충분히 느껴주면 그 기운이 전신으로 퍼지고, 그 느낌이 사라져 담담해집니다.

15. 마음의 크기

우리 마음은 얼마나 클까요?

당나라 때 학자 이발(李勃)은 백록동서원(白鹿洞書院)에서 은거하며 책을 만 권이나 읽었을 정도로 학식이 뛰어났는데요, 어느 날 『유마힐소설경(維摩詰所說經)』이라는 책을 읽다가 이 구절에서 막히고 말았습니다.

'수미산(須彌山)이 겨자씨 속에 들어가고 4대 해수(海水)가 털구멍

속에 들어간다.'

수미산은 세상에서 제일 크고 높은 것을, 겨자씨는 세상에서 제일 작은 것을 상징합니다. 수미산은 고대 인도 신화에 등장하는 상상의 산으로 고대 인도인들이 세상의 중심에 있다고 믿은 수미산의 높이는 약 80만Km, 지구 둘레의 무려 20배에 이르는데요, 말도 안 되는 소리로 들리죠. 우리가 사는 세상보다 20배나 큰 산이 겨자씨 속에 있다는 뜻이니까요.

'4대 해수가 털구멍 속에 들어간다.'라는 구절도 마찬가지죠. 그는 제일 작은 것 속에 제일 큰 것이 대체 어떻게 들어간다는 말인지 아무리 생각해도 이해할 수 없었습니다.

그래서 지상(智常) 스님을 찾아가 그것이 어떻게 가능하냐고 물었죠. 그러자 스님이 되묻습니다.
"사람들이 그대를 '만권'이라 부른다지? 그 이유가 무엇인가?"
이발이 답합니다.
"제가 읽은 책이 만 권 정도 된다고 해서 그리 부르고 있습니다."
지상 스님이 다시 묻죠.
"그 많은 책을 어떻게 그 작은 머릿속에 다 넣었는고?"
그 순간 이발의 마음이 확 트여 깨달음을 얻었습니다.

너무 높아 아무리 봐도 보이지 않는 수미산의 봉우리도, 너무 깊어 아무리 들여다봐도 보이지 않는 4대 해수의 밑바닥도, 모두 인간의 마음속에 들어 있습니다. 그 안에서는 다 볼 수 있습니다.

하지만 마음의 크기가 겨자씨만 해질 때가 적지 않습니다. 그러면 온통 이해하기 힘든 것들 천지라 스트레스가 커지죠. 그럴 때면 가슴을 쫙 펴고 이렇게 자신을 스스로 다독이면 어떨까요.

"이 안에 수미산도, 4대 해수도 다 들어갈 수 있다!"
미국의 영성가 해리 팔머는 이렇게 말했습니다.
"우주 안에 내가 있는 것이 기적이 아니라, 내 안에 우주가 있는 것이 기적이다."

16. 잠재의식

(1) 현재 의식과 잠재의식

국선도를 수련하는 목적 중 하나는 자신의 긍정적 변화를 바라는 것입니다. '보이는 것의 뿌리는 보이지 않는 것'입니다. 그러니 효과적인 자기 성장을 위해 자신의 잠재의식을 활용하면 좋을 것입니다. 같은 시간 수련하더라도 어떤 생각, 어떤 마음으로 수련하느냐에 따라 수련 효과가 달라질 수 있습니다.

'말이 씨가 된다.'라는 우리 속담이 있고, '일체유심조(一切唯心造)'라는 불가(佛家)의 깨달음이 있습니다. 그러나 우리는 생각과 달리 행동할 때가 있습니다. "안 그러려고 했는데 무의식적으로 그랬다."라며 계면쩍은 웃음을 지을 때도 있지요. 이때 '안 그러려고 한 것'은 현재 의식에 바탕을 둔 생각이고, '무의식적으로'는 잠재의식에서 온 행동입니다. 그러니 자신을 바꾸려면 자기의 행동이나 습관을 바꾸어 잠재의식을 바꿔야 합니다.

현재 의식과 잠재의식은 흔히 빙산에 비유됩니다. 빙산은 약 10% 정도만 수면 위에 떠 있고, 나머지 90%는 수면 아래에 잠겨 있다고 합니다. 마찬가지로 우리 의식의 10%는 현재 의식이고 90%가 잠재의식이라는 것입니다. 그 잠재의식은 어떻게 하면 바뀔 수 있을까요?

모치즈키 도시다카의 책 『당신의 꿈을 이루는 소중한 보물지도』에 의하면 잠재의식은 아래의 여덟 가지에 의해 영향을 받는다고 합니다.

첫째, 말이나 글자보다 이미지에 더 크게 반응한다.
둘째, 감정이 담긴 것에 강하게 반응한다.
셋째, 자주 반복되는 것에 반응한다.
넷째, 현실과 상상을 구별하지 못한다.
다섯째, 부정형을 이해하지 못한다.
여섯째, 긴장을 풀면 더 쉽게 움직인다.
일곱째, 주어는 모두 1인칭으로 이해한다.
여덟째, 잠재의식은 다른 사람의 잠재의식과 깊게 연결되기 때문에 강한 생각은 주변에 영향을 미친다.

(2) 잠재의식과 이미지

첫째, 말이나 글자보다 이미지에 더 크게 반응한다.

우리의 생각은 언어, 즉 말이나 글자로 생각하는 경우와 이미지, 즉 그림으로 생각하는 경우가 있습니다. 생각을 소리를 내 말하지는 않지만, 마음속으로는 꾸준히 생각을 말로 하기도 합니다. 또 소설을 읽거나 이야기를 들으면 그 상황을 마음속에 이미지로 그려서 이해하고, 좋은 경험이나 불쾌한 경험을 떠올릴 때도 그 상황을 되살려 이미지를 떠올립니다. 그런데 잠재의식은 후자인 그림, 즉 이미지에 더 크게 반응한다는 것입니다.

『주역(周易)』「계사전」에 "글로써는 말을 다 표현할 수 없고, 말로써는 사람의 생각을 다 표현할 수가 없다[書不盡言, 言不盡意]."라고 했습니다. 언어는 한계가 있습니다. 이미지나 그림을 말로 다 표현할 수가 없습니다.

이미지는 말이나 글자보다 더 강력하게 뇌에 작용합니다. '백문(百聞)이 불여일견(不如一見)'이라는 말이 있듯이 실제로 마음의 이미지와 감정을 담당하는 우뇌[잠재의식]가 1초 사이에 1,000만 bit의 고속으로 정보를 처리하는 데 반해, 언어와 논리를 담당하는 좌뇌[현재 의식]는 1초에 40bit밖에 처리할 수 없다고 합니다. 우뇌[잠재의식]에 문제의식과 주제, 질문을 좀 더 명확하게 해서 던져주면 초당 1,000만 bit나 되는 정보 중에서 중요한 정보를 좌뇌[현재 의식]로 보낼 수 있습니다. 뇌는 뛰어난 패턴 인식 능력을 갖추고 있어서 이미지에 담긴 풍부한 정보를 일순간에 이해할 수 있는 것입니다.

대뇌 생리학과 심리학의 최근 연구는 사람의 마음, 즉 두뇌활동과 소망 실현과는 관계가 있다고 밝히고 있습니다. 그에 따르면 마음속으로 자신이 바라는 것을 이미지로 생생하게 그리는 사람일수록 원하는 인생을 살 수 있다고 합니다. 다시 말해 이미지와 성공은 서로 밀접한 관계가 있다고 합니다. 성공한 사람들은 자신의 꿈을 마음속에서 끊임없이 명확한 이미지로 그리고, 그렇게 계속 그리다 보면 문득 영감(靈感)이 떠올라서 적절한 때에 적절한 행동을 하여 그 이미지를 실현할 수 있다는 것입니다.

스포츠 선수들은 시합을 앞두고 명상을 하며 자신의 경기 과정을 마치 실제인 것처럼 마음속으로 상상하는 '이미지 트레이닝'을 한다고 합니다. 이미지 트레이닝이 잘 되면 실제 경기에서도 이미지 트레이닝 때와 똑같이 진행될 때가 있다고 합니다.

또 스포츠 선수들이 슬럼프에 빠지면 자신이 최고 성적을 거두었을 때의 비디오를 반복해서 보고, 나중에는 비디오를 보지 않고도 마음속에 그 장면을 생생하게 떠올리는 방법으로 이를 극복하기도 한다고 합니다.

우리가 누리는 현실의 뿌리는 마음입니다. 모든 것이 마음속에서 먼저 이루어지고 나서 현실로 드러납니다. 예컨대 우리가 흔히 사용하는 볼펜도 그것을 만든 사람의 마음속에서 먼저 아이디어가 떠오르고, 그 아이디어가 설계도로 나타나 설계도대로 제품을 만들어 우리에게 제공합니다. 그런데 그 마음속 생각은 '이미지'입니다.

국선도 수련법은 몸과 마음을 하나로 모으는 일신일심법(一身一心法), 몸과 마음이 하나[心身一如] 된 마음은 바른 마음이니 정심법(正心法), 몸과 마음이 하나 되어 수련하는 신심법(身心法), 기존의 마음을 깨뜨려서 새롭게 깨닫는 파심법(破心法), 새로운 깨달음이 온몸에 퍼져 익어서[熟成] 이루어지도록 쉬어주는 휴심법(休心法), 숙성(熟成)된 깨달음으로 사리 분별을 바르게 하는 사리정별법(事理正別法) 등 심법(心法)입니다.

청산 선사께서는 "마음에서 먼저 이루어지면 몸에서도 절로 이루어진다."라고 말씀하십니다. 수련하는 자신 모습을 마음속으로 그리며 수련하는 것이 곧 몸과 마음이 하나 되는 심신일여(心身一如)이며, 심신일여가 곧 '지금 이 자리(Now Here)'를 온전히 사는 것입니다. 몸과 마음이 하나 됨이 정념(正念)이요, 몸은 여기 있는데 마음은 다른 곳에 있으면 이를 잡념(雜念)이라고 합니다.

(3) 잠재의식과 감정

둘째, 감정이 담긴 것에 강하게 반응한다.

우리의 의식 전개 과정을 보면 우리의 의식은 눈, 귀, 코, 혀, 피부의 오관(五官)을 통하여 보고, 듣고, 냄새 맡고, 맛보고, 촉감하는 다섯 가지 감각[五感] 작용을 합니다. 이 감각 작용 과정에서 어떤 생각을 하고, 그 생각에 따라 느낌, 즉 감정이 일어납니다. 그런데 그 감정이 담긴 것에 잠재의식이 강하게 반응한다는 것입니다.

감정이란 기쁘고, 성나고, 슬프고, 즐거운, 희로애락인데, 우리가 경험한 희로애락이 잠재의식을 움직인다는 것입니다. 살면서 겪은 아주 기뻤던 일, 매우 억울하거나 화났던 일, 슬펐던 기억, 즐거웠던 추억 등은 잠재의식에 입력되어 자신의 일부가 됩니다.

청소년기에는 감정이 풍부하여 가슴 뛰는 삶을 살아갑니다. 그런데 나이가 듦에 따라 감정이 점점 무디어집니다. 청소년 때는 감동을 잘합니다. 하지만 나이 들면 웬만한 일에는 감흥이 없습니다. 젊은이는 음악을 듣거나, 영화를 보거나, 좋은 경치를 보거나, 예술품을 감상하며 전율을 느낄 정도로 감동을 하는데, 노인들은 덤덤합니다. 감동(感動)이란 '깊이 느껴 마음이 움직임'입니다. 깊이 움직이는 마음이 잠재의식이고, 감동할 때 우리의 유전자[DNA]가 긍정적으로 바뀐다고 합니다.

우리는 감정이 움직이지 않는 것을 수양이 잘 된 것으로 오해하기도 합니다. 우울증 등 정신 질환을 앓는 사람들은 감정이 움직이지 않습니다. 감정이 없으면 로봇처럼 영혼 없이 습관적으로, 기계적으로 살아갑니다. 인공지능[AI]과 사람의 차이는 감정의 있고 없음의 차이입니다. 깨달음은 생각의 전환, 사고의 전환이지 감정의 둔화가 아닙니다. 깨달은 도인들은 감정이 순화되어 흘러가는 구름, 스치는 바람에도 긍정적 감정과 긍정적 의미를 발견하고, 자신에게 거슬리는 상황에서도 자신의 마음을 돌아보는 분들입니다.

그런데 우리를 불편하게 하는 감정은 부정적 감정들입니다. 그리스의 철학자 에픽테토스는 "그대는 사람들로부터 상처를 입는다. 그리고 그것 때문에 괴로워한다. 그러나 사람들이 과연 그대에게 상처를 입힐 수 있는가? 그들에게 그런 힘이 있는가? 그렇지 않다. 누군가 그대에게 욕을 하는 사람이 있어서 모욕을 느낀다면 그것은 그 사람 때문이 아니다. 그대가 그것을 모욕이라고 생각하기 때문에 모욕감을 느끼는 것이다. 그대를 화나게 하는 사람도 있을 것이다. 그러나 화를 돋우는 것은 그 사람이 아니다. 그대가 그 사람이 화를 돋운다고 생각하기 때문에 화가 나는 것이다. 누군가 그대의 감정을 자극했는가? 그것은 그대가 그 일을 기분 상하는 일로 판단했기 때문이다. 따라서 누군가 그대를 자극할 때 이것을 기억하라. 모든 것은 그대를 자극하는 그 일에 대해 그대가 어떤 판단을 내리는가에 달려 있다고. 단지 외부에서 일어나는 어떤 일 때문에 그대의 감정에 불을 붙이고 습관처럼 그 감정에 이끌려 행동하지 말라."라고 했습니다. 이처럼 자기 생각을 바꿔서 자신의 감정을 다스리고 순화하는 것이지, 감정을 억누르는 것은 아닙니다.

자신이 진정으로 원하는 것은 자기답게 사는 것입니다. 그런데 자기답게 살려면 자기를 알아야 하고 자기를 알려면 자신의 감정을 알아야 합니다. 자신이 어떨 때 기쁘고, 어떨 때 화나고, 어떨 때 슬프고, 어떨 때 즐거운지 알아야 자기답게 살 수 있습니다. 자신의 감정의 흐름을 먼저 알아야 그 감정을 다룰 수 있습니다.

자신을 알아 가는 방법의 하나로 '해보고 싶은 일들'을 적어보는 방법이 있습니다. 최호진 작가는 『결국엔, 자기 발견』이라는 책에서 사람들에게 1년 안에 하고 싶은 일들로 '버킷리스트' 100개를 채워보라고 권합니다. 막연히 사는 동안 언젠가 하고 싶은 일이 아니라 1년 안에 하고 싶은 일을 100개씩이나 적다 보면 자신에 대해서 더 깊이 알아 갈 수가 있다고 말합니다. 그 뒤에 자신이 할 수 있는 일과 그렇지 못한 일을 가려내는 정리의 시간을 보내고 나면 내일을 어떻게 살아야 할지에 대한 암시를 얻을 수 있기 때문입니다.

(4) 잠재의식과 반복

셋째, 자주 반복되는 것에 반응한다.

우리 몸은 자주 반복하여 체득하면 몸이 저절로 반응합니다. 이것이 몸으로 지혜와 능력을 갖추는 체지체능(體智體能)입니다. 국선도 수련은 물론 공부와 운동, 타자 연습, 자전거 타기, 운전 등

거의 모든 분야가 그렇습니다. 처음에는 이것저것 신경 써야 하지만, 몸에 익으면 절로 됩니다. 연주자들은 두 시간의 연주회를 위해서 이미 알고 있는 곡이지만, 몸이 기억하도록 하루 8시간씩 6개월을 연습한다고 합니다. 체스 선수들도 평균 15년 정도를 체스의 이동법, 작은 수를 희생하더라도 확실한 이득을 얻는 방법, 연속된 움직임에 의해 이득을 얻는 방법 등 기본적인 것을 연마하고 또 연마하며 반복하여 선수가 된다고 합니다.

전문가인 달인이나 고수가 되는 것은 특별한 비법이 아니라 기본적인 것, 기초적인 것을 반복 연습하여 고수나 달인이 됩니다. 전문가가 되려면 최소한 1만 시간을 반복해야 한다고 주장하기도 합니다.

"1만 시간의 법칙은 어떤 분야의 전문가가 되기 위해서는 최소한 1만 시간의 훈련이 필요하다는 법칙이다. 1만 시간은 매일 3시간씩 훈련하면 약 10년이 걸린다. 안데르스 에릭슨 미국 플로리다주립대 교수가 1993년 발표한 논문에서 처음 등장한 개념이다. 에릭슨 교수는 실력이 상위권인 바이올린 연주자들의 경우 20세까지 평균 1만 시간을 훈련한 것으로 나타났다며 능력은 타고난 재능보다 연습량에 달려있다고 주장했다. 이후 미국의 경영사상가 말콤 글래드웰이 저서 『아웃라이어』에서 연구를 인용하며 '1만 시간의 법칙'이라는 용어를 쓰면서 대중에게 널리 알려졌다."

동아사이언스 2019.08.22.

청산 선사께서는 "100일 동안 힘써 수련해야 수련의 맛을 처음 맛볼 수 있고[百日苦行 眞理初入], 1,000일을 닦아야 병 없이 오래 살 수 있으며[千日修道 無病長壽], 10,000일 수련으로 공덕을 쌓으면 만물을 낳고 기르는 다함 없는 대자연의 이치를 터득한다[萬日行功 無窮造化]."라고 하셨습니다.   (『영생하는 길』 413쪽.)

우리 몸은 꾸준히 새 세포가 생성되어 늙고 손상된 낡은 세포를 대체합니다. 피부의 각질이나 때가 벗겨지는 것이 낡은 세포가 떨어져 나가는 것입니다. 그래서 오늘 병든 몸도 내일은 얼마든지 건강해질 수 있습니다. 병든 세포가 새 세포로 교체되기 때문입니다. 그러니 어제의 몸과 오늘의 몸은 같지 않고, 내일의 몸도 오늘의 몸과 같지 않습니다. 날마다 새롭게 태어나는 세포가 새로운 몸을 만들기 때문입니다.

우리의 피부는 4주마다 완전히 새 피부로 바뀌고, 온몸의 혈액은 3~4개월[약 100일]을 주기로 새롭게 바뀌는 것으로 알려졌습니다. 간세포는 200~500일을 주기로 새로 바뀌어 1년 정도만 지나면 새로운 간을 갖게 되고, 전체 뼈 조직이 새롭게 바뀌는 데는 청소년은 7년, 어른은 보통 10년 정도가 걸린다고 합니다. 그러나 뇌세포와 심장 세포, 안구 세포는 성장이 완료되는 20~25세까지 분열 및 증식하다가 다시는 새로운 세포가 만들어지지 않습니다. 그래서 기존의 세포를 얼마나 잃지 않고 살아가는지가 열쇠가 됩니다. 나이가 들어 치매와 노안(老眼)이 찾아오는 것도 이 때문이라고 합니다.

그런데 이렇게 새로운 세포가 교체될 때 국선도 수련으로 하늘 기운과 땅 기운을 충분히 받아 맑은 몸과 밝은 마음을 갖추면 젊고 싱싱한 세포가 만들어져 젊어집니다. 그렇게 하기 위해서는 꾸준히 반복, 반복, 반복 수련해야 할 것입니다.

(5) 잠재의식과 플라시보 효과

넷째, 현실과 상상을 구별하지 못한다.

우리의 뇌는 현실과 상상을 구분하지 못합니다. 인간의 몸은 상상 속의 일이라 할지라도 현실로 받아들여 몸이 상상하는 것에 반응합니다. 맛있는 음식을 상상만 해도 입속에 침이 고이고, 더러운 것을 상상만 해도 구역질이 납니다. 상상으로 입속에 신맛이 나는 매실(梅實)이 가득 차 있다고 상상하면 우리 뇌는 아주 신맛이 나는 매실을 떠올리고 입속에 침이 고이게 됩니다. 이런 반응을 이용한 것이 『세설신어(世說新語)』에 나오는 조조의 '망매해갈(望梅解渴)'이지요. 목이 마른 병졸들이 신 매실 이야기를 듣고 침이 고여 목마름을 풀었다는 고사에서 유래한 말입니다.

현실과 상상을 구분하지 못하는 예로 '플라시보 효과'도 있습니다. 환자에게 설탕, 소금, 주사 등 가짜 약을 주었을 때, 진짜 약 이상의 효과를 나타낸다거나, 단순한 믿음이나 긍정적인 생각만으로도 치료 효과를 거두는 이런 현상을 '위약(僞藥: 가짜 약) 효과' 혹은 '플라시보 효과'라고 말합니다. 미국 미시간대학 의과대학의 욘-카르 주비에타 박사는 의학 전문지 『신경과학저널(Journal of Neuroscience)』에 발표한 연구보고서에서 가짜 진통제를 진짜라고 속여 먹였을 때 뇌에서 자연 진통물질인 '엔도르핀'이 분비된다는 사실을 발표했습니다. 플라시보 효과가 단순한 심리적 현상이 아니라 실제적인 현상이라는 것입니다.

반면 사람들에게 아무 작용이 없는 녹말 등으로 형태, 색깔, 맛 등을 약과 같이 만들어 주고, "이것을 먹으면 머리가 아플 것입니다."라고 말하면, 이것을 먹은 사람이 진짜로 두통을 일으키는 '노시보 효과'도 있습니다. 어떤 것이 해롭다는 암시 혹은 믿음으로 야기된 부정적 효과인 '노시보 효과'는 1990년대에 널리 알려졌습니다. 문헌상으로도 노시보 효과를 지지하는 몇몇 연구가 발표되고 있습니다. 그중 한 예를 보면 다음과 같습니다.

"한 청소년 집단에게 과거에 옻나무에 알레르기 반응을 일으켰는지를 물은 후, 옻나무에 심하게 발진을 일으키는 학생들만 눈을 가리게 하고, 연구자들은 한쪽 팔에 옻나무를 문지르면서 학생들에게는 '밤나무'라고 말했으며, 다른 팔에는 밤나무 잎을 문지르면서 '옻나무 잎'이라고 말했습니다. 몇 분 후, 옻나무에 노출되었다고 생각되는 팔이 반응하기 시작했고, 빨갛게 변하고, 군데군데 발진이 생겼습니다. 반면에 실제 옻나무와 접촉한 팔은 거의 반응하지 않았습니다."

플라시보 효과와 노시보 효과를 동시에 활용한 연구도 있습니다. 천식 환자에게 수증기를 마시게 하고 "수증기에 화학 자극제나 알러젠이 있다."라고 말했더니, 절반 이상의 환자가 호흡곤란을 일으켰으며, 12명에게서는 전형적인 천식 발작이 일어났습니다. 그리고, 이들에게 식염수를 '기관지확장제'라고 말하며 치료했더니, 즉시 회복되었습니다. 사실상 자극제나 치료제 모두 식염수였던 것입니다.(출처 : 인터넷 조은뉴스) 이런 '플라시보 효과'나 '노시보 효과'는 뇌가 상상과 현실을 구분하지 못한다는 증거입니다.

인간은 외부로부터 받아들이는 정보의 80% 이상을 시각으로 받아들입니다. 망막을 통해 맺혀진 시각 정보는 여러 전달경로를 거쳐 뇌의 시각영역에 해당하는 후두엽에 도착한 후 뇌 속에서 전체적인 이미지로 재구성됩니다. 반면, 상상의 이미지는 외부에서의 입력이 없이 뇌 속에서 형성된 가상의 이미지입니다. 두 개가 입력된 경로는 다르지만, 뇌 속에서 재구성된다는 점과 결과적으로 뇌 속에서 하나의 영상으로 존재한다는 점은 같습니다. 그 차이를 뇌는 인지하지 못합니다.

최근 뇌 과학자들이 연구한 바에 따르면 신경세포를 우리 스스로가 변화시킬 수 있다고 합니다. 신경세포를 변화시킴으로써 우리의 삶과 운명을 바꿀 수 있다고 하는 뇌 과학자들이 있습니다.

뇌는 우리 몸의 2%로 구성되어 있고 1,000억 개의 뇌 신경세포[뉴런]로 이루어져 있는데, 신경세포는 우리 몸을 자유자재로 사용할 수 있는 아주 중요한 역할을 하고 있습니다. 각 신경세포는 끊임없이 다른 세포들과 정보를 교환하는데, 그것이 바로 신경세포 말단에 있는 시냅스입니다. 뇌 과학자 조지프 르두(Joseph E.

LeDoux)는 "시냅스에는 많은 정보가 기록되고 저장된다. 이 과정을 통해서 시냅스의 새로운 형성이 어떻게 이루어지느냐에 따라서 그 사람의 인격과 운명이 바뀌게 된다."라고 말합니다.

상상의 힘에 눈뜬 과학계는, 단지 상상으로 몸의 근육과 면역항체, 유전자를 움직일 수 있다는 사실도 속속 밝혀냈습니다. 미국 클리블랜드병원의 신경과학자 광예 박사는 실제 근육운동은 하지 않고 단지 생각으로 근육을 수축시키는 상상 훈련을 4개월간 계속한 결과, 실험에 참여한 이들이 모두 15% 정도 근육이 강화되었다는 연구 결과를 발표했습니다. 많은 운동선수가 '이미지 트레이닝'을 사용합니다. 직접 운동하지 않고 머릿속으로 상상하는 것만으로도 실제로 실력이 향상하는 효과가 있다는 것입니다.

청산 선사께서는 "마음은 주인이고 몸은 종이다."라고 하셨습니다. 마음이 명령하면 몸은 시키는 대로 합니다. 여기서 마음이란 생각입니다. 생각은 우리의 몸과 연동되어 있습니다. 불교의 '일체유심조' 역시 같은 원리일 것입니다. 또한 "모든 것이 마음에서 먼저 이루어지고 나서 몸에서 이루어진다. 예를 들면 수련 동작 중 잘 안되는 동작이 있으면 마음으로 그 동작을 잘하는 자신의 모습을 거듭거듭 상상해서 마음속에서, 즉 상상 속에서 원만히 할 수 있게 되면 몸으로도 원만히 할 수 있게 된다."라고 하셨습니다.

영성 지도자인 해리 팔머는 "믿는 대로 경험한다. 믿는 대로 경험하지 않는다고 믿으면 믿는 대로 경험하지 않는다. 이것은 결국 믿는 대로 경험한다는 것이다."라고 했습니다. 우리가 수련할 때는 물론 우리의 삶에서 자기 생각이나 믿음이 곧 우리 몸을 만듭니다.

우리의 뇌는 현실과 상상, 생각을 구분할 수 없습니다. 우리가 원하는 것을 상상한 것만으로도 이루어갈 수 있고, 부정적인 상상을 하게 되면 상상하는 대로 현실을 살아갑니다.

(6) 잠재의식과 부정형

다섯째, 부정형을 이해하지 못한다.

"담배를 피우지 않겠다."라고 결심하면 우리 뇌에는 담배를 피우는 모습이 그려지고, "바나나를 생각하지 말라."라고 하면 뇌에는 바나나가 그려집니다. 그러면 담배나 바나나가 더욱 생각납니다. 이처럼 우리 뇌는 부정형을 이해하지 못합니다. 이러한 현상으로 '사고 억제의 역설적 효과'가 있습니다.

> "사고 억제의 역설적 효과[영어 원제: Ironic process theory, 역설적 과정이론]는 특정 생각, 욕구를 억누르려 하면 할수록 그것이 떠오르기 쉽고 하게 되는 효과이다.
> 하버드 대학교의 사회심리학자 다니엘 웨그너(Daniel Wegner)는 이런 심리 작용이 궁금해 1987년에 실험을 시행했다. 학생을 두 그룹으로 나눠 실험을 시행했는데 학생 A그룹에게는 흰곰을 생각하라 지시했고, 학생 B그룹에게는 흰곰을 생각하지 말라고 지시했

다. 그리고 그 그룹들은 흰곰이 떠오를 때마다 종을 치라는 지시를 받았다. 종을 친 횟수가 많은 그룹은 흰곰을 생각하지 말라는 지시를 받은 B그룹이었다.

교수의 지시를 따서 이 현상은 흰곰효과[백곰효과]라고 불린다. 그 외 억제와 욕구 사이에 반동이 있다고 하여 반동효과라고도 불린다."

(출처: 위키백과)

자연에는 부정형이 없습니다. 사랑도 없고 미움도 없습니다. '존재하는 모든 것은 옳습니다.' 자연에 부정형이 없는 것은 판단하거나 분별하지 않기 때문입니다. 우리가 자연의 품속에서 편안한 것은 자연은 판단 분별하지 않기 때문입니다. 자연은 무심하여 좋은 것이나 나쁜 것을 판단하고 구분하여 사랑하거나 미워하지 않고 무심히 그 모두를 받아줍니다. 자연은 무언가를 고치려 하지 않고 그것답게 키워줍니다. 천재지변이 일어나는 것은 무엇을 고치려는 것이 아니라, 불균형 상태를 바로잡아 균형을 유지하려는 자연의 몸부림입니다.

어떤 사람이 신부님께 고백합니다.
"신부님, 용서할 수 없는 사람을 용서할 수 없어 너무나 괴롭습니다."
"당신은 이미 그 사람을 용서했습니다."
"네?"
"그것이 지금, 당신이 그토록 괴로운 이유입니다."

사람이 느끼는 사랑도 자연 현상이요, 미움도 자연스러운 현상입니다. 사람의 마음에서 일어나는 미움이라는 자연 현상을 거부하려 하니 괴롭습니다. 사랑도 자연, 미움도 자연이니 그림 감상하듯이, 음악 감상하듯 음미 감상하면 됩니다. 그냥 바라보기만 하면 됩니다.

'신성한 빛을 전하는 존재들(Emissaries of Divine Light)'이라는 단체에서는 "사람들은 이미 거룩한 존재인 '신성한 빛을 전하는 존재들'이다. 그들은 창조주로부터 창조를 위임받은 '거룩한 창조주들'이다. 그들이 어떤 창조를 하던 우리는 음미 감상할 뿐이다."라고 합니다. 만약 어떤 사람이 우리의 가치로는 이해하기 어려운 비합리적인 행위를 할지라도 그것은 그가 창조주로서 창조하는 것이니 음미 감상할 뿐 시비하지 않습니다. 창조주의 창조 행위이니까요. 그래서 다른 사람을 가르치거나 바꾸려 하지 않고, 부정적인 말을 하지 않습니다. 다만 그들은 일시적으로 본래의 의식을 잃고 있을 뿐이니, 그들이 신성한 본성에서 나오는 언행을 할 때 그것을 기리어 칭찬함으로써 본래의 의식을 되찾아서 신성한 자신의 빛을 밝힐 수 있도록 돕습니다. 본성은 부정형이 없습니다.

흙탕물을 가라앉히려고 애를 쓰면 쓸수록 더 흐려집니다. 흙탕물을 가라앉히려면 그냥 바라보기만 하면, 내버려 두면 저절로 가라앉습니다. 또 흐린 물을 맑히려면 흐린 물을 문제 삼지 않고, 맑은 물을 계속 부어주면 얼마 지나지 않아 맑아집니다.

부정적인 것을 고쳐주려고 그것을 지적하면 그 부정적인 것을 강화하는 결과를 가져옵니다. "이러저러한 것은 나쁜 것이니 하지 말라."라고 하면 우리 뇌는 '이러저러한 것'만 각인시켜 강화합니다.

국선도는 '본성의 밝음에 돌아가는 법[밝돌법]'입니다. 본성의 밝음에 돌아가려면 자신과 다른 이의 본성의 밝음을 확인하고, 그것을 기리고 칭찬하여 강화하는 것이 밝음을 키워 밝음에 돌아가는 길입니다.

어둠을 몰아내려고 어둠과 싸우는 것은 헛된 일입니다. 어둠을 밝히려면 불을 켜면 됩니다. 몸을 맑히고 마음을 밝히려면 하늘의 맑고 밝은 기운을 가득 받아들이면 맑고 밝아집니다. 단전호흡은 하늘의 맑고 밝은 기운을 충만하게 받아들이는 방편입니다.

호흡은 하늘 기운의 드나듦입니다. 호흡은 하늘님을 모시는 경건한 일입니다. 그러니 들숨 날숨을 밝은 마음, 고마운 마음으로 깊고, 길고, 가늘고 조심스럽게, 고르게 해야 합니다. 그것이 하늘님의 전당, 부처님의 법당인 몸과 마음을 맑고 밝게 가꾸는 일입니다. 그릇이 맑고 깨끗해야 거기에 담기는 물도 맑고 깨끗합니다.

(7) 잠재의식과 이완

여섯째, 긴장을 풀면 더 쉽게 움직인다.

깨어 있을 때는 긴장하고, 잠잘 때는 긴장이 풀립니다. 깨어 있는 동안에는 '나'가 있고 '너'가 있어서 오감(五感)을 통해 '너'를 만나며 긴장하고, 현재 의식이 작동하여 판단분별 합니다. 잠이 들면 현재 의식인 '나'가 사라지고, '나'가 사라지니 '너'도 사라져서 너와 나를 구분하지 않는 자연이 됩니다. 자연은 모든 것을 있는 그대로 수용합니다. 잠들면 자연에 모든 것을 맡기니 어머니 품 안에서처럼 편안하게 긴장이 풀립니다.

현재 의식이 활동하는, 깨어 있을 때는 대체로 긴장하게 되고, 긴장하면 호흡이 짧아지고 얕아집니다. 그러나 긴장을 풀면 호흡이 길고 깊어집니다. 낮 동안 활동할 때는 호흡이 짧고 얕다가 밤에 잠들면 호흡이 길고 깊어집니다. 무심히 길고 깊은 호흡을 하면 피로가 풀리고 기운이 충전됩니다. 잠들면 현재 의식은 잠들고 잠재의식이 움직입니다. 잠재의식은 길고 깊은 호흡을 하게 합니다.

낯선 환경에서나 낯선 사람들을 만날 때, 시험을 치르거나 시합을 할 때, 잘 보이려고 잘하려고 지나치게 긴장하면 오히려 제 실력을 발휘하지 못합니다. 긴장하면 몸이 굳어서 평소에 알던 것도 생각이 잘 나지 않고, 연습 때는 잘하던 그것을 시합할 때는 잘하지 못합니다. 긴장하면 호흡이 짧아지고 빨라집니다. 이럴 때 심호흡을 하면 긴장이 풀리며 제 실력을 발휘할 수 있습니다. 어떤 운동이든지 긴장을 풀고 힘을 빼야 잘 할 수 있습니다.

어떤 일에 열중하는 동안에는 해답을 얻지 못하다가 그것을 제쳐두고 산책을 하거나 무심히 명상할 때 문득 해답을 발견할 때가 있습니다. 그 일에 집중하는 동안은 긴장하게 되고 그 일에서 벗어나서 긴장을 풀면 오히려 적절한 해답을 발견합니다.

국선도 수련하시던 어떤 분은 "골치 아픈 문제가 있을 때는 그 일을 제쳐두고 수련원에 와서 한바탕 열심히 수련하고 나면 그 문제를 해결할 해답이 떠오릅니다."라고 말씀하신 적이 있습니다. 바둑에 열중인 사람은 꿈에서도 바둑을 두고 꿈속에서 묘수를 발견하기도 한다고 합니다.

어떤 것을 자나 깨나 잊지 않고[寤寐不忘] 그리면 문득 깨달음이 옵니다. 잠들기 전에 단전호흡 수련을 하다가 잠들면 자면서도 수련을 합니다. 오매일여(寤寐一如)가 됩니다.

(8) 잠재의식과 주어

일곱째, 주어는 모두 1인칭으로 이해한다.

태초에는 하나의 기운이 있었고[一氣, 無極而太極], 그 한 기운이 한번은 음으로 한번은 양으로 작용하면서 우주가 형성[一陰一陽之謂道]되었습니다. 그래서 너와 나는 본래 하나입니다. '너는 또 다른 나'입니다.

우리는 원래 하나이기 때문에 뇌는 주어를 모두 1인칭으로 이해합니다. 그러니 상대를 비난하면 우리 뇌는 나를 비난하는 것으로 인식하고, 상대를 칭찬하면 나를 칭찬하는 것으로 인식합니다.

'저런 인간은 실패해도 돼!'라고 생각한다면, 그 상대에게는 그다지 영향이 미치지 않지만, 자신은 실패한 이미지를 떠올리므로 상대보다 자신에게 더 큰 영향을 미칩니다.

『명심보감』「정기편(正己篇)」에 "강태공이 말하기를, 남을 평가하려거든 먼저 모름지기 자신을 헤아려보라. 남을 상하게 하는 말은 도리어 자신을 상하게 하니, 피를 머금어 남에게 뿜으려면 먼저 자기의 입이 더러워진다[太公曰 欲量他人 先須自量 傷人之語 還是自傷 含血噴人 先汚其口]."라고 하였습니다. 상대를 미워하면 내가 미워한 만큼 상대가 괴로우면 좋겠지만, 상대는 내가 그를 미워하는지 모르니 괴로워하지 않고 미워하는 자신이 더 괴롭습니다.

'현대우주론'에 따르면 태초에는 아무것도 없었습니다. 은하도 별도 원자도 없었습니다. 그리고 시간과 공간마저도 태어나지 않았습니다. 처음 시간과 공간이 태어나는 시점을 우리는 '대폭발', 혹은 '빅뱅(big bang)'이라고 부릅니다. 물론 그전에는 무(無)의 세계, 알 수 없는 세계였습니다. 초기 우주는 고온 고밀도 상태였으며 대폭발 후 급격하게 팽창했습니다. 우주가 팽창하면서 여러 가지 원소들이 탄생했고, 원소들이 결합하여 현재의 우주가 이루어졌습니다. 그러니 태초에 이 우주는 한 점이었고, 하나였습니다. 인간도 거슬러 올라가면 한 사람에서부터 시작하여 오늘의 우리가 있습니다.

18세기의 기일원론자(氣一元論者)인 임성주는 "우주 사이에 위아래와 안팎이 없고 시초와 종말이 없이 충만하여 허다한 조화를 일으키며 허다한 사람과 사물을 낳게 하는 것은 다만 하나의 기(氣)이다. … 그 기가 능히 그와 같이 성대하고 그와 같이 작용하는 것을 누가 그렇게 하였는가, 다만 자기 스스로 그러하다[宇宙之間 無上下內外 無始終而充滿焉 以致衆多之化生 衆多之人物者 惟一氣而已. … 其氣能若是之盛 若是之作者 孰使之然哉 自爾而已矣]."(『녹문집』 19권)라고 주장하였습니다.

우주의 기운은 선도 악도 아닙니다. 내 마음이 선하면 선한 기운이 되고, 내 마음이 악하면 악한 기운이 됩니다. "저주하면 저주할 일이 많이 생기고, 감사하면 감사할 일이 많이 생깁니다." 이것이 '끌어당김의 법칙'입니다.

(9) 잠재의식과 주변의 영향

여덟째, 잠재의식은 다른 사람의 잠재의식과 깊게 연결되기 때문에 강한 생각은 주변에 영향을 미친다.

'싱크로니시티(Synchronicity)'라는 말이 있습니다. 흔히 '동시성' 혹은 '동시 발생' 등으로 해석되지만, '의미 있는 불가사의한 우연의 일치'라고 할 수 있습니다. 우리는 살면서 이런 경험을 할 때가 있습니다. 어떤 문제로 고민 중인데 우연히 친구 전화를 받고 문제 해결의 실마리를 발견하는 때가 있습니다. "와 이거야말로 우연의 일치네!" 하는 감탄사가 절로 나오는 일, 그런 우연의 일치가 바로 싱크로니시티입니다.

1950년대 일본의 영장류연구소 학자들이 '고지마섬의 원숭이'들을 관찰했는데, 원숭이들은 고구마를 씻지 않고 먹다가 어느 해부터는 젊은 원숭이들이 고구마를 씻어 먹기 시작했습니다. 하지만 나이 든 원숭이들은 여전히 고구마를 씻지 않고 먹었습니다. 그러나 고구마를 씻어 먹는 원숭이 숫자가 소위 100마리라는 임계점에 도달하자, 고지마섬의 모든 원숭이가 고구마를 씻어 먹게 되었습니다. 그런데 고지마섬과 바다를 사이에 두고 멀리 떨어져 있어서 서로 왕래가 없는 다카사키산의 원숭이들까지도 고구마를 씻어 먹기 시작했다고 합니다.

과학기술 역사상 중요한 발견, 발명에는, 똑같은 이론을 거의 같은 시기에 여러 사람이 주장하거나, 새로운 기술이나 발명품을 두 명 이상이 거의 동시에 발명하는 경우가 매우 많습니다. 동시 발견, 발명 중 몇 가지 대표적인 예를 들자면, 수학에서 뉴턴(1642-1727)과 라이프니츠(1646-1716)의 '미적분법 발견', 물리학에서는 마이어(1814-1878), 주울(1818-1889), 콜딩(1815-1888), 헬름홀츠(1821-1894)의 무려 네 명의 과학자들에 의해 거의 같은 시기에 연구되었던 '에너지보존의 원리'가 있고, 생물학에서 '진화론' 역시 다윈(1809-1882)과 월러스(1823-1913)에 의해 거의 같은 시기에 연구되고 발표되었습니다.

기술적 발명인 경우에도 동시 발명의 사례가 매우 많은데, 이 중에서도 '알루미늄의 제련법'은 미국의 화학 기술자 홀(1863-1914)이 실용적인 방법을 발명하였는데, 프랑스에서는 에루(1863-1914)라는 야금학자가 홀과 똑같은 방법으로 알루미늄을 만드는 방법을 개발하여 프랑스 특허를 취득하였습니다. 물론 홀과는 아무런 사전 관계나 교류가 없었습니다. 이 방법은 두 사람의 이름을 따서 '홀-에루법'이라고 불리게 되었습니다. 홀과 에루는 태어난 해도 같고, 22세로 같은 나이인 1886년에 똑같은 알루미늄 제법을 각각 발견하였고, 심지어 죽은 해도 1914년으로 같습니다.

　오늘날 광범위한 분야에서 널리 이용되고 있는 '레이저(Laser)의 원리'는 냉전 중이던 미국과 구소련의 과학자들에 의해 거의 같은 시기에 발견되었습니다. 레이저는 미국에서는 타운스(1915-2015) 등이 발명하였고, 비슷한 시기에 구소련에서 바소프(1922-2001)와 프로호로프(1916-2002) 역시 독립적으로 레이저를 발명하였습니다. 당시 치열한 냉전과 경쟁을 벌이던 미국과 구소련이 향후 군사적으로도 중요하게 활용될 가능성이 있는 레이저의 개발을 두고 서로 협력했거나 교류하지 않았습니다. 미국과 구소련의 이들 세 명의 과학자들은 레이저 발명의 공로를 인정받아 1964년도 노벨 물리학상을 공동으로 수상했습니다.

　섬은 각각 독립된 개체로 보이지만 바다 밑으로는 연결된 하나의 땅입니다. 사람도 각각 다른 사람처럼 보이지만 잠재의식은 연결되어 있어서 다른 사람은 '또 다른 나'입니다. 그러니 내 생각은 주변에 영향을 미칩니다. 우리가 다른 사람의 생각을 알아차리거나 공감할 수 있는 것도 잠재의식이 연결되어 있기 때문입니다.

(10) 잠재의식 종합

공기 중에는 다양한 채널의 방송국 전파가 흐릅니다. 그중 자기가 원하는 채널을 선택하여 프로그램을 시청하거나 청취할 수 있습니다. 인간의 잠재의식도 공기 속에 떠도는 전파처럼 결정되어 있지 않고 가능성만이 무한한 무질서한 상태입니다. 그런데 한 생각을 일으켜 어떤 것에 초점을 맞추면 그것이 현실로 드러납니다. 마치 운동장에서 자유롭고 무질서하게 뛰어놀던 아이들이 선생님의 호루라기 소리와 지시에 맞추어 정렬하는 것과 비슷합니다.

그런데 잠재의식은 '이미지에 더 크게 반응'하고, '감정에 강하게 반응'하며, '반복에 반응'하고, '현실과 상상을 구별하지 못하며', '부정형을 이해하지 못하고', '긴장을 풀면 더 쉽게 움직이며', '주어는 모두 1인칭으로 이해하고', '잠재의식은 다른 사람의 잠재의식과 깊게 연결되기 때문에 강한 생각은 주변에 영향을 미친다.'라고 합니다.

잠재의식의 원리를 수련에 응용하면 '자신이 수련하는 모습을 늘 마음속으로 그리고', '자신이 수련할 때 자기 몸과 마음에 흐르는 느낌을 바라보고', 물이 100도가 되어야 끓듯이 꾸준히 '반복'

수련하여 단열(丹熱: 하단전의 열기)을 더 합니다.

고흐가 "나는 그림에 대한 꿈을 꾸고, 내 꿈을 그린다."라고 했듯이 '자신이 바라는 자기 모습을 상상하고', 본성은 긍정형이어서 '부정형을 이해하지 못하니', 미켈란젤로가 "나는 대리석 안에 들어있는 천사를 보았고, 그가 나올 때까지 돌을 깎아냈다."라고 했듯이 우리 본성에 어긋나는 부정적인 것들은 버려서 긍정적인 본성을 드러내고, 수련할 때는 늘 '긴장을 풀어' 잠재의식이 잘 드러나도록 돕습니다.

다른 이에게 하는 모든 말과 행동은 '1인칭인 자기에게 돌아오니' 모닥불 원리[장작을 하나씩 흩어 놓으면 쉽게 꺼지지만, 모아 놓으면 자기도 타면서 다른 장작을 태워줘서 왕성하게 잘 타는 모닥불이 됨]처럼 서로서로 격려하고 응원하여 함께 성장하며, '잠재의식은 다른 사람의 잠재의식과 연결되어 서로 영향을 미치는 것'이니 마야인이 인사할 때 '나는 당신입니다.'라는 뜻인 "인 라케크(In Lak'eck)"라고 하면 상대는 '당신은 나입니다.'라는 뜻의 "알라 킨(Ala K'in)"이라고 대답했듯이 '너는 또 다른 나'라는 마음으로 수련할 때나 평소에도 상대를 행복하게 해준다면 모두 함께 행복할 것입니다.

새해 덕담을 할 때 보통 "새해 복 많이 받으세요."라고 합니다. 그러나 옛 어른들의 전통적인 덕담은 "새해 복 많이 받으셨다면서요.", "올해에는 시험에 합격했다면서요.", "올해에는 결혼했다면서요." 등 '현재 미완료 과거형'으로 덕담을 했습니다. 이것은 "마음[잠재의식]은 우리가 인정하는 것만 드러난다."라는 마음의 원리를 적용한 것이라 할 수 있습니다.

기도 역시 "저를 부자가 되게 해 주십시오."라고 하면 '저는 지금 가난합니다.'라고 인정하는 것이 되어 잠재의식 속의 가난에 관한 속성만 드러난다고 합니다. 그러니 "저를 부자가 되게 해 주셔서 감사합니다."라고 이미 이루어진 것으로 인정하여 감사하면 잠재의식 속의 부자에 관한 속성이 드러난다고 합니다.

우리는 흔히 조용한 깊은 산중에서 수련하면 수련이 더 잘되리라고 생각하여 시끄러운 속세에서 수련하는 것을 아쉬워합니다. 하지만 주변이 고요하면 오히려 마음속은 더 시끄러울 수 있다고 합니다. '문을 닫으니 곧 깊은 산중이다[杜門卽是深山].'라는 말처럼 마음이 고요하면 시끄러운 곳에서도 깊은 산의 평화를 누릴 수 있습니다. 진묵선사(震默禪師)는 일부러 산속에 있는 절을 떠나 시끄러운 시장 바닥에서 참선했다고 합니다.

'약방의 감초'가 그렇듯이 단맛은 모든 맛의 특성을 조화시킵니다. 식사한 뒤 후식[디저트]은 대체로 단맛입니다. 단맛으로 마침표를 찍습니다. 어차피 우리가 사는 세상은 시끄럽고, 그로 인해 스트레스를 받습니다. 적당한 스트레스는 우리를 성장시키지만 스트레스가 심하면 만병의 원인이 되기도 합니다.

이 스트레스를 해소하는 단맛은 국선도 수련입니다. 스트레스는 긴장을 일으키는데 국선도는 긴장을 풀어줍니다. 국선도 수련을 하면 '단침'이 고입니다. 이를 선가(仙家)에서는 옥천(玉泉) 또는 감로수(甘露水)라고 합니다. '살다', '생기있다', '소생하다'라는 뜻의 살 활(活) 자는 혀 설(舌)과 물 수(氵)가 합쳐졌습니다. 혀의 물은 곧 침, 옥천입니다. 사람들은 긴장하면 침이 마르고, 긴장이 풀리고 기분이 좋으면 단침이 고입니다. 국선도 수련으로 삶의 디저트를 삼고, 삶의 마침표를 찍어도 좋을 것입니다.

침묵

생텍쥐페리는 『내 마음의 성채』에서
"신은 기도에 응답하지 않는 존재다. 기도의 위대함은 무엇보다도 교환이 내재하여 있지 않다는 데 있다. 기도의 수련은 침묵의 수련이다. 사랑은 받을 것을 전혀 기대하지 않는 곳에서만 싹을 틔운다. 사랑이란 기도의 행위이며, 기도는 침묵을 행하는 것이다."

"침묵은 사상 그 자체이다. … 성숙해 가는 침묵, 날개를 준비하는 사색의 침묵, 그것들은 당신의 내부가 흔들리지 않도록 지탱해줄 것이다. 마음의 침묵, 감각의 침묵, 내적 언어의 침묵, 영원 속에서의 '침묵 신'을 찾는 것은 좋은 일이다. … 침묵은 항구다. 신의 품 안에 있는 침묵은 오가는 모든 배들의 안식처다."라고 했습니다.

기도

어느 기자가 마더 테레사께 물었습니다.
"수녀님께서는 하느님께 뭐라고 기도하십니까?"

그러자 테레사 수녀께서 대답하셨습니다.

"침묵으로 기도합니다."

"그러면 하느님께서는 뭐라고 응답하십니까?"

"그분께서도 침묵하십니다."

17. 지극한 경지

이 세상에는 상식으로 이해하기 어려운 현상들이 있습니다. 그럴 때 우리는 "묘하다.", "신비하다."라고 합니다. 자연의 신비가 그렇습니다. 이러한 현상들이 이해하기 어렵지만 존재합니다.

『장자』「전자방(田子方)」에 노자의 도에 관한 언급이 나옵니다. "노담(老聃)이 말하기를, 참된 도(道)를 알려고 해도 마음만 괴로울 뿐 알지 못하고, 표현하려 해도 입만 벌어져 표현할 수가 없다. … 그 속에는 어떤 기강(紀綱)이 있어 통제하고 있으나, 그 형체는 보이지 않는다[老聃曰, 心困焉而不能知 口辟焉而不能言 … 而物生焉 或爲之紀 而莫見其形]."

"노자(老子)가 말하기를 그런 도에 이르게 되면, 지극한 아름다움과 지극한 즐거움을 맛보게 되는데, 이런 아름다움의 지극함을 얻고 즐거움의 지극함에 노니는 사람을 지극한 경지에 이른 사람[至人]이라 한다[老子曰, 夫得是之 至美至樂也 得至美而遊乎至樂

謂之至人]."

또한 『장자』「지북유(知北游)」에는 "성인은 천지의 아름다움에 바탕을 두어 만물의 이치에 통달한 사람이다. 그러므로 지극한 경지에 이른 사람은 만들어서 하는 행동이 없고, 위대한 성인은 의식적인 행위가 없이 천지의 뜻을 잘 관찰하고 있음을 말한 것이다[聖人者 原天地之美而達萬物之理 是故至人無爲 大聖不作 觀于天地之謂也]."라고 했습니다.

이러한 지인의 경지에 이르는 하나의 방법으로 『장자』「인간세(人間世)」에는

안회가 공자에게 "마음을 가지런히 모으는 법을 알고 싶습니다."라고 하자, 공자께서 "먼저 너의 마음을 하나로 통일시켜라. 그래서 귀로 듣지 말고 마음으로 들으며, 마음으로 듣지 말고 기(氣)로 들어라. 귀는 감각적인 소리를 듣는 데에 그치고, 마음은 알아서 깨닫는 데서 그친다. 하지만 기는 비어있어서 모든 것을 다 포용한다. 오직 도는 비우는 데에 모이는 것이니, 비우는 것이 곧 마음을 가지런히 모으는 것이다[顔回曰 敢問心齋? 仲尼曰 若一志 無聽之以耳而聽之以心, 無聽之以心而聽之以氣. 聽止於耳 心止於符, 氣者 虛而待物者也. 唯道集虛 虛者心齋]."라고 합니다.

안회가 말합니다. "제가 아직 마음을 비우지 않았을 때는 실로 저 자신이 있었는데, 마음을 비우고 난 뒤에는 처음부터 아예 안회가 있지 않게 되었습니다. 이 정도면 마음을 비웠다고 말할 수 있겠습니까?" 공자가 말합니다. "잘했다. 더할 나위 없다."[顔回曰 回之未始得使 實自回也 得使之也 未始有回也 可謂虛乎? 夫子曰 盡矣.]

'심제(心齊)'는 마음을 가다듬는 것이고, 심제의 목표는 텅 빈 마음이 되어 고요한 상태입니다. 기(氣)는 이러한 텅 빈 마음, 판단 분별하지 않는 마음에서 느끼는 에너지입니다. 오직 판단 분별이 일어나기 이전의 고요한 마음이라야 대상의 본질을, 실상(實相)을 바라볼 수 있습니다.

맹자도 "대인(大人)은 갓난아이의 마음을 잃지 않고 있는 사람이다[孟子曰 大人者 不失其赤子之心者也]."라고 했습니다. 적자심(赤子心)은 '욕심이 섞여 흐려지기 이전의 맑은 마음, 판단 분별하지 않는 마음'을 이릅니다.

공자가 안회에게 '심제(心齊)'에 대해 말씀하신 부분 중 "귀로 듣지 말고 마음으로 들으며, 마음으로 듣지 말고 기(氣)로 들어라. 귀는 감각적인 소리를 듣는 데에 그치고, 마음은 알아서 깨닫는 데서 그친다. 하지만 기는 비어있어서 모든 것을 다 포용한다."라는 부분의 '귀로 듣는 것은 상대와 나를 구분하여 내 처지에서 듣는 것이고, 마음으로 듣는 것은 말하는 사람의 입장으로 듣는 것이며, 기로 듣는 것은 너와 나의 구분이 사라지고, 말하는 자와 듣는 자가 하나 된 경지에서 기운으로 공명(共鳴)하는 경지'를 말하는 것이 아닐까 생각합니다. 너와 나를 구분하기 이전의 때 묻지 않은 순수한 마음을 맹자는 '적자심(赤子心)'이라 했는데 갓난아이는 어머니 말을 알아듣지 못하지만, 기운으로 공명하듯 말입니다.

송나라의 선승 야보도천(冶父道川)의 선시 중 "대 그림자가 섬돌을 쓸고 있으나 먼지 하나 일지 않고／ 달빛이 물밑을 뚫으나 수면에는 흔적 없네[竹影掃階塵不動 月穿潭底水無痕]."라는 구절이 있습니다.

위 시 구절처럼 어떤 상황에서도 이렇듯 고요한 마음으로 그 상황을 흔들림 없이 대하면 좋겠습니다. 보통은 아직 이렇게 고요한 마음이 못되어 어떤 상황에서는 대빗자루로 마당을 쓸 듯 자기 마음속의 먼지가 먼저 일어나 적절한 대응을 못 하고 나중에 후회합니다. 위 시에 나타나듯 '먼지 하나 일지 않는 마음, 물 위에 파문 하나 일지 않는' 그런 고요한 부동심(不動心)이 도인의 마음일 듯합니다.

장자의 '빈 배'

장자는 강에서 홀로 나룻배를 타고 명상에 잠기곤 하였습니다. 그날도 장자는 여느 때처럼 눈을 감고 배 위에 앉아 명상에 잠겨 있었습니다. 그때 갑자기 어떤 배가 그의 배에 부딪혔습니다.
화가 치민 장자는 눈을 감고 생각을 했습니다. "무례한 인간이군. 내가 눈을 감고 명상 중인데 어찌하여 내 배에 일부러 부딪힌단 말인가?"
장자는 화난 표정으로 눈을 부릅뜨며 부딪쳐 온 배를 향해 소리를 치려고 하였습니다. 하지만 그 배는 비어 있었습니다. 아무도 타지 않은 빈 배였습니다.
그저 강물을 따라 떠내려온 빈 배였던 것입니다.
순간 장자는 부끄러움을 느꼈습니다.

후에 장자는 제자들에게 이렇게 말합니다.

"세상의 모든 일은 그 배 안에 누군가 있기 때문에 일어난다. 만일 그 배가 비어 있다면 누구도 소리치지 않을 것이고 화를 내지 않을 것이다."

"그러니 세상의 강을 건너는 내 배를 빈 배로 만들 수 있다면 아무도 나와 맞서지 않을 것이다.

아무도 내게 상처 입히려 들지 않을 것이다.

내 배가 비어 있는 데도 사람들이 화를 낸다면 그들이 어리석은 것이다."

"내 배가 비어 있다면, 나는 다른 사람들이 화내는 것을 즐길 수 있다. 텅 빈 공간이 되어라. 사람들이 지나가게 하라."

18. 믿음과 수행

(1) 믿음과 실천

국선도 행공을 시작할 때 훈(訓)을 외웁니다. "정심(正心), 정시(正視), 정각(正覺), 정도(正道), 정행(正行)." 바른 마음으로, 바로 보아, 바른 깨달음으로, 바른길로, 바로 나아가자는 뜻입니다. 그러나 그 훈이 단순한 지식으로 머물 때는 아무런 힘이 없습니다.

지식은 단순히 아는 것일 뿐 반드시 실천[正行]을 보장하는 것이 아닙니다. 그러나 그 지식을 곰곰이 생각하고 이런저런 실험을 하다가 어떤 계기를 만나 '이것은 나에게 꼭 필요한 올바른 것이로구나!'하고 깨달으면 아는 것[知]이 밝아져[日] 지혜[智]가 됩니다. 그 지혜는 믿음이 되고, 그 믿음은 실천하게 됩니다. 그래서 믿음은 단순히 정신적 작용만이 아니라, 행위라는 육체적 행위를 포함하는 전인적(全人的) 행동입니다. 전인적이라는 것은 자신의 삶 전체가 동원됩니다. 하루의 24시간을 1분1초도 빠짐없이 포함합니다.

그 올바른 믿음은 수련원에서 수련할 때만 함께 있고, 수련원을 벗어나면 잊어버리고 다른 생각으로 다른 행동을 할 수 있는 것이 아니라, 수련원을 가건 안가건, 수련하건 안 하건, 어느 때나 나와 함께 있는 것입니다. 자신의 전체가 거기에 들어가는 것입니다. 인간의 정신과 육체가 전부 들어가는 것이 전인적입니다. 오매불망(寤寐不忘), 어떤 상태에서도 나와 함께 있는 것이 전인적입니다. 믿음이 바로 그런 특성을 가집니다.

어떤 가르침을 대할 때 지식으로 대하느냐, 믿음으로 대하느냐에 따라 그 결과는 현저히 달라집니다. 실천이 없는 지식은 죽은 것이요, 실천함으로써 사람이 변할 수 있습니다. 동양의 문화는 믿음의 문화입니다. 단순한 과학이나 지식, 철학 체계가 아닙니다.

동양의 문화는 전인적 문화입니다. 동양에서는 인간을 논할 때는 전인적 인간을 논합니다. 겉 다르고 속 다른 인간, 말재주가 교묘하고 표정을 잘 꾸미는 인간 [巧言令色, 鮮矣仁.『논어』학이편(學而篇)]을 경계했습니다. 말만 앞세우기보다는 행동하는 사람, 다른 사람이 볼 때보다 혼자 있을 때의 자기 마음을 잘 살펴 삼갈 줄 아는 사람[숨은 것보다 더 잘 드러나는 것은 없으며, 작은 것보다 더 잘 나타나는 것은 없으니, 그러므로 군자는 홀로 있을 때를 삼가느니라(莫見乎隱, 莫見乎微, 故 君子, 愼其獨也).『중용』]을 군자라고 했습니다. 이렇듯 전인적 인간, 다시 말해서 말과 행동이 일치하는 인간을 논하는 것이 동양의 특징입니다.

전인적 인간이란 수련원에서뿐만 아니라 수련원 밖에서도, 어느 한순간도 정심(正心)에서 떠나지 않는 사람입니다. 수련할 때는 물론 가정생활, 직장생활 등 일상생활에서 정심, 정시, 정각, 정도, 정행 하는 사람입니다. 생활 수도자는 세속적인 것 속에서, 가장 일상적인 것 가운데에서 성스러운 의미를 발견하고, 일상적인 행위가 성스러운 것이 되어야 전인적 인간이라 할 수 있을 것입니다.

믿음에는 필연적으로 행동이 뒤따릅니다. 그런데 믿음의 구조와 행동의 구조는 정신과 육체의 구조처럼 모순 관계가 있습니다. 생명은 정신과 육체가 서로 밀접한 관계를 맺고 있습니다. 정신을 통해 육체가 육체 역할을 하고 육체가 정신에 영향을 주고받으며 생명 활동을 합니다. 그러나 정신과 육체 두 관계는 서로 모순되게 영향을 주고받습니다. 육체는 서 있으면 앉고 싶고, 앉으면 눕고 싶은 등 편안함을 원하는 하향성이고, 정신은 누운 것을 앉게 하고, 앉은 것을 일으켜 세우는 상향성입니다.

믿음의 세계인 정신은 추상적이고 전체적이어서 한없이 밝고 넓어 무엇이든 할 수 있습니다. 마음으로는 못할 것이 없습니다. 그러나 행동의 세계인 육체는 구체적이고 개별적이어서 실제로 행위를 하려면 가장 좁혀집니다. 이런저런 핑계로 회피하려는 게으른 마음이 올라옵니다.

구체적, 개별적인 육체는 시간과 공간에서 차지하는 위치가 분명합니다. 시공(時空)에서 위치를 차지하는 것은 다른 여러 가지 것들과의 관계 속에 있습니다. 그래서 그것은 관념이 아니고 구체적입니다. 그러니 믿는 바를 실천하려면 의지가 있어야 합니다. 노력이 있어야 합니다. 그래서 행(行)이라 할 때는 수(修) 자를 붙여 수행(修行)이라 합니다.

수행은 우선 자기가 몸으로 해야 합니다. 그것은 구체적이고, 개별적이고, 정확해야 합니다. 그래서 국선도 수련은 수행입니다. 그런데 믿음은 굉장히 넓고 큽니다. 명암으로 보면 믿음은 밝고 수행은 어둡습니다. 왜냐하면, 믿는 것은 진리를 깨달은 사람이나 그 사람의 말이므로 밝습니다. 그 밝음을 실천하려는 것이 수행입니다. 그러나 그 밝음을 실천하려면 그것을 따라갈 수 없도록 하는 자기 업의 구속이 있습니다. 업이라는 것은 지금까지 몸에 밴 나쁜 생각, 나쁜 습관 등입니다. 그러니까 좋은 것인 줄 알면서도 실제에서는 나의 업 때문에, 나쁜 습관 때문에 쉽게 행동으로 옮겨지지 않습니다. 하고 싶은 것은 밝은 것이지만, 실제 자신에게서 드러나는 것은 어두운 것이 드러납니다.

국선도에서는 밝음을 받아들이는 행공을 함으로써 자기 업의 구속에서 벗어날 수 있습니다. 행공은 행동으로 공덕을 쌓는다는 뜻이니 다시 말하면 행동으로 공덕을 쌓아 나쁜 습관, 나쁜 생각 등을 물리쳐서 밝음을 받아들이는 것입니다.

(2) 믿음과 발원(發願)

　수행자의 믿음은 발원(發願)을 끌어냅니다. 발원은 수행의 목적입니다. 국선도 수행자의 발원은 선도주(仙道住)입니다. "도의 근원을 올바로 깨달아, 내 몸에 지혜와 능력을 갖추어, 사람과 자연이 하나 되는 길에 한데 어울려, 모든 생명을 구해 살리리라[正覺道源 體智體能 仸道一和 救活蒼生]."라는 발원입니다.
　그런데 발원을 하게 되면 반드시 자기반성이 뒤따릅니다. 그 발원에 미치지 못하는 스스로에 대해 반성하게 됩니다. 믿음에 속하는 밝은 발원이 있으므로 수행에 속하는 어두운 자기반성이 나옵니다. 발원이라는 높은 이상을 세웠기 때문에 자신이 왜 거기에 미치지 못하는가를 깨우치는 것입니다.
　믿음에서 나오는 발원이 없는 사람은 투철한 자기비판이 안 됩니다. 자기에 대한 비판이 투철할수록 큰 발원이 나옵니다. 수행이란 발원하고 반성하고, 반성하고 발원하는 행위의 반복입니다.

　발원은 불을 붙이는 발화(發火) 장치입니다. 폭탄이 터지려면 기폭(起爆) 장치가 필요합니다. 발원이 바로 기폭제입니다. 자신의 어두운 면, 나쁜 생각, 나쁜 습관 등에 불을 붙여 폭파하는 것입니다. 이것이 바로 수행입니다. 그래서 발원이 있는 사람이라야 수행이 되지, 발원이 없는 사람은 수행이 안 됩니다.

발원이 없는 사람의 수행은 구질서인 나쁜 생각이나 습관을 그대로 유지합니다. 결과적으로 나의 이익을 도모하는 것입니다. 이기적 질서는 그대로 두고, 이기적 목적 성취를 위해 아름답게 꾸미는 수행입니다. 더욱더 선량하게, 더욱더 지혜롭게, 더욱더 자비롭게 보이기 위한 수행입니다. 그러나 결과적으로 그러한 수행은 자기의 이익을 위해 봉사합니다. 이러한 이기적 구질서에 불을 붙여 폭파하는 것이 믿음이요 발원입니다. 이런 이기적 질서가 폭파되면 상상할 수 없는 가공할 힘이, 알 수 없는 힘이 나옵니다. 이것이 도력(道力)입니다.

현시대를 믿음이 없는 시대라고 합니다. 믿음은 수행뿐 아니라 인간관계에서의 믿음도 포함됩니다. 아무도 못 믿습니다. 스승에 대한 믿음, 지도자에 대한 믿음, 길을 가르쳐 주는 사람에 대한 믿음이 없어졌습니다. 믿지 않기 때문에 진실한 수행이 안 됩니다. 반신반의하면서 실험해 보는 정도입니다. 믿음과 존경, 특히 스승에 대한 존경은 자기 성찰에서 나옵니다. 정직한 자기 성찰을 하면 자기의 어두운 점이 드러납니다. 자기 정직이 진실하면 할수록 그만큼 자기를 비판합니다.

정직은 자신에게 정직한 것이 가장 중요합니다. 남을 속이는 것은 사실상 별문제가 아닐 수 있으나 자기를 속이는 것은 크나큰 병입니다. 특히 수행자는 정직해야 자기가 자기를 극복할 수 있습니다. 자기에게 정직하면 자기 병이 드러나고, 그것이 중병이면 고쳐줄 스승을 찾아야 합니다. 그 스승의 도움으로 자신의 병인 이기적인 구질서를 깨뜨려야 합니다.

여기에서의 스승은 자연인 한 사람이 아니라 도법을 뜻합니다. 도법을 전하는 지도자는 불완전할 수 있습니다. 그도 역시 수행 과정에 있는 보통 사람이기 때문입니다. 지도자가 불완전하다고 해서 그가 전하는 도법까지 부정하는 것은 안타까운 일입니다.

그 스승을 선택했다면 완전히 믿어야 합니다. 0.1%라도 믿지 못하는 것이 있으면 그 불신의 공간 속에 자기의 이기적인 구질서가 도사리고 있다가 이것이 점점 자라나서 10%가 되고 100%가 되어 믿음은 사라지고 맙니다. 스승에 대한 믿음이 100%에 이르러야 자기 정직도 100%에 이릅니다.

스승에 대한 믿음이 100%에 이르면 자기 속의 거짓에 대한 도전이, 거짓에 대한 고발이 시작됩니다. 그런데 그 믿음이 맹목적이면 믿음은 대단할 수 있지만, 자기를 고발하는 정직성이 빠져 있을 수 있습니다. 그런 믿음은 진정한 의미의 믿음이 아닙니다.

눈 뜬 사람의 믿음은 불가피하게 자기 정직성이 나옵니다. 사실이 사실대로 보입니다. 믿음으로 인해 눈이 밝아진 것입니다. 그러니까 선에 대해 참에 대해 강렬한 의지가 있으면 그것을 가로막는 거짓에 대해, 부정에 대해 꿰뚫어 보지 않을 수 없습니다.

인간은 자기에게 이롭지 않더라도 사실대로 얘기하지 않고는 견딜 수 없는 양심이 있습니다. 자기에게 이롭게 하려고 사실을 숨기면 괴롭습니다. 그 괴로움은 피하려 하면 할수록 더 괴롭습니다.

스승들은 많습니다. 이 세상 모두가 스승입니다. 그 많은 스승이 우리를 깨닫게 하려고 노력하고 있습니다. 그 스승들을 온전히 믿고 그 빛을 받아들여 우리의 어둠을 몰아내야 우리의 밝음을 되찾고 더욱 밝아질 수 있을 것입니다.

19. 비법(秘法): 스승의 주먹[師拳]

어느 날 붓다가 아난다와 함께 숲을 지나가고 있었다. 마침 마른 잎들이 떨어지고 있었고, 그 위에는 낙엽이 쌓여 바람이 불 때마다 소리를 내며 뒹굴었다. 그때 곁에 있던 아난다가 스승에게 물었다.

"한 가지 궁금한 게 있습니다. 스승께서는 자신이 가지고 계신 모든 것을 우리에게 드러내셨습니까? 아니면 무언가 우리에게 숨기고 계신 것이 있습니까?"

붓다가 대답했다.

"아난다야, 네가 보다시피 이 손은 이렇게 펼쳐져 있다. 깨달은 자는 주먹을 쥐지 않는다. 있는 그대로의 숲을 보아라."

1976년 어느 날 청산 선사님께 여쭈었습니다.

"왜 제자 중에 다른 스승을 찾아 떠나는 사람들이 생깁니까?"

"여러 이유가 있겠지만 대체로 두 가지 이유이지. 하나는 생활고(生活苦) 때문이고, 하나는 비법(祕法) 때문이지."

"비법(祕法)이라니요?"

"스승에게 비법이, 빨리 이룰 수 있는 비법이 있는데 이것을 가르쳐 주지 않는다는 것이지. 어떤 사람은 '스승이 한 번만 만져주면 전신의 기혈이 다 통해서 도체(道體)가 되는 데 만져 주지를 않는다.'라고 하고, 어떤 사람은 '임독맥(任督脈)을 침(針)으로 통하게 할 수 있는 데 침을 놓아주지 않는다.'라고 서운해하면서 빨리 이룰 수 있다고 하는 다른 스승을 찾아다니는 것이지."

"그런 법이 있습니까?"

"그런 게 어디 있어. 봄에 씨 뿌려서 여름에 잘 가꾸어야 가을에 거둘 수 있지. 씨도 안 뿌리고 가꾸지도 않으면서 거두려고만 하면 거두어지나? '도란 빠름도 더딤도 없이 마냥 움직이는 것이야.' 바른 마음으로 바로 알아서 바른 행동을 하여 익어지면 도(道)가 그 안에 있는 것이지 찾는다고 찾아지나."

사이비 스승들은 주먹을 꼭 쥐고 자기에게 복종하는 사람에게만 주먹을 펴 보여줄 비법이 있는 것처럼 사람들을 유혹합니다.

비인부전(非人不傳: 사람답지 않으면 전할 수 없다) 운운하면서요.

위대한 스승들은 주먹을 활짝 펴 그 안에 아무것도 없음을 보여주었으나 제자들이 믿지 않습니다. 진짜는 다른 곳에 숨겼을 거라고, 그리고 사랑하는 제자에게만 살짝 보여 줄 것이라고요.

큰길[大道]은, 누구나 알고 있고, 누구나 갈 수 있는 길입니다. 오솔길[小路]은 특별한 목적을 가진 자들이 가는 길이지요.

도술(道術)에는 비법이 있을 수 있습니다. 기술(技術)이요, 기술(奇術: 기묘한 재주, 기이한 술법)이니까요. 그러나 도법(道法)에는 비법이 있을 수 없습니다. 도법은 자연이니까요. 비법이 있다면 가장 기초적인 수련법이 비법입니다.

도술을 뽐내는 자는 기인(奇人: 성질·언행이 기이한 사람)이지 도인(道人)이 아닙니다. 기인이기를 원하십니까? 도인이기를 원하십니까?

20. 한 생각 차이

"'님'이라는 글자에 점 하나를 찍으면 도로 '남'이 되는 장난 같은 인생사"라는 노랫말이 있습니다. 한글은 점 하나 차이로 뜻이 아주 달라지기도 합니다. '미녀'가 '마녀'로, '고질병'이 '고칠병'으로, '악'이 '약'으로, '깨짐'이 '깨침'으로 달라집니다.

이 '점 하나[ㆍ]'는 한글의 아래아[ㆍ]로 '하늘', '우주'를 뜻합니다. 그리고 사람의 '한 생각'은 하늘에서, 우주에서 온 것입니다. 그러니 '한 생각 잘하면 천국이요, 한 생각 잘못하면 지옥'입니다.

'님'이 '남'이 되면 하늘이 무너지는 것 같고, '남'이 '님'이 되면 하늘이 열리는 것 같은 천국이 되지요. '미녀'가 한 생각 잘못하면 '마녀'가 되고, '고질병'도 한 생각 바꾸면 '고칠병'이 됩니다. '악'에서 한 생각 바꾸면 '약'이 되고, 돌멩이처럼 단단히 잘못 익혀진 구습(舊習)의 '깨짐'이 있어야 새로운 '깨침'이 일어납니다.

'우리 민족의 가장 위대한 발명품은 한글'이라고 하지요. 이는 자연의 원리를 그대로 적용했기 때문입니다.

한글의 모음은 '천지인', 즉 'ㆍ, ㅡ, ㅣ'로 기본자를 만들고, 다른 글자들은 바로 이 기본자에 획을 더해 만들어졌습니다. 'ㆍ'[아래 아]는 '하늘 [天]', 'ㅡ'는 '땅 [地]', 'ㅣ'는 '사람 [人]'을 뜻하지요. 옛날 사람들은 하늘은 둥글다고 생각했지요. 그래서 그 둥근 모양을 본떠 'ㆍ' 자를 만들었습니다. 그리고 땅의 평평한 모습을 본떠 'ㅡ'자를, 마지막으로 사람의 서 있는 모습을 본떠 'ㅣ'자를 만들었습니다.

그러나 'ㆍ'[아래 아]는 현재 사용되지 않습니다. 'ㆍ'는 'ㅏ'와 'ㅗ'의 중간 소리로 추정이 되는데, 18세기 이후 'ㅡ'나 'ㅏ' 등으로 변하였다고 합니다. (예) ᄒᆞ놀→ 하늘 [天]

저의 유가(儒家) 스승이신 고(故) 성재(誠齋) 봉기종(奉基鐘) 선생께서는 "기역(ㄱ)은 하늘 기운이 내려오는 형상이고, 니은(ㄴ)은 땅 기운이 올라가는 형상이며, 디귿(ㄷ)은 닫히는 모양을 상징하고, 리을(ㄹ)은 돌아가는 형상입니다. 또 '하나'는 '하늘', '둘'은 '땅', '셋'은 '사람', '넷'은 '너', '다섯'은 '모두 다'를 뜻합니다."라고 하셨습니다.

이렇듯 한글은 한 글자 한 글자가 자연의 원리에 맞는 글자입니다. 그러니 우리가 소중히 보존하여 후세에 물려줄 아름다운 글자입니다.

21. 그저 바라만 보기

원기단법을 수련 중인 회원께서 비몽사몽간에 어떤 세 사람이 자신을 제압하려고 하여 자신이 맞대응해서 물리쳤는데, 그중 한 사람이 "상당히 기력이 세군." 하면서 물러갔다고 합니다. 또 어느 날에는 자신의 수련하는 모습을 시키면 옷을 입은 누군가가 지켜보는 것을 보고 마주 쳐다보면서 수련을 계속했더니 잠시 후 사라졌다고 합니다.
이렇게 비몽사몽간의 맞대결에서 상대를 물리치고 나서 스스로 점검해보면 기력과 정신력이 증진된 자신을 발견하기도 합니다.

청산 선사께서는 "원기단법 수련 과정에서는 심리적 현상으로 환시(幻視), 환청(幻聽), 환각(幻覺) 등 환상적 현상(幻像的 現象)이 일어나는데 현상 자체는 심리적 자연 작용이므로 비정상은 아니다. 그러나 그것은 객관적(客觀的) 성립(成立)이 아니므로 오인(誤認: 잘못 보거나 잘못 생각함), 오도(誤導: 그릇된 길로 이끌림)되지 말고 정신을 맑게 가지고 기를 하단전에 집중하고 호흡을 고르게 하여 마음의 정상화를 찾아야 한다(『국선도』 1권 pp. 189-190)."라고 하셨습니다.

국선도 수련 과정에서 겪을 수 있는 변화는 정신적 변화 40여 가지, 육체적 변화 30여 가지가 있다고 합니다. 물론 이런 변화는 사람에 따라 경험이 다를 수 있습니다. 이런 변화를 겪을 때는 마치 차창 밖 경치 구경하듯이 '그저 바라보기만' 하면 됩니다.

우리 의식의 흐름을 보면 너와 나 구분 없이 무심히 존재하다가, 오감을 통해 어떤 감각이 느껴지면 생각이 일어나 나[主]와 대상[客]을 구분하고, 감각의 대상을 판단 분별하여 좋으면 끌어오려 하고 안 좋으면 밀어내려 합니다. 우리는 오감을 통해 얻은 정보 중 나에게 좋은 것은 받아들이고, 나에게 안 좋은 것은 버립니다. 이것들이 모여서 대체로 우리의 생각이 됩니다.

'그저 바라보기만 하라.'라는 것은 '시비하지 말고 판단 분별하지 말라.'라는 뜻입니다. '끌어오려고도 하지 말고, 밀어내려고도 하지도 말라.'라는 뜻입니다. 강 건너 불구경하듯 그저 바라보기만 하라는 뜻입니다. 감각까지는 하되 거기서 멈추고, 그 감각으로 인한 생각을 일으키지는 말라는 것입니다.

수련으로 의식이 깊어지면 자기 속에 잠재돼 있던 어둠이 드러났다가 사라지면서 정화가 됩니다. 이는 감겨 있던 시계태엽이 풀리듯 자신이나 조상에게서 물려받은 원이 풀리는 해원(解冤)의 과정일 수 있습니다.

또 공기 중에는 무수한 전파가 흐르는데, 자기가 원하는 채널에 주파수를 맞추면 그 채널의 그림이나 소리를 들을 수 있듯이 수련으로 의식의 차원이 달라지면 마음의 눈으로 신비한 세계를 체험할 수도 있습니다.

이런 새로운 경험을 두려워할 일은 아닙니다. 그러나 만일 그런 현상이 나타나 두렵거나 무서운 느낌이 들면 국선도의 훈인 '정 심 시 각 도 행(正心視覺道行)'을 마음속으로 외우면[黙誦] 그런 두려움에서 벗어날 수 있습니다.

참고로 불교에서는 수행 정도에 따라 다섯 가지 눈[五眼]이 있다고 합니다. 첫 번째는 '육안(肉眼)'입니다. 육신의 눈으로 눈에 보이는 것만을 볼 수 있습니다. 둘째 '천안(天眼)'은 육안으로 볼 수 없는 것을 환히 보는 신통한 마음의 눈입니다. 셋째 '혜안(慧眼)'은 모든 집착과 차별을 떠나 진리를 밝게 보는 지혜의 눈입니다. 넷째 '법안(法眼)'은 모든 현상의 참모습과 모든 법을 관찰하는 눈입니다. 다섯째 '불안(佛眼)'은 모든 것을 꿰뚫어 보는 부처의 눈입니다.

육안으로 보이는 현상만이 진리가 아니며, 사람과 사물의 본질을 꿰뚫어 보는 것은 바로 마음의 눈인 '심안(心眼)'입니다.

22. 자신을 지켜보는 누군가

윗글 '그저 바라만 보기'라는 글에서 '자신의 수련하는 모습을 시커먼 옷을 입은 누군가가 지켜보는 것을 보고'라고 했는데 수련한 곳이 수련원이 아니라 자기 집이고, 꿈속에서 비몽사몽간에 있었던 일이라고 합니다.

수련을 열심히 하다 보면 꿈속에서도 수련하는 경우가 있습니다. 이는 바람직한 현상이지요. 자나 깨나 한결같은 소위 오매일여(寤寐一如)의 경지입니다. 그런데 여기서 '자신의 수련하는 모습을 시커먼 옷을 입은 누군가가 지켜본다.'라는 말에 머물러 봅니다. '자신을 지켜보는 누군가'는 누구일까요?

'자신을 지켜보는 누군가'는 '스승'일 수도 있고, '조상'일 수도 있고, '또 다른 나'일 수도 있습니다. 나는 혼자 있다고 생각하지만, '나를 사랑하는 누군가', '나를 염려하는 누군가', '나를 지키려는 누군가'가 함께 있습니다. 그런데 보통 사람의 눈에는 '자신을 지켜보는 누군가'가 보이지 않습니다.

나는 수많은 조상 선령님들의 유전자[DNA]를 물려받았습니다. 그 조상 선령님들이 유전자를 통해 내 안에 살아계십니다. 내 안의 그분들이 나에게 영감(靈感)을 통해 가르침을 주고, 나의 성장을 지켜보고, 나를 지켜주십니다.

청산 선사께서는 "자신의 능력만으로는 도력(道力)이 없다. 대자연, 우주의 힘에 참여해야 한다. 그래서 수도자는 항시 마음속으로 '천지신명과 인류(人類) 선령(先靈)께서는 화회(和會) 동심(同心)하시와 악신(惡神) 악인(惡人) 다 물리쳐 주옵시고 선신(善神) 선인(善人)께서 도와 주시와 만사여의(萬事如意)케 하여 주시옵기 축원하나이다.'라고 심축(心祝)하라."라고 하셨습니다.

『중용』1장에 "숨겨진 것보다 더 잘 드러나는 것은 없으며, 작은 것보다 더 잘 나타나는 것은 없다. 그러므로 군자는 홀로 있을 때 삼가는 것이다."라고 했습니다. 나 홀로 있을 때의 내 생각이나 내 행동은 나만 알고 있다고 생각하기 쉽지만, 하늘이 알고 땅이 알고 전 우주가 다 압니다. 나의 한 생각, 나의 한 행동이 우주의 기운을 바꿉니다.

23. 비교

"저 사람은 다리 벌리기를 일(一)자로 잘하는데 나는 왜 그렇게 안 되지?"라고 그와 나를 비교하며 안타까워합니다. "전에는 거꾸로 서기가 쉽게 잘 됐는데 지금은 왜 어렵지?"라고 예전의 나와 지금의 나를 비교하며 아쉬워합니다.

비교는 조건이 같아야 비교할 수 있습니다. 그런데 사람마다 살아온 환경이 다르고 몸의 조건이 다릅니다. 그러니 다른 사람과 비교하는 것은 의미 없습니다. 그리고 그 사람이 어려워하는 것을 나는 쉽게 하는 것도 있습니다. 그가 잘하는 동작이 있고, 내가 잘하는 동작이 있습니다. 만약 비교하려면 '어제의 나와 오늘의 나', '작년의 나와 올해의 나'를 비교해야지요.

그런데 예전의 나는 지금의 나보다 더 젊었을 때였습니다. 지금은 나이가 들어 신체 기능이 예전 같지 않습니다. 그러니 예전에 쉽게 되던 동작이 지금은 어려울 수 있습니다. 대신 호흡의 깊이나 망상(妄想)은 줄었을 것입니다. '내 나이에 이만하니 다행이다. 내 나이 또래에 비하면 잘하고 있지 않은가!'라고 스스로 격려하십시오. 스스로 자신의 노고를 칭찬해 주는 긍정적인 마음으로 수련하면 날로 새로워집니다.

우리 마음은 긍정적인 마음과 부정적인 마음, 두 마음이 함께 있습니다. 그런데 두 마음 중 우리가 자주 생각하는 마음의 힘이 강해집니다. 화초에 물이나 거름을 자주 주면 잘 크고 강해지듯이요. 빛을 가져오면 어둠이 사라지듯 긍정적인 밝은 마음으로 자신을 격려하며 수련하면 잘 안 되던 것도 저절로 잘 되는 때가 있습니다.

수련이 어렵다고들 합니다. 그렇습니다. 무엇이든 처음에는 어렵습니다. 또 우리 삶의 가치 있는 것은 어렵습니다. 그러나 거듭 연습하다 보면 쉬워집니다. "어려운 것은 흥미로운 것이다."라고 도전해야 발전합니다. 쉬운 것은 재미가 없습니다. 게임도 어려운 것이 흥미롭습니다. 젊은이들이 게임에 빠지는 이유는 쉽지 않아서 재미있기 때문입니다. 도박 역시 쉽지 않고 어려워서 중독됩니다.

옛 도인이 말씀하기를 "삶이란 풀어야 할 수수께끼가 아니라 누려야 할 신비다."라고 했습니다. 수련 역시 '풀어야 할 수수께끼가 아니라 누려야 할 신비'입니다. 현재의 자신을 충분히 누리며 흥미로운 마음으로 나아가면 수수께끼도 절로 풀릴 것입니다.

24. 참회와 공양

불교에서는 부처님 앞에 올리는 공양(供養), 불공(佛供)이 중요한 예절입니다. 사람들은 보통 향, 등, 차, 꽃, 과일의 다섯 가지 공양물을 바치고 저마다의 기원(祈願)을 하는데, 사실 공양의 원래 의미는 기원이 아니라 참회(懺悔)라고 합니다. 공양은 자기 마음을 돌아보며 참회하고 부처 앞에 고하는 시간이며 그 시간을 통해서 자신의 마음을 씻는 의식입니다.

그런데 참회(懺悔)라는 한자를 보면 뉘우칠 참(懺)자는 마음 심(忄)에 사람 인(人)이 둘, 아닐 비(非), 창 과(戈)로 구성되어 있고, 뉘우칠 회(悔)자는 마음 심(忄)에 자주 매(每)자를 씁니다. 이 뜻을 성철 스님의 상좌였고, 뉴욕주립대학 종교학과의 교수였던 박성배 교수께서는 "마음속[忄]으로 사람과 사람[人人] 사이에서, 즉 인간관계에서 아닌[非] 것들, 즉 인간답지 않은 행위들을 창[戈]으로 물리치듯이 없애는 것인데, 이 뉘우침을 한 번만으로 끝내는 것이 아니라 마음[忄]에 떠오를 때마다 자주[每]하는 것이 참회이다."라고 해석합니다.

이 참회를 절[사찰]에서는 보통 절을 하면서 하는데, 참회하면서 절을 하면 처음에는 땀이 나고, 거듭하면 눈물이 나고, 참회의 절을 계속하면 피눈물이 나고, 그다음에는 피땀이 난다고 합니다. 이렇게 피땀을 흘리며 참회를 하고 나면 몸과 마음이 아주 가벼워져서 무심해지며 몸과 마음이 바뀌는 체험을 한다고 합니다.

또 절에서는 식사도 공양이라 하는데, 절의 공양간[식당]에는 "이 음식이 어디서 왔는가, 내 덕행으로 받기가 부끄럽네, 마음의 온갖 욕심 버리고 몸을 지탱하는 약으로 삼아 도업을 이루고자 이 공양을 받습니다."라는 '공양 발원문'이 있습니다.

우리는 다른 생명을 먹지 않으면 살 수 없습니다. 우리가 먹는 음식에는 온 우주가 담겨있습니다. 태양, 공기, 물, 땅의 기운이 음식에 서려 있습니다. 온 우주의 기운이 모여 있는 음식을 우리는 섭취합니다. 기독교인이신 다석 유영모 선생께서는 "우리의 입은 시체처리장이다. 우리는 다른 생명의 희생으로 살 수 있다. 그러므로 우리도 다른 생명을 위해 기꺼이 희생할 마음이 있어야 한다. 다른 생명을 위해 희생할 마음이 없는 자는 먹을 자격이 없다."라는 뜻의 말씀을 하셨습니다.

우리 마음을 씻어내는 시간은 종교와 연결 짓지 않더라도 살아가는 동안 우리에게 늘 필요한 소중한 과정입니다. 날마다 세수하듯이, 수시로 손을 씻듯이 말입니다.

25. 무심이 참 어렵습니다

문 무심이 참 어렵습니다. 동작하면서 호흡하기도 바쁜데, 그 와중에도 온갖 잡념이 찾아듭니다. 신기하게도 그럴 때 고민하던 문제들이 저절로 풀리기도 해서, 애써 떨치려 하지 않고 그대로 두는 편입니다.

그런 연유로 지금은 행공을 할 때마다 '내 머릿속이 이렇게 시끄럽구나…'하고 알아차리는 수준이지만, 꾸준히 수련하다 보면 무념무상의 경지에 닿을 수 있겠지요?

답 좋은 경험 나누어주셔서 고맙습니다. '무심', 어렵죠. 어려우니 흥미롭고, 수련할 가치가 있지요. 잘 안되던 것을 잘되게 하는 것이 수련이니까요.

'동작하면서 호흡하기도 바쁜데 온갖 잡념이 찾아든다.'라고 하셨는데 살아 있고 깨어 있다는 증거지요. 잠들면 아무 생각이 없죠. 잠들면 '무심'이 아니라 마음을 인식하지 못하는 것이지요.

무심은 '고요한 마음'으로 바꿔도 좋을 듯합니다. 마음은 있으나 산란하지 않은 마음이요. 잡념(雜念), 정념(正念)도 판단 분별하는 마음이니 그냥 '생각'이라 하면 어떨까요? 생각은 그저 생각이고 잡념 따로 정념 따로 있지 않다고 생각합니다. 그러니 '애써 떨치려 하지 않고 그대로 두는' 편이 좋습니다.

'내 머릿속이 이렇게 시끄럽구나….'하고 알아차리는 수준이 상당한 수준입니다. 그만큼 자신을 만나고 있고, 알아 가고 있다는 증거니까요. 우리가 눈뜨고 살 때는 보이는 것, 들리는 것에 마음을 빼앗겨 내 머릿속을 들여다보지 못합니다. 마치 방안에 먼지가 떠돌고 있을 테지만 보이지 않다가 한 줄기 햇살이 비치면 떠도는 먼지가 보이듯, 바깥으로 향하던 우리 마음을 안으로 돌이킨 만큼 보이는 거지요. 먼지를 쓸어내려면 먼저 먼지를 일으켜 가라앉기를 기다렸다가 쓸어내야 합니다.

'고민하던 문제들이 저절로 풀리기도 해서'라고 하시니 축하합니다. 대체로 우리 마음이 문제 속에 있을 때는 풀리지 않다가 그 마음이 문제 밖으로 나오면서 풀리는 경우가 많습니다. 저 역시 풀리지 않는 문제가 있을 때는 그 문제를 제쳐놓고 몇 분이나 몇십 분 정도 단전호흡을 하고 나면 문제 해결의 실마리가 떠올라 문제가 풀리는 경험을 합니다.

심리적 문제뿐 아니라 육체적 문제 역시 마찬가지더군요. 몸의 어떤 부분이 불편할 때도 한바탕 행공을 하고 나면 풀리는 경험을 합니다. 40여 년 전 체했을 때도 정좌하고 단전호흡을 했더니 처음에는 명치 부위가 아파서 숨쉬기조차 어려웠는데, 식은땀을 흘리며 계속했더니 호흡이 편해지면서 깊은 호흡이 되고 풀리는 것을 경험했습니다.

"문제는 해결되는 것이 아니라 문제 자체가 없어지는 것이다."라는 말을 좋아합니다.

26. 기심(機心) 내려놓기

기심(機心)은 『장자』「외편 천지(外篇 天地)」에 나옵니다. 기심이란 '자신의 이익이나 목적을 위해 계산하거나 술수를 부리는 마음'을 말합니다. 장자는 기심을 인위적인 것의 대표로 보았습니다. 그는 "기심이 있으면 천성을 해친다[有機心者, 必損其天]."라고 하여 자연스러운 도(道)에서 벗어나는 것이라 보았습니다. 장자는 인간의 본성을 따르는 삶[無爲自然]을 강조하며 기심을 버릴 것을 권유했습니다.

바닷가에 살던 어부가 해오라기들과 친해져 어깨에 날아와서 앉았다고 합니다. 그 얘기를 아내에게 하자 "그럼 그 한 마리를 잡아 와 보세요."라고 했습니다. 어부는 그런 마음을 먹고 바닷가에 나가자 해오라기는 한 마리도 날아오지 않았는데, 그 이유는 어부가 품은 기심(機心) 때문이었습니다.

이기적인 마음을 품었으면서 그렇지 않은 것처럼 내색하는 것이 기심입니다. 짐승들에게는 인간의 기심을 알아보는 감각이 있습니다. 사람에게 기심만 없으면 금수들도 천진 그대로 사람과 친화하려 든다는 것입니다.

한말(韓末)의 명창 이말치는 헌종, 철종, 고종 앞에서 판소리를 불렀던 궁정 가수였습니다. 그의 '새타령'은 유명하여 야외에서 부르면 뭇 새들이 날아와 그의 어깨며 손에 앉는 것을 본 사람이 적지 않았다고 합니다. 하지만 앓아누운 식구의 약값 걱정을 한다든지, 어느 대감 집에 불려가 노래 값으로 받는 품삯을 속으로 헤아리거나 하면 새가 날아들지 않았다고 합니다. 그래서 "노래를 부르기보다 기심을 지키기가 어렵다."라는 말을 남겼다고 합니다.

옛 선비들이 사람 사귀는 조건으로 '내·외사를 살피라.'라는 가르침이 있었는데, 외사(外事)란 예의범절이요, 내사(內事)란 기심(機心)의 유무입니다. 곧 교제에 저의가 있어 보이면 깊이 사귀지 말라는 뜻이었습니다.

수련할 때도 기심이 작용하지 않아야 합니다. 어떤 목적을 가지고, 어떤 이득을 바라고 수련을 하면 기심입니다. 옳고 그른 것을 분별하여 옳은 것은 끌어오려 하고, 그른 것은 밀어내려고 하는 마음도 기심입니다.

옳은 것 그른 것이 본래 없습니다. 옳은 것이라는 생각, 그른 것이라는 생각만이 있습니다. 바른 생각[正念], 그른 생각[雜念]이 둘이 아닙니다. 한 생각의 다른 나타남입니다. 정념(正念)이나 잡념(雜念)이나 그냥 생각입니다. 정념과 잡념을 함께 안아야 생각을 넘어설[超越] 수 있습니다.

이 세상에는 비옥한 땅과 황무지가 함께 있습니다. 온 세상이 비옥한 땅뿐이라면 숨 막힙니다. 황무지도 있어야 숨통이 트입니다. 봄, 여름, 가을, 겨울이 교차해야 뭇 생명이 살 수 있습니다. 시비(是非)하는 생각으로부터 자유로워지는 것으로부터 수련이 시작됩니다. 시비가 사라지면 절로 무심해집니다. 수련을 잘하려고도 하지 않고, 게으르지도 않게 그냥 하면 수련이 절로 됩니다.

이색(李穡)이 식기(息機)라는 시에서 "기심(機心)을 내려놓는 것이 약보다 낫네[息機勝藥餌]."라는 결구는 "도로써 병을 치유한다[以道而治病]."와 같은 뜻일 것입니다.

조선 후기의 문신 홍대용(洪大容)이 엄성(嚴誠)에게 부친 시를 공유합니다.

>편히 앉아 가늠할 일[機心] 내려놓으니
>유유히 마음 절로 한가롭구나
>뜬구름 멋대로 말렸다 폈다 하고
>나는 새 갔다간 돌아오네

육신과 정신 모두 적막하거니
만상은 있고 없는 사이에 있네
힘줄과 뼈 저마다 편안할진대
맑은 기운 얼굴에 떠오르리라
진실로 이 경지를 간직한다면
지극한 도 붙잡아 오를 수 있네
[宴坐息機事, 悠然心自閑. 浮雲任舒卷, 飛鳥亦往還. 形神雙寂寞, 萬象有無間. 筋骸各安宅, 淑氣登容顔. 苟能存此境, 至道可躋攀.]

27. 기운의 색

문 "전에 단전호흡 할 때는 아랫배에서 하얀색 빛이나 푸른색 빛이 보였는데 요즘은 보라색으로 보이는데 괜찮습니까?"

답 결론은 "괜찮습니다." 수련하면 몸과 마음에 여러 가지 변화 현상들을 경험하는데 그중 하나라고 생각합니다. 수련하시는 분의 몸과 마음의 상태에 따라 여러 가지 다른 경험을 할 수 있지요.

수련 시 보이는 색깔은 일종의 기운의 색이라 할 수 있습니다. 그 색깔이 어떨 때는 검은색으로 또는 붉은색, 흰색, 푸른색 등으로 보일 수 있습니다. 수련하시는 분의 건강 상태나 마음 상태에 따라 기운이 달라지고, 그 기운 상태에 따라 보이는 색깔이 달라지지요.

기운의 색이 보이지 않아도 괜찮습니다. '위장이 건강한 사람은 위장이 어디 있는지 모른다.'라는 말이 있듯이 기운을 느끼거나 기운의 색이 보이지 않아도 정상입니다.

보라색으로 보인다는 것은 보라색 노을처럼 보인다는 것으로 짐작합니다. 보랏빛 노을을 자하(紫霞)라고 하며 신선의 색이라고도 하지요. 노을은 현실 세계의 마지막이며 그 너머는 밤의 세계, 즉 정신세계라고 할 수 있습니다. 마찬가지로 보라색은 눈으로 볼 수 있는 색 중 파장이 가장 짧은 색입니다. 이보다 파장이 짧은 광선은 자외선으로 인간이 볼 수 없죠. 보라색은 모든 색이 혼재한 무지개의 마지막 색이며, 그 너머는 정신적인 색이니 무색(無色)이겠지요.

다음은 보라색의 심리적 효과에 관해 '구글'에서 검색해서 편집한 것입니다.

"심리학적으로 볼 때 보라색은 외향적 심리를 나타내는 빨강과 구심적 심리를 나타내는 파랑이 혼합된 색으로서, 대립하는 양면성의 감정이 혼재하는 심리를 나타내는 색이다.
또한 보라색은 몸과 마음이 조화를 원할 때 끌리게 되는 색이며, 심신이 피로할 때 무의식적으로 찾게 되므로 치유의 색이라고도 할 수 있다. 그 외에 연보라색은 절제, 신중함, 영성, 회개를 나타내거나, 능동적인 단계에서 수동적인 단계로, 남성에서 여성으로, 나아가는 과정을 나타낸다고 보기도 한다. 이런 해석은 붉은색[열정, 불, 흙]과 푸른색[지성, 물, 하늘]을 합친 색이라는 데서 유래한다."

"보라색이 주는 치료 효과는 이중적 칼라에 있다고 할 수 있을 것입니다. 빨강은 발산 효과, 파랑은 침체 효과입니다. 보라색은 뇌하수체의 기능과 연결되어 있어서 호르몬의 활동을 정상화하는 역할을 합니다. 그러므로 보라색이 흥분을 주거나 감정의 기복에 악영향을 주는 것이 아닌 그 반대라고 설명할 수 있을 것입니다.
보라색으로 색채 호흡, 색채 시각화를 정기적으로 훈련하면 눈의 기능 촉진과 유연성을 확보할 수 있으며 약한 눈을 강화할 수 있습니다. 직관적인 것과 상상적인 생활이 함께 놓여 있는 상황에서 두뇌의 양쪽 부분[우뇌, 좌뇌]이 같이 활동하게 됩니다.
편안하게 수면을 취하고 싶을 때는 보라색을 이용한 침구를 활용하면 효과가 있습니다. 염증을 억제하는 작용을 합니다. 붕대, 반창고, 옷이나 주위 소품으로 사용하면 효과적입니다. 생리적으로 병에 대한 치료 작용으로써 신경을 활성화하여 신체의 조화에 좋은 효과를 줍니다."

28. 머리에 시원한 기운만 가득 차

수련 기간 19년, 진기단법 승단 9년째인 60대 후반의 한 여성

회원께서 물었습니다.

"작년[2020년] 6월 어느 날 수련 중 갑자기 머리 정수리 백회혈(百會穴) 부분으로부터 시원한 바람이 들어오는 듯하더니 한동안 머리 전체가 사라져버리고 시원한 기운만 가득 차 있는 것처럼 느껴졌습니다. 처음에는 머리털이 바람에 흐트러졌을까 봐 두려워서 머리를 못 만지다가 한참 뒤 머리를 만지니 그대로 있어서 안도했습니다. 이런 증상이 괜찮은 건지 알고 싶습니다."

"그런 경험 후 몸과 마음 상태는 어떠셨습니까?"라고 물었더니
"몸도 가볍고 마음도 상쾌하고 지병인 허리 통증도 훨씬 가벼워졌습니다."라고 했습니다.

"그렇다면 하늘의 축복입니다. 수련 중 어떤 현상을 경험하시던 그것을 그냥 구경하듯이 바라만 보시고 자신이 하시던 일, 즉 단전호흡만 계속하십시오. 이럴 때 그 시원한 기운을 좋은 현상이라고 생각하여 단전으로 또는 전신으로 퍼지게 하려고 의식적으로 유도하려는 마음이 일어날 수도 있는데, 그 마음 또한 욕심이므로 삼가야 합니다. 그 기운을 거부하려고도 말고, 그 기운을 활용하려고도 말고 그 기운을 그냥 느끼기만 하십시오. 판단하려 말고 그저 느끼십시오. 자신에게 필요한 과정이라고 생각하시고 허용하십시오."라고 대답했습니다.

예전에 다른 수련자로부터 "머리에 박하로 만든 모자를 쓴 것

처럼 머리가 시원하게 확 트이는 듯한 청량한 기운을 느꼈다."라는 경험담을 들은 적도 있습니다. 이렇듯 사람마다 경험은 다를 수 있습니다. 하지만 이런 현상이 우연이 아니라 자신의 수련 과정에서 몸과 마음이 준비된 사람에게 오는 현상입니다.

우리 삶은 인과법칙(因果法則)이 작용합니다. 원인이 있으면 그에 따른 결과가 있지요. "하늘은 스스로 돕는 자를 돕는다."라는 격언이 있습니다. 꾸준한 수련으로 자신을 스스로 도왔기 때문에 하늘이 도와준 것으로 생각합니다. 그러나 이런 현상을 경험하지 못했다고 실망할 일은 아닙니다. 아무런 증상 없이 이런 과정이 지나갈 수도 있으니까요.

보통 기운이 순환하면서 척추를 따라 올라갈 때는 따뜻한 기운을 느끼고, 머리에서는 시원한 기운을 느끼는 것이 보통입니다. '수승화강'에서 말씀드렸듯이 따뜻한 수증기가 하늘로 올라가면 시원한 구름이 되는 것에 비유할 수 있습니다.

국선도는 하늘 기운을 받는, 하늘의 밝음을 받는 수련입니다. 무언가를 받으려면 수용적이어야 합니다. 그릇을 비워야 새로운 것을 담을 수 있습니다. 하늘에 대해, 자연에 대해 겸허해야 하늘 기운을 담을 수 있고, 밝음을 받을 수 있습니다.

그런데 옛 선인들은 '사람이 곧 하늘'이라고 했습니다. 상상 속의 하늘은 신비하지만, 우리가 늘 대하는 하늘, 곧 사람은 구체적입니다. 우리가 늘 대하는 하늘인 사람에게 겸허하고 수용적인 자세가 곧 자신을 비우는 것이요 새로움을 채우는 공간을 마련하는 것일 수 있습니다.

위의 경험을 하신 분은 아주 겸손한 분입니다. 늘 수련 시간 전에 미리 오셔서 회원들이 오기 전에 수련장을 깨끗이 청소하고, 수련이 끝나면 수련장 뒷정리도 하시지요. 진기단법 승단하고 사범 자격도 받으셨지만, 건곤단법을 9년째 묵묵히 수련하십니다. 수련에 대해 회원들이 담소할 때도 늘 경청하고 본인은 잘 모른다고 겸양하십니다.

하늘은 양(陽)이고 +입니다. 땅은 음(陰)이고 -입니다. 사람은 하늘과 땅 사이에 존재합니다. 하늘 기운을, 하늘의 밝음을 받으려면 사람이 하늘에 대해 음적(陰的)인 자세, 마이너스[-] 자세라야 합니다. 특히 하늘과 마주하는 머리를 비워야 합니다. 비움은 음이고 채움은 양입니다. 겸손(謙遜)은 음이고 자만(自慢)은 양입니다. 수용(受容)은 음이고 배척(排斥)은 양입니다.

자석은 같은 극끼리는 밀어내고, 다른 극끼리는 끌어당깁니다. 이는 자연의 원리입니다. 대체로 여성은 남성보다 순종적이고 수용적입니다. 그래서 모든 종교에서 여성 신도가 남성보다 많다고 합니다. 여성의 수용성이 종교적 심성으로 드러나는 것이지요. 등산할 때도 올라가는 자는 머리를 숙이고, 내려오는 자는 머리를 꼿꼿이 듭니다. 올라가려면 숙여야 합니다.

29. 하늘 기운 나누기

🔲 "하늘의 밝음을 받으려면 사람이 하늘에 대해 음적인 자세, 마이너스[−] 자세라야 합니다. 특히 하늘과 마주하는 머리를 비워야 합니다."라고 하셨는데, 그러면 땅과 접하고 있는 발은 어떻습니까?

🔲 좋은 질문이십니다. 머리를 비워야 한다는 걸 강조하다가 그 부분의 언급이 빠졌네요. 머리가 음이면 상대적으로 다리는 양이 되지요. 동양의 양생법에서는 '머리는 차갑고, 발은 따뜻한 두한족열(頭寒足熱)'을 건강한 상태로 봅니다.
그런데 차가워지려면 고요해야 차가워집니다. 반대로 열이 나려면 움직여야 열이 나지요. 그러니 머리를 비워 고요해지면 머리가 차가워지고, 발은 많이 움직여야 열이 나지요. 여기서 차갑다고 하는 것은 '냉철하다', '시원하다'는 정도라고 생각하시면 될 듯합니다. 기계도 사용하지 않으면 차가워지고 사용하면 열이 나지요.
발이 양이어야 우리 몸의 생체전기가 음인 땅으로 방전[접지, 어스]이 되지요. 그러니 가끔 맨발로 땅을 밟고 걸으면 건강에 도움이 된다고 하지요. 전자 제품도 방전[접지, 어스] 단자가 있지요. 그래야 안정되니까요.

하늘로부터 받은 밝은 하늘 기운을 자기만 간직하려는 욕심 또한 불안정한 상태를 불러일으킵니다. 그 기운을 땅으로 방전시키듯 세상의 뭇 생명에게 나누어야 안정됩니다. 가진 것을 다 나누고 비우면 새로운 기운이 충전됩니다. 붙들고 있으면 무거워져서 거기에 머물러 한 걸음도 더 나아갈 수 없지만, 나누어 비우면 가볍게 새로운 걸음을 내디뎌 새로운 체험을 할 수 있습니다.

참고로 거꾸로 서기[물구나무서기, 머리 서기, 국선도 건곤단법의 축법]를 할 때는 머리가 양이 되고, 다리가 음이 되지요. 거꾸로 설 때는 중심을 잡아야 하니 온 마음이 머리 쪽에 집중되고, 발은 조용히 움직이지 않아야 합니다. 반대로 되면 거꾸로 설 수 없겠지요.

참고로 물구나무서기를 하면 여러 가지 좋은 효과가 있다고 합니다.

① 머리로 피가 많이 흐르게 되어, 머리가 맑아지고 두통을 없애며 집중력과 사고력을 높입니다.
② 척추에 탄력을 주고 불면증에 효과가 있습니다.
③ 하체의 정맥혈류를 빠르고 완전하게 해서 정맥류성 부기에 효과가 있습니다.
④ 내장기관의 질병에 좋습니다. 소화불량, 내장의 하수 현상, 변비, 내분비샘의 퇴화, 간장, 쓸개, 콩팥, 췌장, 비장, 소화기계에서 생긴 문제가 개선됩니다.
⑤ 어깨와 팔의 힘을 기르고 심장을 튼튼하게 합니다.

그런데 물구나무서기는 한 번에 5분 이하로 하는 것이 좋습니다.

30. 성품과 마음

충장수련원에는 "심여명경연천정(心如明鏡連天淨), 성사한담지수동(性似寒潭止水同), 십이시중상각오(十二時中常覺悟), 연미불매주인옹(燃眉不昧主人翁)"이라는 『성명쌍수규지(性命雙修圭旨)』의 경구(警句) 족자(簇子)가 걸려있습니다. 풀이하자면 "마음은 밝은 거울과 같아서 하늘의 맑음과 이어져 있고, 성품은 차가운 못의 물결 하나 일지 않는 그친 물과 같다. 온종일 이 깨달음을 항상 놓치지 않는다면, 눈썹이 타는 위급한 순간에도 어리석지 않은 주인공이리라."입니다.

'마음은 밝은 거울 같다'라고 했는데 밝은 거울은 자기 모습이 없어서 무엇이든 있는 그대로 비춰줍니다. 만약 거울에 때가 끼어 있으면 있는 그대로 비추기 어렵죠. 또한 거울이 자기 모습이 있으면 사물을 비출 수가 없지요.

'성품은 차가운 연못의 그친 물과 같다.'라고 했는데 성품에서 마음이 나옵니다. 즉 성품은 마음의 바탕이 되지요. 마치 물결이 일지 않고 아무것도 비추지 않는 차가운 연못, 즉 명경지수(明鏡止水)와 같습니다. 여기에 하늘의 구름이 지나가면 구름이 비치고, 한 점 바람이 일면 물결이 일어나지요. 아무것도 되비추지 않는 연못, 물결이 일지 않은 연못이 성품이라면 구름이 되비춰진 연못, 물결이 일어난 연못은 마음이라 할 수 있습니다.

조선 후기 학자 월창거사(月窓居士) 김대현(金大鉉)은 "물이 흐르는 길이 천 가지, 만 가지로 다르다면, 물 때문이 아니라 물이 흐르는 길 때문이고, 거울에 비치는 형상이 천 가지, 만 가지로 차이가 난다면, 거울 때문이 아니라 형상 때문이다. 마음이나 성품 역시 본디 무심하고 평평하다[水之所流, 千殊萬異, 非水之故, 乃水所流之路異也. 鏡之所映, 千殊萬異, 非鏡之故, 乃所映之形異也. 心與性, 本來無心而平平也]."라고 했습니다.

이러한 그친 물과 같은 성품과 밝은 거울 같은 마음을 항상 유지한다면 아무리 위급한 순간에도 어리석은 행동을 하지 않는 주인공이 되리라는 가르침입니다.

31. 도심은 옥을 품은 산처럼 고요하고

1982년 임술년 가을 서울 종로에서 국선도 수련하시며 추사체를 연구하신 여암(如巖) 김용태(金龍泰) 선생께서 병풍에 글을 써 주셨는데 수도자가 참고할 만하다고 생각되어 표구하여 수련원에 펼쳐 놓았습니다.

道心靜似山藏玉(도심정사산장옥): 도심은 옥을 품은 산처럼 고요하고
氣象壯觀海沖天(기상장관해충천): 기상은 장엄해 바다가 하늘에

솟는 듯하다.

忽聞杜宇啼窓外(홀문두우제창외): 홀연히 창밖에서 소쩍새 소리 들리니
滿眼春山盡故鄕(만안춘산진고향): 눈앞에 가득한 봄 산이 모두 다 나의 고향이로구나.

春風大雅能容物(춘풍대아능용물): 봄바람처럼 넓은 도량은 만물을 포용하고
秋水文章不染塵(추수문장불염진): 가을 물처럼 맑은 인품은 티끌에 물들지 않네

度量如海涵春育(도량여해함춘육): 도량은 바다 같아 봄처럼 만물을 길러내고
持身若玉潔氷淸(지신약옥결빙청): 몸가짐은 옥같이 깨끗한 얼음처럼 맑도다.

덧붙임
'道心靜似山藏玉 氣象壯觀海沖天': 고요히 도심을 간직하되 기상은 우주를 호흡하듯 장엄하고 웅장한 큰마음으로 수련을 하면 바다가 하늘에 솟구치듯이 수승화강(水昇火降)이 잘되어 내가 곧 자연과 하나가 된다.

'忽聞杜宇啼窓外 滿眼春山盡故鄕': 서산대사의 오도송(悟道頌)

일부로 '홀연히 깨닫고 보니 고향(故鄕) 아닌 곳이 없더라. 일체(一切)가 다 한 몸이더라.'

여기서 고향은 우리의 본성을 뜻하겠지요. 전강(田岡) 스님의 "깨닫고 보니 온 세상이 법당(法堂) 아닌 곳이 없더라."라는 말씀이 연상됩니다.

'春風大雅能容物 秋水文章不染塵': 청나라 서예가 등석여(鄧石如)의 '춘당대형아감(春塘大兄雅鑑: 춘당 큰형께서 고아하게 감상하시기를 바라며)'에서 온 글로 '봄바람은 크고 부드러워 만물을 깨어나게 하고 살리며 만물을 포용한다. 알고 보면 너와 내가 한 몸이니, 만물은 또 다른 나로서 곧 나를 감싸 안음이다. 문장이란 마음의 드러남이니 깨달은 자의 인품은 가을 물처럼 맑고 냉철하여 티끌에 물들지 않은 마음이라.'라는 뜻으로 생각합니다.

'度量如海涵春育 持身若玉潔氷淸': '도인은 너그러운 마음과 깊은 생각이 바다 같아서 만물을 본성대로 길러내는 봄기운처럼 각인(各人)의 능력이나 성품을 그답게 몸에 배도록 양성시키며, 몸가짐은 옥같이 깨끗하고 얼음처럼 맑게 간직하되, 자연의 원리에 맞지 않는 것은 얼음처럼 냉정하게 되비쳐 주기도 한다.'라고 이해합니다.

바뻄바족의 칭찬

바뻄바(Babemba)족은 아프리카 잠비아 북부의 고산지대 화전민 부족입니다. 이 부족은 범죄율이 아주 낮아, 인류학자나 사회학자들의 연구대상이었습니다.

부족 중 한 사람이 잘못을 저지르면 그를 마을 광장 한복판에 데려다 세웁니다. 마을 사람들은 모두 일을 중단하고 남녀노소 할 것 없이 광장에 모여들어 죄인을 중심으로 큰 원을 이루어 둘러섭니다. 그리고 한 사람씩 돌아가며 모두가 들을 수 있는 큰소리로 한마디씩 외칩니다.

그 외치는 말의 내용은 죄를 지어 가운데 선 사람이 과거에 했던 좋은 일들입니다. 그의 장점, 선행, 미담들이 하나씩 열거됩니다. 어린아이까지 빠짐없이 말합니다. 과장이나 농담은 일체 금지됩니다. 심각하고 진지하게 모두 그를 칭찬하는 말을 해야 합니다.

말하자면 판사도 검사도 없고 변호사만 수백 명 모인 법정과 같습니다. 죄지은 사람을 비난하거나 욕하거나 책망하는 말은 결코 한마디도 해서는 안 되고 반드시 좋은 것만 말하게 되어있습니다. 몇 시간이고 며칠이고 걸쳐서 칭찬의 말을 바닥이 나도록 다하고 나면 그때부터 축제가 벌어집니다.

실제로 이 놀라운 칭찬 폭격은 죄짓고 위축되었던 사람의 마음을 회복시켜주고 가족과 이웃의 사랑에 보답하는 생활을 하겠다는 눈물겨운 결심을 하게 만듭니다. 이것이 효과가 크다고 단정 짓는 이유는 이 마을에 범죄행위가 거의 없어서 이런 행사를 하는 일이 극히 드물다는 사실이 그 증거입니다.

32. 마음을 내준다

사람들은 흔히 자기 생각을 사실이라고 단정하고 그 생각에 따라 울고 웃고 합니다. 삶에서 일어나는 어떤 사실이 있으면 그것을 '유쾌하다' 또는 '불쾌하다'라고 해석합니다. 그 해석은 사람에 따라 달라질 수 있는 생각이며, 해석은 사실에 대한 자기의 해석일 뿐, 사실은 아니지요.

예를 들어 어떤 이가 "이놈아!"라고 했다면, 사실은 '이놈아'라는 소리일 뿐이지요. 그런데 그 소리를 듣고 '저놈이 나에게 욕하네.'라고 해석하니 화가 납니다. 여기서 '욕'이라고 해석하는 것은 자기의 생각이고 사실은 '소리'일 뿐이지요. 어떤 감정이 일어나면 그것이 자기 해석 때문은 아닌지, 그 해석이 바른 해석인지 돌아볼 일입니다.

어떨 때는 '내 마음'이라고 하면서 '내 마음을 상대에게 내주는 때'가 있지요. 예컨대 누가 나를 칭찬하면 기뻐하고, 나를 비난하면 화를 내는데, 이때는 내 마음이 그 사람의 말에 의해 좌지우지되는 것이니까, 내 마음을 상대에게 내주는 것이지요. '마음을 내준다.'라는 것은 '외부 사람의 자극에 반응이 일어나서 감정을 드러낸다.'라는 것입니다.

그리스 철학자 에픽테토스는 자기 마음을 내주지 않은 주체적인 사람이었습니다. 누군가 그에게 "당신은 참 훌륭합니다."라고 하면 '아 저 사람은 그렇게 생각하는구나.'하고 담담하게 대응하고, 누군가 "이놈아"라고 한다면 '이노마'라는 소리가 들리는구나 라고 생각했을 것 같습니다. "이놈아"는 사실은 '이노마'라는 소리일 뿐이고 그것을 자신이 욕한다고 해석한 나머지 화를 내는 것이니, 이럴 때 상대의 말에 휘둘리지 않고 담담하면 내 마음을 유지하는 것이고, 상대의 말에 휘둘려 감정을 일으키면 내 마음을 상대에게 내주는 것이지요.

에픽테토스는 이렇게 말합니다. "누군가 찾아와 그대에게 전한다. 어떤 사람이 그대에 대해 비판적으로 말했다고. 그러나 그대 자신을 변명하거나 방어하려고 하지 말라. 다만 미소를 지으며 답하라. '그 사람은 나의 단점에 대해 다 알고 있지는 않군요. 그것만 얘기한 것을 보니까 말입니다.'"

어떤 사람이 붓다에게 출가하였는데 그에게는 욕설로 매우 악명이 높던 형이 있었고, 그 형은 동생이 비구 승단에 합류했다는 소식을 듣고 격노해서 곧장 승원으로 가서 붓다에게 욕설을 퍼부었다.

그러자 붓다는 담담하게 이렇게 그에게 물었다. "바라문이여, 네가 손님들에게 어떤 음식을 바쳤는데, 그들이 음식을 먹지 않고 집을 나갔다고 가정해 보자. 그 손님들이 너의 음식을 받아들이지 않았기에, 그 음식은 누구 것이 되겠는가?" 이 질문에 그 바라문은 그 음식은 자신의 것이 된다고 대답했다. 그 대답을 듣고서 붓다는, "바라문이여, 나도 네 욕설을 받아들이지 않으니, 그 욕설은 오직 너에게로 돌아갈 것이다."라고 말했다.

그는 그 말의 의미를 즉시 깨닫고, 붓다께 큰 존경심을 느꼈고, 그 또한 승단에 합류했다.

33. 보아도 보이지 않고 들어도 들리지 않는다

광주충장로수련원 옆집 뒤쪽 베란다의 작은 틈새에 비둘기들이 둥지를 틀고 새끼도 까고 삽니다. 그런데 수련 시간에 우리와 같이 묵언하며 수련하면 좋으련만, 자기들끼리 지저귀는 소리가 시끄러워 신경이 쓰입니다.

뉴턴이 연구에 몰두하다가 배가 고파 간식으로 달걀을 삶아서 먹으려고 책상을 손으로 더듬어 손에 잡힌 둥근 걸 달걀로 생각하여 끓는 냄비에 넣었는데 나중에 꺼내 보니 책상 위에 두었던 회중시계가 냄비에서 나오더라는 일화, 게임에 열중한 아이들이 부모 말을 건성으로 듣고 나중에 딴소리하고, 독서 삼매경에 빠지면 식음을 전폐하는 등 무언가에 마음이 쏠려있으면 보아도 보이지 않고 들어도 들리지 않지요.

『대학』「정심장(正心章)」에 "마음이 여기에 있지 않으면, 보아도 보이지 않고, 들어도 들리지 않으며, 먹어도 그 맛을 알지 못한다[心不在焉, 視而不見, 聽而不聞, 食而不知其味]."라는 말이 있습니다.

여기서 시(視)는 자기 의지와 상관없이 수동적으로 보이는 것이고, 견(見)은 견해(見解: 사물이나 현상에 대한 의견이나 생각), 정견(正見: 바른 견해) 등의 쓰임에서 알 수 있듯이 보이는 것을 받아들여 능동적으로 생각하는 것입니다. 또 청(聽)은 들리는 것이며, 문(聞)은 들리는 것을 받아들여 듣는 것입니다. 그러니 시(視)만 하고 견(見)하지 않고, 청(聽)만 하고 문(聞)하지 않으면 마음이 고요할 터인데, 시(視)하면 견(見)하고, 청(聽)하면 문(聞)하니, 마음이 시끄럽습니다.

에픽테토스는 자신의 내면의 목소리에는 귀를 기울이되 세상의 소리에 대해서는 완전히 무관심한 삶을 살았다고 합니다. 자신이 바꿀 수 있는 것과 자신이 바꿀 수 없는 것을 구분하고 자신이 바꿀 수 없는 것에 대해서는 철저히 무관심했다고 하지요.

그런데 자신이 바꿀 수 없는 비둘기 소리에 신경이 쓰여 수련에 몰두하지 못하는 것을 되돌아봅니다. 비둘기가 조용하면 내 마음이 조용하고, 비둘기가 시끄러우면 내 마음도 시끄럽다면 그 순간에는 자신의 마음을 비둘기에게 맡기는 꼴이지요. 비둘기 소리를 자신이 듣고 싶으면 듣고, 듣고 싶지 않으면 듣지 않아 고요함을 유지하면 자신이 마음의 주인이 되는 것이지요. 이럴 때는 바깥의 현실을 바꾸려고 마음 쓰지 않고, 있는 그대로 받아들이면 감정에 흔들리지 않고 고요함을 지킬 수 있습니다.

조선 명종 때의 진묵(震黙) 선사는 자신의 정력(定力: 선정에 의해 어지러운 생각을 없애고 마음을 한 곳에만 쏟는 힘)을 시험하려고 일부러 시끄러운 시장(市場)에서 참선했다고 합니다.

인도의 경전 『숫타니파타』에서는 이렇게 말합니다.

홀로 행하고 게으르지 않으며
비난과 칭찬에도 흔들리지 않고
소리에 놀라지 않는 사자처럼
그물에 걸리지 않는 바람처럼
진흙에 더럽혀지지 않는 연꽃처럼
남에게 이끌리지 않고 남을 이끄는 사람
현자들은 그를 성인으로 안다.

34. 말의 힘

청산 선사께서는 "진기단법부터는 수련자의 정신력이 증진되고 말의 힘도 세지니 타인을 미워하는 마음이나 해치는 말을 하지 않아야 한다. 주먹으로 벽을 때리면 벽이 손상되지만 자기 주먹도 아픈 법이다."라고 하셨습니다.

진기단법은 정신적 수련이어서 수련인의 마음의 힘과 말의 힘이 보통 사람보다 더 강해지니 정도(正道)에 어긋나는 마음을 먹거나 그런 말을 하면 상대도 다치고 자기도 다친다는 가르침입니다. 햇볕은 따뜻하여 모든 생명에게 유익함을 주지만, 돋보기로 햇볕을 모으면 모든 것을 태워버릴 수 있는 불꽃을 일으킵니다. 불꽃은 다른 것은 물론 자기도 태워버립니다.

"말이 씨 된다."라는 우리말 속담이 있습니다. 말은 마음에서 나옵니다. 불가에서는 "모든 것은 마음이 만든다[一切唯心造]."라며 마음을 강조하고, 기독교에서는 "하나님께서 말씀으로 모든 것을 창조하셨다."라고 합니다. 공자는 『주역』「계사전」제8장에서 "말은 몸에서 나와 다른 사람에게 영향을 끼치며, 행동은 가까운 데서 나와 먼 곳에까지 영향을 미치는 것이니, 언행은 군자에게 가장 중요한 것이다. 영예와 치욕도 언행을 어떻게 하느냐에 달려 있다. 군자는 언행으로써 천지를 움직이니 어찌 신중하지 않을 수 있겠는가[言出乎身加乎民 行發乎邇見乎遠 言行君子之樞機 樞機之發 榮辱之主也 言行 君子之所以動天地也 可不慎乎]."라고 했습니다. 또 『중용』 제13장에서는 "말은 행실을 돌아보고, 행실은 말을 되돌아보아야 하니, 군자가 어찌 독실하지 않을 수 있겠는가[言顧行 行顧言 君子胡不慥慥爾]."라고 했습니다.

'말은 마음의 알(말=마+알)이다.'라고 합니다. 보이지 않는 마음의 알맹이가 말로 드러납니다. 마음은 기운, 에너지, 힘입니다. 말 또한 기운, 에너지, 힘입니다.

마음의 힘을 실험하는 간단한 방법이 있습니다. 우리의 양손을 모아 손가락 길이를 재면 길이가 같습니다. 그중 가장 긴 가운뎃손가락 마디마디를 맞대어 길이가 같은지 확인하고 나서, 남성은 왼손을 여성은 오른손을 들어 하늘을 향해 쭉 뻗고 사뿐히 눈을 감고 모든 생각을 놓아버리고 오로지 '하늘 향해 뻗은 손가락이 엿가락처럼 늘어난다.'라고 생각합니다. 이렇게 3분가량 지속한 뒤 양손을 모아 가운뎃손가락 길이를 확인하면 들고 있던 손가락 길이가 늘어난 것을 확인할 수 있습니다.

물리 법칙으로 보면 손을 들고 있으니 중력이 작용하여 손가락 길이가 줄어들기가 쉬울 것입니다. 그런데 단순히 '손가락 길이가 늘어난다.'라는 생각이 중력을 거슬러 손가락 길이를 늘어나게 했습니다. 이것이 생각의 힘입니다.

말의 힘을 실험하는 간단한 방법도 있습니다. 'O링 테스트'입니다. 상대가 주로 사용하는 손의 엄지와 검지를 마주 대고 O링을 만들어 그 사람의 O링의 세기를 가늠한 뒤 "당신은 참으로 훌륭한 분입니다."라고 말하며 O링의 세기를 점검하고, 다시 "당신은 나쁜 사람이야!" 하며 O링의 세기를 점검하면 차이를 느낄 수 있습니다. 보통 긍정적인 말을 하면 O링의 세기가 강해지고, 부정적인 말을 하면 O링의 세기가 약해집니다.

그런데 상대가 힘이 세서 O링 세기의 차이를 알기 어려운 경우는 상대의 팔을 앞으로 뻗게 하고 손목 바로 위 팔을 눌러 힘의 세기를 가늠하고, 다시 긍정적인 말을 하며 팔을 눌러 보고, 부정적인 말을 하며 팔을 누르면 힘의 세기가 달라짐을 알 수 있습니다.

말에는 그 말에 걸맞은 기운이 실려 있습니다. 긍정적인 말에는 긍정적 기운이, 부정적 말에는 부정적 기운이 깃들어 있습니다. "행복하다."라는 말에는 행복의 기운이, "에이, 쌍!" 하는 화내는 말에는 분노의 기운이 깃들어 있습니다. 사람들은 행복할 때 "아, 행복하다."라고 느끼거나 말하고, 화날 때 "에이, 쌍!"하고 말해왔기 때문에 말에 따라 그에 걸맞은 기운이 형성됩니다. 그래서 설사 행복하지 않더라도 "아, 행복하다."라고 말하면 행복의 기운이 솟아나 자신을 축복하고, "에이, 쌍!" 하면 분노의 기운이 올라와 더욱 기분이 상합니다.

우리 의식은 평소에는 모든 가능성을 간직한 채 확정되지 않은 상태이다가 한마음을 일으키면 그 마음을 실현하는 쪽으로 정렬하고, 우주의 기운도 그것을 실현하도록 돕는다고 합니다. "예!"하면 이루어지는 쪽으로, "아니요!" 하면 이루어지지 않는 쪽으로 마음의 기운이, 우주의 기운이 돕는다고 합니다. "하늘은 스스로 돕는 자를 돕는다."라는 말입니다.

"못한다!", "못 해 먹겠다!", "못 살겠다!"라는 말을 자주 하면 마음에 '못'이 박혀 자기 삶에 방해가 됩니다. 그 마음의 못을 빼고

"한다!", "하겠다!", "살겠다!"라고 하면 그대로 이루어질 겁니다.

제가 2000년 2월 불가의 스승님을 모시고 약 한 달간 인도 여행을 했는데 그때 만난 한 수행자와의 대화에서 "노력하겠다(I will try.)."라고 했더니 "노력하지 말고 그냥 해라(Don't try. Just do!)!"라고 했습니다. '노력하겠다.'라는 말은 반은 하고 반은 안 할 수도 있다는 의미여서 힘이 없다는 것입니다.

말은 그 사람의 인격입니다. 말을 바꾸면 인격이 바뀌고, 인격이 바뀌면 삶이 바뀌고, 운명이 바뀝니다.

35. 말에 대하여

말하기 좋다 하고 남의 말을 말을 것이
남의 말 내 하면 남도 내 말 하는 것이
말로서 말이 많으니 말 말을까 하노라
- 작자미상

"우리가 말하는 것보다 더 듣고 더 보도록 자연은 우리에게 두 귀와 두 눈을 주었지만 다만 하나의 혀를 주었다." -소크라테스

말은 그 사람의 인격입니다. 에머슨은 "원하든 원하지 않든 간

에 말 한마디가 남 앞에 자기의 초상을 그려 놓는 셈이다."라고 했습니다. 말 한마디로 천 냥 빚을 갚기도 하고, 촌철살인(寸鐵殺人: 짧은 경구로도 사람을 크게 감동을 줄 수 있음을 이르는 말)이 되는 말도 있습니다. "입술의 30초가 가슴의 30년 된다."라고 카네기는 말했습니다.

말 한마디에 누군가의 인생이 바뀌기도 합니다. 그래서 말을 할 때는 자신의 마음을 잘 살펴야 합니다. '말하는 동기는 무엇인가?', '자신이 좋게 보이려고 하는 말인가?', '누군가를 흠잡으려고 하는 말은 아닌가?', '자신을 방어하려고, 변명하려고 하는 말은 아닌가?', '말하는 의도가 누군가를 도우려는 것인가?', '내가 이 말을 듣는다면 어떤 마음이겠는가?'

말은 입을 떠나면 책임이 따릅니다. 데이 C. 셰퍼드는 "말하기 전에 언제나 세 가지 황금 문을 지나도록 하라. 다 좁은 문이다. '그것은 참말인가?' 이것이 첫째 문이다. 둘째 문은 '그것은 필요한 말인가?'이다. 셋째 문은 '그것은 친절한 말인가?'이다. 이 세 문을 통과했으면 그 말의 결과가 어찌 될 것인가 염려하지 말고 크게 외치라."라고 하였습니다.

만약 말하는 의도가 건전하다면 그 말을 하고, 그 의도가 건전하지 않다면 그 감정이 지나가기를 기다려야 합니다. 감정이 남아 있을 때 말을 하게 되면 후회하게 됩니다. 또한 그 사람 앞에서 할 수 없는 말은 뒤에서도 하지 말아야 합니다.

의도가 건전하더라도 충고나 가르침은 삼가야 합니다. 동양의 스승들은 "아무도 인간을 가르칠 수 없다. 다만 인간 스스로가 자기 안에서 찾는 것을 도울 수 있을 뿐이다."라고 했습니다. 소크라테스도 "나는 어떤 사람도 가르칠 수 없다. 나는 단지 그들을 생각하게 만든다."라고 했고, 칼 로저스는 "충고는 그 사람의 주체성을 말살하는 것이다. 비록 상대가 요청하더라도 하지 말라."라고 했습니다.

이 말씀들은 '갈매기의 꿈'을 지은 리처드 바크의 이 말로 요약할 수 있을 것입니다. "배운다는 것은 당신이 이미 아는 것을 찾아내는 것이고, 행한다는 것은 당신이 알고 있음을 증명하는 것이며, 가르친다는 것은 다른 사람들에게 그들도 당신만큼 알고 있다는 사실을 다시 일깨워 주는 것이다. 당신은 배우는 자이며, 행하는 자이며, 가르치는 자이다."

인디언들의 언어에는 "미안하다"라는 말이 없다고 합니다. 미안하다고 말할 일 자체를 하지 않기 때문이라고 합니다. 어떤 말을 하기 전에 몇 번을 생각하고, 그 말이 누군가를 아프게 하거나 해치는 일이 되지 않을지 고심하고 말하기 때문이라고 합니다.

정성껏 들으면 마음의 소리가 들리고, 마음을 알아주고 잘 들어주면 스스로 옳은 길을 찾아갑니다. 이제부터는 더욱 깨어 있는 마음으로 말과 행동을 해야겠습니다.

2014. 1. 3. 갑오년 말의 해를 맞으며

36. 설날 덕담

"새해에는 더욱 활기차고 행복한 나날이 되었다."

설날 덕담은 전통적으로 완료형, 과거형으로 합니다. 예전 어른들의 설날 덕담은 "올해에는 취직했다면서.", "올해에는 고시에 합격했다면서." 등등 아직 이루어지지 않은 소망을 마치 이루어진 것처럼 과거형으로 말씀하셨습니다. 이를 '현재 미완료 과거형'이라고 합니다.

그런데 이 말씀에는 꿈을 실현하게 하는 비밀이 있습니다. 우리 마음의 법칙은 '우리가 인정하는 것만 드러난다.'라고 합니다. 우리 속에 함께 사는 '착한 늑대, 못된 늑대' 중 우리가 먹이를 주는 늑대가 이기는 것처럼 말입니다.

'우리가 원하는 것은 이미 우리가 그것이기 때문에 그것을 원합니다.' 사과나무가 사과 열매를 맺으려 하는 것은 그것이 사과나무이기 때문이듯이, 우리 속에 이미 그것이 있으므로 그것을 원하는 것입니다. 김춘수의 시처럼 '우리가 그것을 불러주면 그것은 우리에게 다가와 꽃이 됩니다.'

어느 마을 뒷산에 소원을 들어주는 바위가 있었습니다. 그 마을에는 삼 형제가 살았는데, 큰형은 슈퍼맨이 되고 싶어서 그 바위 앞에 가서 "나는 슈퍼맨이다."하고 외치자, 슈퍼맨이 되어 날아왔습니다. 둘째는 그 바위 앞에서 "나는 울트라맨이다."라고 하니 울트라맨이 되었습니다. 셋째는 배트맨이 되고 싶었습니다. 그 바위 앞에 가서 "나는 배트맨이 되고 싶다!"라고 외쳤으나 배트맨이 되지 않았습니다. 그러자 낙담하여 "에이 씨, 떡 됐네!" 했더니, 떡이 되어 바위 옆에 붙어 있었답니다.

"나를 부자가 되게 해 주십시오."하고 기도하면 부자가 되지 않는다고 합니다. 왜냐하면 그는 "나는 지금 가난합니다!"라고 선언하는 것이 되어 자기 속의 가난의 속성이 나오기 때문입니다. "나를 부자가 되게 해 주셔서 감사합니다."라고 해야 자신 속의 부자의 속성이 자기를 불러주니 반갑게 나와서 더욱 부자가 되게 한다고 합니다. 그래서 '기도는 요구하는 기도가 아니라, 감사기도가 성취된다.'라고 합니다. 현대를 사는 우리는 대체로 옛 임금들보다 더 좋은 의식주 환경을 누리고 있습니다. 이미 부자입니다. 그러나 상대적 빈곤감으로 인해 그것을 감사할 줄 모릅니다.

"감사하면 감사할 일이 많이 생기고, 불평하면 불평할 일이 자주 생긴다."라고 합니다.

'가진 자에게 더 주어질 것이다. 가지지 못한 자는 심지어 자신이 가지고 있는 작은 그것까지 빼앗길 것이다.' 〈누가복음〉 19:26

위 성경 말씀은 얼핏 불공평한 말씀 같으나 진실이며, 우리 마음의 법칙을 요약한 것입니다. 가진 자는 가질 수 있도록 자신의 마음을 가꾸고 힘을 기울였을 것입니다. 우리 마음은 정원이며, 우리는 정원사입니다. 심는 대로, 가꾼 대로 거둡니다.

"우리는 경험한 것을 믿는 것이 아니라, 믿는 대로 경험한다. 믿는 대로 경험한다는 것을 믿지 않으면 믿는 대로 경험하지 않는다. 이는 결국 본인이 믿는 대로 경험하는 것이다."라는 말이 있습니다. 경험한 것은 사실이니 믿을 필요가 없습니다. 경험하지 않은 것을 믿는 것이 믿음입니다. 보이는 것은 사실이니 믿을 필요가 없습니다. 그냥 사실입니다. 보이지 않는 것을 믿는 것이 믿음입니다.

불교는 '우리가 곧 부처'라고 합니다. 아직 깨닫지 못했다고 해서 부처가 아닌 것이 아니라 '깨닫지 않은 부처', '잠들어 있는 부처'라는 것입니다. 사과나무에 사과가 아직 안 열렸다고 사과나무가 아니라고 하지 않는 것과 같습니다.

기독교의 관점은 '우리는 모두 하나님의 자식'입니다. 우리 모두의 마음속에 하나님이 깃들어 계신다고 합니다. 그렇다면 '우리 몸은 하나님의 성전'입니다. 성 테레사 수녀는 거지나 병자가 오면 "거지로 변장한 그리스도께서 오셨다.", "병자로 변장한 그리스도께서 오셨다."라고 생각하고 그리스도를 모시듯 그들을 모셨다고 합니다.

천도교에서는 '사람이 곧 하늘[人乃天]'이라고 합니다. 우리는 태어날 때부터 도인(道人)입니다.

우리가 부처임을 알고, 하느님의 자식임을 믿고, 도인임을 인정하고, 부처답게 하느님의 자식답게 도인답게 말하고 행동하면 우리 속 부처의 속성, 하느님의 마음, 도인의 품성이 드러나 부처의 위신(威信)을 갖추고, 하느님의 사랑을 전하는 사도가 되고, 존재만으로 주위를 평안하게 하는 무위도인(無爲道人)이 될 것입니다.

'설'을 어떤 이는 '나이를 먹어서 서러워서 설이라 한다.'라고 합니다. 다른 이는 '새로워서 설익어서 설이라 한다.'라고도 합니다. 나이를 먹는 것은 서러운 것이 아니라 성숙한 어른이 되는 것이고, 새로운 것은 익숙하지 않아서 서툴지 모르지만 흥미로운 것입니다.

올해는 자신의 삶에서 가장 어른이 되는 해이므로 어른답게 성숙하고 행복한 삶을 살 것이고, 남은 삶에서 가장 젊은 해이므로 청마(靑馬)처럼 젊고 활기차게 살 것입니다.

2014년 1월 31일 갑오년 설날 아침

37. 자강불식(自彊不息)

제가 존경하는 친구가 자기 서재에 걸어두었던 고산 최은철(古山 崔銀哲) 작가의 '자강불식(自彊不息)' 액자를 우리 수련원에 걸어두는 것이 좋겠다며 선물했습니다.

자강불식(自彊不息)은 『주역』 건괘(乾卦)의 「대상전(大象傳)」에 나오는 "천행건 군자이자강불식(天行健 君子以自彊不息)"에서 유래합니다. 이 뜻은 "하늘[자연]의 운행(運行)이 건장(健壯)하니, 군자는 그 것을 본받아 스스로 굳세게 힘써서 쉬지 않는다."라는 뜻입니다.

자연의 운행은 봄 여름 가을 겨울 쉬지 않고 이어지고 있습니다. 끊임없이 제 할 일을 다 하는 것이 만물의 당연한 이치입니다. 그러니 우리 인간도 자연의 원리를 본받아 '평생 쉬지 않고 연마하라.'라는 뜻일 것입니다.

『노자』 33장에는 "남을 아는 자는 지혜로운 자이고, 자기를 아는 자는 총명하며, 남을 이기는 자는 힘이 세고, 자신을 이기는 자는 굳세다. 만족할 줄 아는 자는 풍요롭고, 힘써 행하는 자는 의지가 있고, 제자리를 잃지 않는 자는 오래가고, 죽어서도 잊히지 않는 자(도를 잃지 않은 자)가 오래 사는 자이다 [知人者智 自知者明 勝人者有力 自勝者強 知足者富 強行者有志 不失其所者久 死而不亡者壽]."라고 했으며, 『중용』 14장에는 "자기를 바르게 하여 남에게 의지하지 않으면 원망이 없을 것이니 위로는 하늘을 원망하지 않고 아래로는 사람을 탓하지 아니한다[正己而不求於人 則無怨 上不怨天 下不尤人]."라고 하였고, 또 같은 장에서 "공자 가라사대 활쏨이 군자와 같음이 있으니 화살이 정곡을 맞히지 못하면 과녁을 탓하지 아니하고 자기 몸의 자세를 바로잡는다[子曰 射有似乎君子 失諸正鵠 反求諸其身]."라고 하였습니다.

위 글들을 참조하면 자강불식하는 자는 '자신을 이기는 자', '도를 잃지 않은 자', '자기를 바르게 하여 남에게 의지하지 않은 자', '자기 잘못을 밖으로 돌리지 않고 자기에게서 찾는 자'라고 할 수 있습니다.

자강불식하려면 건강해야 합니다. 건강하려면 하늘 기운과 땅 기운을 잘 받아들여 내 몸에 조화시키는 것이 중요합니다. 그러니 하늘 기운을 받기 위한 바른 숨[正息], 땅 기운을 받기 위한 바른 식사[正食], 하늘 기운과 땅 기운을 내 몸에 조화시키기 위한 바른 몸짓[正行]이 필요합니다. 그래서 국선도에서는 바른 숨을 위해 수련 단계에 따른 숨 고르기[調息]를 하고, 바른 식사를 위해 자신의 체질에 맞는 적절한 식단을 권하고, 바른 몸짓을 위해 360동작[調身]을 연마합니다.

청산 선사께서는 "아는 것도 어렵지만, 아는 것을 실천하는 것이 더 어렵다."라고 하셨습니다. 국선도 수련은 아는 것을 실천하는 의지력을 길러 줍니다. 그런데 국선도 수련을 지속하기 위해서는 또한 의지력이 필요합니다. 즉 자강불식(自彊不息)이 중요합니다.